易学、易记、易考、易用

方剂学四易口诀

主编　冷洪岩　石惠颖
主审　周礼伯

中国健康传媒集团
中国医药科技出版社

内 容 提 要

　　《方剂学四易口诀》配合高等医药院校中医教材，将方剂的重点难点、临床与考试所要求的相关知识融为一体；亦将教材中方剂学的有关理论进行了总结，并采用口诀与注释相结合的形式编写而成；适宜与方剂学高等教材同步学习。

　　本书口诀紧扣教材，易学、易记、易考、易用，故名四易口诀。这样便于记忆，不易混淆，切合考试与临床，使中医药院校学生、临床中医师、中药师及中西医结合医师学习中医方剂学知识变得易懂而好学了。

图书在版编目（CIP）数据

方剂学四易口诀 / 冷洪岩，石惠颖主编. —北京：中国医药科技出版社，2017.10
ISBN 978 - 7 - 5067 - 9488 - 6

Ⅰ.①方…　Ⅱ.①冷…　②石…　Ⅲ.①方剂学—基本知识　Ⅳ.①R289

中国版本图书馆 CIP 数据核字（2017）第 194147 号

美术编辑　陈君杞
版式设计　张　璐

出版　**中国健康传媒集团** | 中国医药科技出版社
地址　北京市海淀区文慧园北路甲 22 号
邮编　100082
电话　发行：010 - 62227427　邮购：010 - 62236938
网址　www. cmstp. com
规格　787 × 1092mm ¹⁄₁₆
印张　13
字数　297 千字
版次　2017 年 10 月第 1 版
印次　2019 年 11 月第 2 次印刷
印刷　三河市双峰印刷有限公司
经销　全国各地新华书店
书号　ISBN 978 - 7 - 5067 - 9488 - 6
定价　29.00 元

获取新书信息、投稿、为图书纠错，请扫码联系我们。

序

我国药学源远流长，其萌芽发展，可以追溯到医学的启蒙时期。数千年来，其中对药学的推进开拓、总结整理、并做出卓越贡献的学者，可谓人才辈出。由于他们的实践经验和学术见解的不断积累，有如百川汇海，极大地丰富了我国药学——本草学这一宝库。这些本草著作的内容和形式各异，为数众多。有综合性本草（如《本草纲目》）、地方性本草（如《滇南本草》）、专题性本草（如《救荒本草》）、炮制（如《修事指南》）、辨伪（如《伪药条辨》）、配伍（如《得配本草》）、食疗（如《食疗本草》）、歌括（如《本草便读》）等等。

随着近代高等中医药院校的设立，为适应中医药教学与临床的需要，先后由国家组织全国著名中医学专家编写出版了一大批中医药类教材（包括现行的普通高等院校中医药类规划教材）。而《方剂学》则是这套教材中的重要主干课程，是继承和发扬中医药的重要内容。中医教学大纲要求学习者，要认真学习、掌握方剂的立法组方、配伍理论和临床运用知识，掌握处方的基本技能，在理解的基础上，熟记一定数量的具有代表性的方剂。学习者能否牢固掌握，准确应用中医方剂学知识，直接关系到临床疗效的好坏。

石惠颖女士有鉴于上述情况，乃编著《方剂学四易口诀》一书。本书具有"新、齐、精、韵、灵"等特点，易学、易记、易考、易用，故名《方剂学四易歌诀》。歌诀以名称或治疗内容押韵，避免使用容易引起混淆的字音，意义清楚明确，与教材同步学习，学习者顺诀释义就能掌握相关内容，便于记忆，便于考试与临床运用。

本书不仅有助于初学者对相关知识的牢固记忆、准确掌握和临证时的灵活应用，且对中医药学的普及、发扬具有积极意义。

成都中医药大学　李大琦

前　言

　　《方剂学四易口诀》按照《方剂学考试大纲》要求、再参考高等院校毕业考试题、研究生入学考试题和执业医师考试题中的知识要点和临床都必须掌握的相关知识的重点、难点、疑点等进行了揉融综合，尽量将诸多知识结合点嵌融入了本书口诀的内容中，进行了创新编写，并结合编者的临床实践，广泛接受了国家级、省级高端精品课程教学老师和资深临床专家的修改意见，以及对各种考试要点都非常熟悉的一线教学老师的指导意见，再据此基础将口诀进行精化、简化、实用的凝炼，采用口诀与注释相结合的形式编写而成。据此：本书口诀内容具有切实可据、可用的忠实性、实用性、和科学性。

　　此方剂学口诀具有"新、齐、精、韵、灵"的特点。

　　"新"是创新、新颖，不拘于前人，多数为创新编写，清楚易记，不易混淆，尤宜考试与临床。如小柴胡汤，治高热的三宝方等（对照教材口诀比较即知）。

　　"齐"是齐而博，对凡属临床必需之内容，都进行了新编嵌入，齐博而忠实，与前人编的口诀不一样，忠实于方剂的核心内容而临床好用。"方剂学四易歌诀"不用"匡、入、从"类助韵字，本诀也摒弃了"匡、蠲、痊、消、愈、康、瘥、除、摧、瘳"之类肯定疗效的字眼，恐怕会误导学习中医者，使其认为此方就能毫不含糊地治愈病患。本书内容切合于考试与临床，使学习者记心了然。

　　"韵"是押韵，采用人们习惯七言字诀，力求押韵，好读易记。口诀以药品名称或治疗内容来押韵，最大限度地减少了易引起混淆及歧义之处，以纯洁记忆，提高记忆质量。"精"是精辟、简洁，不含与临床意义疏远的东西，能助学习者铭记关键内容，以利区别运用或考试。"灵"是灵活，记得准而用得准，只有在用得准为前提之下的灵活，才能为学习者在未来的临床上提供极佳的知识储备。口诀中偏前的药物为君药，在应用与考试时要记住。

　　概言之，本诀有三大优势：一是口诀内容紧贴了高等教材的内容，顺诀释义，即可掌握高等教材书中内容；二是纯洁了记忆，通过学习本书可对教材内容了如指掌；三是方便学习，适用于考试与临床。

本书口诀易学、易记、易考、易用，故名《方剂学四易口诀》。而记熟方剂学口诀，只需三至四个月。此书是学习中医药和从事中医药工作者的得力助手，是提高中医师水平的可靠智库，是爱好中医者的良师益友。

经过作者的医疗实践证实：此歌诀实在是令人记之不混，用之准确而卓效，在临床及考试中确实大有用处！能让学习本诀者掌握好中医药学知识，更重要的是，作者这样学习中医学后，在治疗慢性病、疑难病、多系统失调诸病、亚健康状态方面，甚至在治疗某些急性病方面均疗效显著。

本书"注"中的个人经验是其特色的部分，故作介绍，供读者参考，具体应用时当辨证取舍。书中涉及国家保护动物，使用时请遵守相关法规。

中医学大有作为！中医学的卓越疗效，只有那些扎实地掌握且精通了的人，方能满怀喜悦地得到！熟练背诵本书口诀后，会助你成为一名出色的中医工作者！

中医也可精确学习，中医的精确是在方剂学、中药学、中医基础理论和中医诊断学方面。初学中医者，首先从方剂学初学成功者广有人在！

系统地熟读、学好中药学、方剂学更是必不可少的基本功！方剂学中的方剂皆是必用的古今名方，是卓有疗效的方剂；中药是经过了众多卓越优秀的前辈中医人几千年的临床实践，被公认为是卓有疗效的药物，是可以信赖使用的，学习者必须熟记！

病有大、小、缓、急、复（复杂病），方有大、小、缓、急、复（复杂方）5方（古方还有"奇方"和"偶方"共为7方）。熟记熟用方剂到能依理、法、方、药灵活组方，多而不乱的程度；如需开大方，能解读得开是哪些方剂的组合，对他医所开之方也能熟练地看得出来，且对方剂中的各药功效也能了如指掌，那您就是一个比较合格而优秀的中医师了。

《中药学》、《方剂学》、《中医基础理论》和《中医诊断学》是最重要的基础学科，是中医师必须熟练而不混淆地掌握的基础知识，熟练地背记中医各科知识，这是中医师的牢固根基。充分理解中医典籍中重要知识的表层含义与深层含义和博悟广思，融会贯通，整体辨治，这是中医师的核心"芯片"；灵活变通，切合病机的医技是中医师获得卓越疗效的保证。

希望持有本套"医学四易口诀"者能够记熟而顺诀释义，高效准确地学习中西医学知识，系统而全面地掌握医学知识，促进医师

"早觉悟、早广悟"，博厚精灵自己大脑中的知识面、深悉面，丰富自己大脑中的"活病谱"，救治人间疑难病。

祝用此"医学四易口诀"者成为出色的医学人才！成为卓越的中医师！对周宿志医师对此书所提出修改完善意见表示感谢！谨对审核此书的成都中医药大学李大琦教授深表谢意！

书中不当之处，敬望学者和同仁指教，以便再版时纠正。谢谢！

编者　石惠颖　冷洪岩

目　　录

总　　论

第一章　方剂的起源与发展 ……………………………………………………（1）

第二章　方剂与治法的关系 ……………………………………………………（2）

第三章　方剂的变化形式 ………………………………………………………（4）

第四章　方剂的剂型 ……………………………………………………………（5）

第五章　中药用法与服法 ………………………………………………………（6）

　　一、按医生规定使用 …………………………………………………………（6）

　　二、煎法 ………………………………………………………………………（6）

　　三、煎药器具 …………………………………………………………………（6）

　　四、服法 ………………………………………………………………………（6）

　　五、禁忌 ………………………………………………………………………（7）

第六章　方剂的组方原则与变化 ………………………………………………（8）

各　　论

第一章　解　表　剂 ……………………………………………………………（11）

　第一节　辛温解表剂 …………………………………………………………（11）

　　麻黄汤　三拗汤　华盖散　麻黄加术汤　麻杏苡甘汤（11）　大青龙汤（12）　桂枝汤（13）

　　桂枝汤　桂枝加附子汤　桂枝附子汤　桂枝加葛根汤（13）　九味羌活汤　神术散　保真汤（15）

　　小青龙汤（15）　射干麻黄汤（16）　止嗽散（16）　大羌活汤（17）　正柴胡饮（17）

　　加味香苏散（17）　香苏散（17）

　第二节　辛凉解表剂 …………………………………………………………（18）

　　银翘散（18）　银翘汤（19）　桑菊饮（19）　麻黄杏仁石膏甘草汤（19）　越婢汤　越婢加半夏汤

　　（20）　陶氏柴葛解肌汤（20）　程氏柴葛解肌汤（20）　升麻葛根汤（21）　宣毒发表汤（21）

　　竹叶柳蒡汤（21）　葱豉汤（21）

　第三节　扶正解表剂 …………………………………………………………（22）

　　败毒散　人参败毒散　荆防败毒散（22）　参苏饮（23）　再造散（23）　麻黄附子细辛汤　麻黄附子

　　甘草汤（24）　加减葳蕤汤（24）　葱白七味饮（25）　葳蕤汤（25）

第二章　泻　下　剂 ……………………………………………………………（26）

　第一节　苦寒泻下剂（寒下剂） ……………………………………………（27）

　　大承气汤（27）　小承气汤　调胃承气汤（27）　大陷胸汤　大陷胸丸（28）　大黄牡丹汤　复方大黄

　　牡丹汤（28）　阑尾化瘀汤（29）　阑尾清化汤（29）　阑尾清解汤（29）　莱朴通结汤　甘遂通结汤

　　（30）　宣白承气汤（30）　复方大承气汤（30）

第二节　温下剂 ･･ (31)

大黄附子汤 (31)　　温脾汤 (31)　　三物备急丸　三物白散 (32)

第三节　润下剂 ･･ (32)

麻子仁丸 (32)　　五仁丸 (33)　　济川煎 (33)　　润肠丸 (33)

第四节　逐水剂 ･･ (34)

十枣汤 (34)　　舟车丸　消水散　三花神佑丸 (34)　　控涎丹 (35)　　甘遂半夏汤 (35)　　禹功散

(35)　　己椒苈黄丸 (36)

第五节　攻补兼施剂 ･･ (36)

黄龙汤 (36)　　新加黄龙汤 (36)　　增液承气汤 (37)　　增液汤 (37)　　承气营养汤 (37)　　一捻金

(37)

第三章　和解剂 ･･ (39)

第一节　和解少阳剂 ･･ (39)

小柴胡汤 (39)　　柴胡桂枝干姜汤 (40)　　柴胡加龙骨牡蛎汤 (40)　　蒿芩清胆汤 (41)　　截疟七宝饮

(41)　　柴胡枳桔汤 (41)　　达原饮 (42)　　清胆宣痹汤 (42)　　升降散 (42)　　柴胡达原饮 (43)

清脾饮 (43)

第二节　调和肝脾剂 ･･ (43)

四逆散　枳实芍药散 (43)　　逍遥散　加味逍遥散　黑逍遥散 (44)　　痛泻要方 (45)　　当归芍药散

(45)

第三节　调和寒热剂 ･･ (46)

半夏泻心汤　生姜泻心汤　甘草泻心汤 (46)　　黄连汤 (47)

第四章　清热剂 ･･ (48)

第一节　清气分热剂 ･･ (48)

白虎汤　白虎加人参汤　白虎加桂枝汤　白虎加苍术汤 (48)　　竹叶石膏汤 (49)

第二节　清营凉血剂 ･･ (50)

清营汤 (50)　　犀角地黄汤 (51)　　清宫汤 (51)

第三节　气血两清剂 ･･ (51)

清温败毒饮 (52)　　神犀丹　化斑汤 (52)　　消斑青黛饮 (52)

第四节　清热解毒剂 ･･ (53)

黄连解毒汤　泻心汤 (53)　　凉膈散 (53)　　普济消毒饮 (54)　　仙方活命饮 (54)　　五味消毒饮

(55)　　四妙勇安汤 (55)　　加减普济消毒饮 (55)　　银翘马勃散 (56)

第五节　清脏腑热剂 ･･ (56)

导赤散 (56)　　清心莲子饮 (56)　　龙胆泻肝汤 (57)　　泻青丸 (57)　　当归龙荟丸 (58)　　左金丸

戊己丸　香连丸 (58)　　泻白散　葶苈大枣泻肺汤 (58)　　苇茎汤 (59)　　清胃散 (59)　　泻黄散

(60)　　玉女煎 (60)　　芍药汤　香连丸 (60)　　白头翁汤　白头翁加甘草阿胶汤 (61)　　驻车丸 (61)

黄芩汤 (61)　　地榆丸 (62)

第六节　清虚热剂 ･･ (62)

青蒿鳖甲汤 (62)　　清骨散 (62)　　当归六黄汤 (63)　　秦艽鳖甲散 (63)

第五章　祛暑剂 ･･ (64)

第一节　祛暑解表剂 ･･ (64)

香薷散　新加香薷饮 (64)　　清络饮 (65)

第二节　祛暑利湿剂 ･･ (65)

六一散　益元散　碧玉散　鸡苏散（65）　桂苓甘露饮（65）

第三节　祛暑益气剂 ·································· （66）

清暑益气汤（66）

第六章　温里剂 ··· （67）

第一节　温中祛寒剂 ·································· （67）

理中丸　桂枝人参汤　连理汤　治中汤　丁萸理中汤（67）　小建中汤　黄芪建中汤　当归建中汤（68）
吴茱萸汤（69）　大建中汤（69）　理中化痰丸（69）

第二节　回阳救逆剂 ·································· （70）

四逆汤　通脉四逆汤　四逆加人参汤　白通加猪胆汁汤（70）　参附汤（71）　回阳救急汤（71）　黑
锡丹（71）

第三节　温经散寒剂 ·································· （72）

当归四逆汤　济生通脉四逆汤　当归四逆加吴茱萸生姜汤（72）　黄芪桂枝五物汤（72）　暖肝煎
（73）　阳和汤（73）　小金丹（74）

第七章　表里双解剂 ··································· （75）

第一节　解表清里剂 ·································· （75）

葛根黄芩黄连汤（75）　三黄石膏汤（75）

第二节　解表温里剂 ·································· （76）

五积散（76）　柴胡桂枝干姜汤（76）

第三节　解表攻里剂 ·································· （77）

大柴胡汤（77）　防风通圣散（77）　疏凿饮子（78）　厚朴七物汤（78）

第八章　补益剂 ··· （79）

第一节　补气剂 ······································· （79）

四君子汤　六君子汤　香砂六君子汤　异功散（79）　保元汤（80）　参苓白术散（80）　七味白术散
（81）　补中益气汤（81）　升陷汤（81）　玉屏风散（82）　生脉散（82）　加减补中益气汤（82）
举元煎《景岳全书》（83）　升麻黄芪汤《医学衷中参西录》（83）　人参蛤蚧散（83）　人参胡桃汤
（83）

第二节　补血剂 ······································· （84）

四物汤　胶艾汤　圣愈汤　桃红四物汤　小荣煎（84）　当归补血汤（85）　归脾汤（85）　桂枝龙骨
牡蛎汤（86）

第三节　气血双补剂 ·································· （86）

八珍汤　十全大补汤　人参养荣汤（86）　泰山磐石饮（87）　保产无忧散（87）

第四节　补阴剂 ······································· （88）

六味地黄丸　知柏地黄丸　都气丸（88）　左归丸　左归饮（88）　大补阴丸（89）　一贯煎（89）
百合固金汤（90）　益胃汤（90）　两地汤（90）　加减清经汤（91）　虎潜丸（91）　二至丸（91）
石斛夜光丸（91）　补肺阿胶汤（92）　月华丸（92）　白及枇杷丸（93）　补肺汤（93）

第五节　补阳剂 ······································· （93）

肾气丸　十补丸　加味肾气丸（93）　右归丸　右归饮（94）　内补丸（95）　菟丝子丸（95）　赞育
丹（95）　青娥丸（96）　河车大造丸又名大造丸（96）　驻景丸（96）

第六节　阴阳并补剂 ·································· （96）

地黄饮子（96）　龟鹿二仙胶（97）　七宝美髯丹（97）

第七节　气血阴阳并补剂 ························· （98）

炙甘草汤（98） 加减复脉汤 一甲复脉汤 二甲复脉汤 三甲复脉汤（98） 补天大造丸（99）

第九章 固涩剂 ·· （100）

第一节 固表止汗剂 ·· （100）

牡蛎散（100） 桂枝加附子汤（100）

第二节 敛肺止咳剂 ·· （101）

九仙散（101）

第三节 涩肠固脱剂 ·· （101）

真人养脏汤（101） 四神丸（101） 桃花汤（102） 诃子散（102）

第四节 涩精止遗剂 ·· （102）

金锁固精丸（102） 水陆二仙丹（102） 桑螵蛸散（103） 缩泉丸（103） 固精丸（103）

第五节 固崩止带剂 ·· （104）

固冲汤（104） 震灵丹（104） 易黄汤（104） 清带汤（105） 固经丸（105）

第十章 安神剂 ·· （106）

第一节 重镇安神剂 ·· （106）

朱砂安神丸（106） 磁朱丸（106） 生铁落饮（107） 珍珠母丸（107）

第二节 补养安神剂 ·· （107）

滋养安神剂（107） 天王补心丹（107） 柏子养心丸（108） 枕中丹（108） 酸枣仁汤（108）

第十一章 开窍剂 ·· （111）

第一节 凉开剂 ·· （111）

安宫牛黄丸（111） 牛黄清心丸（112） 紫雪（112） 小儿回春丹（113） 至宝丹（113） 抱龙丸（114） 行军散（114） 犀珀至宝丹（114） 琥珀丸（115）

第二节 温开剂 ·· （115）

苏合香丸（115） 冠心苏合丸（116） 紫金锭（116）

第十二章 理气剂 （117）

第一节 行气剂 ·· （117）

越鞠丸（117） 柴胡疏肝散（118） 金铃子散（118） 瓜蒌薤白白酒汤 瓜蒌薤白半夏汤（118） 枳实薤白桂枝汤（119） 半夏厚朴汤 四七汤（119） 枳实消痞丸（120） 枳术丸 橘半枳术丸 香砂枳术丸（120） 厚朴温中汤（120） 良附丸（121） 天台乌药散（121） 橘核丸（121） 加味乌药散（122） 加减瓜蒌薤白汤（122） 延胡索散（122） 导气汤（123） 木香蝱蚣散（123）

第二节 降气剂 ·· （123）

苏子降气汤（123） 定喘汤（124） 四磨汤 五磨饮子（124） 旋覆代赭汤 干姜人参半夏丸（124） 橘皮竹茹汤 人参茹汤（125） 丁香柿蒂汤 柿蒂汤（125）

第十三章 理血剂 ·· （127）

第一节 活血祛瘀剂 ·· （127）

桃核承气汤 下瘀血汤 抵当汤（127） 血府逐瘀汤（128） 通窍活血汤（129） 膈下逐瘀汤（129） 少腹逐瘀汤（129） 身痛逐瘀汤（130） 补阳还五汤（130） 复元活血汤（131） 七厘散（131） 温经汤（132） 生化汤（132） 桂枝茯苓丸（133） 失笑散 手拈散（133） 丹参饮（134） 活络效灵丹 宫外孕Ⅰ号方 宫外孕Ⅱ号方（134） 大黄䗪虫丸（134） 鳖甲煎丸（135） 艾附暖宫丸（135） 跌打丸（135） 接骨丸（136） 舒筋活血汤（136） 活血酒（136）

第二节 止血剂 ·· （136）

十灰散（137） 咳血方（137） 小蓟饮子（138） 槐花散（138） 黄土汤（138） 槐角丸（139）

四生丸　茜根散（139）　清经止血汤（140）　清热止崩汤（140）　胶艾汤（140）　郁金散（140）
四号溃疡丸（141）　生蒲黄汤（141）　甘草干姜汤（141）　柏叶汤（141）　温经摄血汤（141）

第十四章　治风剂 ……………………………………………………………（143）

　第一节　疏散外风剂 ………………………………………………………（143）
川芎茶调散　菊花茶调散　苍耳子散（144）　大秦艽汤（144）　小续命汤（145）　消风散（145）
当归饮子（145）　牵正散　加味牵正散（145）　小活络丹（146）　大活络丹（146）　玉真散（147）
古今录验续命汤　通经逐瘀汤（147）　止痉散　正舌散（148）　五虎追风散（148）　加味天麻汤
（148）

　第二节　平息内风剂 ………………………………………………………（148）
羚角钩藤汤（149）　镇肝息风汤（149）　建瓴汤（150）　天麻钩藤饮（150）　大定风珠（151）
阿胶鸡子黄汤（151）　钩藤钦（152）　清热息风汤（152）　小定风珠（152）　醒脾散（152）

第十五章　治燥剂 ……………………………………………………………（153）

　第一节　轻宣润燥剂 ………………………………………………………（153）
杏苏散（154）　桑杏汤（154）　清燥救肺汤（154）　翘荷汤（155）　沙参麦冬汤（155）

　第二节　滋阴润燥剂 ………………………………………………………（155）
麦门冬汤（156）　养阴清肺汤（156）　琼玉膏（157）　玉液汤（157）　甘露饮（157）

第十六章　祛湿剂 ……………………………………………………………（158）

　第一节　化湿和胃剂 ………………………………………………………（158）
平胃散　不换金正气散　柴平汤（159）　胃苓汤（159）　藿香正气散（159）　六和汤（160）

　第二节　清热祛湿剂 ………………………………………………………（160）
茵陈蒿汤　栀子柏皮汤　茵陈四逆汤（160）　八正散（161）　五淋散（162）　三仁汤（162）　甘露
消毒丹（162）　连朴饮（163）　蚕矢汤（163）　当归拈痛汤（拈痛汤）（163）　宣痹汤（164）
二妙散　三妙丸　四妙丸（164）　藿朴夏苓汤（164）　黄芩滑石汤（165）　凿石丸（165）　砂淋丸
（165）　滋肾通关丸（165）　胆道排石汤（166）

　第三节　利水渗湿剂 ………………………………………………………（166）
五苓散　茵陈五苓散　春泽汤　四苓散　胃苓汤（166）　猪苓汤（167）　防己黄芪汤　防己茯苓汤
（167）　五皮散（168）　麻黄连翘赤小豆汤（168）

　第四节　温化寒湿剂 ………………………………………………………（169）
苓桂术甘汤（169）　甘草干姜茯苓白术汤（169）　真武汤（170）　附子汤（170）　实脾散（170）

　第五节　祛湿化浊剂 ………………………………………………………（171）
萆薢分清饮（171）　完带汤（171）

　第六节　祛风胜湿剂 ………………………………………………………（172）
羌活胜湿汤（172）　独活寄生汤　三痹汤（172）　蠲痹汤（173）　鸡鸣散（173）

第十七章　祛痰剂 ……………………………………………………………（174）

　第一节　燥湿化痰剂 ………………………………………………………（174）
二陈汤　麻杏二陈汤　苏杏二陈汤　和胃二陈汤（174）　导痰汤　加味导痰汤（175）　涤痰汤（175）
茯苓丸（175）　温胆汤　加味温胆汤（176）　十味温胆汤（176）

　第二节　清化热痰剂 ………………………………………………………（177）
清气化痰丸（177）　小陷胸汤（177）　柴胡陷胸汤（178）　滚痰丸（178）

　第三节　润燥化痰剂 ………………………………………………………（179）
贝母瓜蒌散（179）

第四节　温化寒痰剂 ……………………………………………………（179）

苓甘五味姜辛汤（180）　冷哮丸（180）　三子养亲汤（180）

第五节　治风化痰剂 ……………………………………………………（181）

半夏白术天麻汤（181）　定痫丸（181）　蠲饮六神汤（182）

第十八章　消食剂（183）

第一节　消食化滞剂 ……………………………………………………（183）

保和丸　大安丸（183）　枳实导滞丸（184）　木香槟榔丸（184）

第二节　健脾消食剂 ……………………………………………………（185）

健脾丸（185）　肥儿丸（185）　资生丸（185）

第十九章　驱虫剂 ………………………………………………………（187）

乌梅丸　连梅安蛔汤　理中安蛔汤（187）　化虫丸（188）　布袋丸（188）　伐木丸（术矾丸）（188）

第二十章　涌吐剂 ………………………………………………………（189）

瓜蒂散　三圣散（189）　救急稀涎散　盐汤探吐方　参芦饮（189）

第二十一章　痈疡剂 ……………………………………………………（190）

银花解毒汤（190）　五神汤（190）　神效托里散（190）　犀黄丸（191）　醒消丸（191）　蟾酥丸（191）　六神丸（191）　牛蒡解肌汤（192）　海藻玉壶汤（192）　透脓散（192）　托里透脓汤（192）　中和汤（193）　内补黄芪汤（193）　薏苡附子败酱散　薏苡仁汤（193）　清肠饮（193）

总　　论

第一章　方剂的起源与发展

　　方剂伊尹早始萌，五十二病方最古，
　　内经奠定方剂理，"伤寒杂病"方书祖，
　　《伤寒明理药方论》，剖析方剂理论书。
　　钱乙《小儿药证诀》，小儿方剂疗效著。
　　明代吴崑《医方考》，第一辨析方理著。
　　外台六千个方剂，千金五千三百剂，
　　圣济十剂两万首，太平万六千八剂，
　　《药对》北齐徐之才，普济六万一千七，
　　景岳古新八阵立，方剂大辞典中医，
　　九万六千五九二，汪张方歌最好记。
　　"四易"总结前人续，学记考用贴实际。

注

　　晋、皇甫谧在《针灸甲乙经·序》中云："伊尹的祖先或许是方剂之始萌。长沙马王堆汉墓中出土的《五十二病方》是现存最早记载方剂的方书。《内经》奠定了方剂的理论。

　　仲景被后世尊称为"方书之祖"，他的《伤寒论》载方113首和《金匮要略》载方263首，共314首，其中绝大多数方剂配伍严谨，用药精当，疗效卓著，这些方被后世誉为"经方"，经典之方。

　　金元时期的成无己的《伤寒明理药方论》是第一部专门剖析方剂理论的专著，开创了方论之先河，是历史上首次依据君臣佐使剖析组方原理的著作，把方剂学理论提高到了一个新的阶段。

　　钱乙的《小儿药证直诀》以治小儿病为主，其中的小儿方剂疗效快速。明代吴崑的《医方考》是历史上第一部详析方剂的理论专著。

　　唐·王焘著《外台秘要》载方6000余首。唐·孙思邈著《备急千金方》（又叫《千金方》或《千金要方》）载方5300首。宋政府组织编写的《圣济总录》载方近20000首；宋政府组织编写的另一书《太平圣惠方》载方16834首。

　　北齐徐之才著《药对》，将药物按功效归类成宣、通、补、泄、轻、重、滑、涩、燥、湿10种。到了明代，朱橚编著的《普济方》载方61739首，是我国现存古籍中载方数量最多的方书。

　　张景岳的《景岳全书》中有"古方八阵"（收录古方1516首）和"新方八阵"（载张氏自创方186首）。

　　《中医方剂大辞典》收集古今方96592首。汪昂《医方集解》和张秉成《成方便读》便于记诵。医学四易"歌诀"是易学易记易考易用的贴切于实际的歌诀。

第二章　方剂与治法的关系

治病必须辨清证，方从法出法随证。
治法方剂之根据，方剂体现治法正。
汗法宣肺开腠理，调畅营卫出汗医。
和法和解或调和，温清补泻配合使。
下法荡涤肠胃便，瘀痰水毒肿胀滞。
消食导滞软坚结，气血痰水食虫积。
吐祛痰涎宿食毒，注意最易损胃气。
清热泻火凉血毒，常同下法汗法施。
温里祛寒又回阳，寒证脾肾阳虚治。
补益滋养再平衡，补益五脏无邪时，
补母峻补媛温清，气血阴阳平衡秘。

注

八法的概念： 中医治病必须辨清证候，方从法出、法随证立。只有治法与病证相符，方剂的功用与治法相同，才能邪去正复，药到病除。治法是方剂组成和使用之根据，方剂体现了治法的正确与否。

①汗法　是通过宣发肺气，开泄腠理，调畅营卫，使人体出汗，从而祛邪愈病的一种治疗方法。

②和法　通过和解或调和以祛邪愈病的一种治疗方法。和法不离温、清、补、泻等法的配合运用。

③下法　通过荡涤肠胃，通导大便以祛除体内有形实邪的一种治疗方法。适用于胃肠有实邪阻结，大便不通，或泄泻不爽，以及瘀血、结痰、积水肿胀等证。

④消法　通过消食导滞，软坚散结使体内气、血、痰、水、食、虫等积聚而成的有形实结缓消渐散的一种治疗方法。适用于病程较短，有形实邪尚未坚结；或虽已坚结，但病程较长，病势较缓，且不宜猛攻急下者。

⑤吐法　通过催吐，使体内有形之邪随吐而出的一种治疗方法。适用于痰涎、宿食或毒物停留，急需祛除的病证。吐法极易损伤胃气，所以非实邪壅塞且病势急剧者不宜使用。体虚、新产和孕妇，即使有实邪壅塞，亦须慎用。

⑥清法　通过清热、泻火、凉血、解毒等治疗各种热证的方法。适用于火热或热毒在里所致的各种病证。清法常与下法、汗法配合。

⑦温法　通过温里、祛寒、回阳等治疗各种寒证的方法。适用于脏腑、经络受寒，或脾肾阳虚，寒自内生，脏腑经脉失温所致的各种病证。

⑧补法　通过滋养、补益，使人体脏腑或气、血、阴、阳之间的失调重新归于平衡的一种治疗方法。适用于各种虚证。扶正又可祛邪，所以在正气虚弱不能祛邪时，亦可酌用补法以扶助正气，配合其他治法达到祛邪外出的目的。

方剂与治法口诀

治法指导遣药方，体现治法之手段，
八大治法汗吐下，和消清温补相变。

注

治法是指导遣药组方的原则，方剂是体现和完成治法的手段。中医八大治法：汗、吐、下、和、消、清、温、补，临床上取一法或多法互相变化施治。而熏、洗、摩、贴、搐（吹）鼻、通导等，也属八法范围。

中医方剂学高等教材以汪昂《医方考》把病分为20门为蓝本而分为21剂（解表，泻下，和解，清热，祛暑，温里，表里双解，补益，安神，开窍，固涩，理气，理血，治风，治燥，祛湿，祛痰，消导化积，驱虫，涌吐，痈疡）。

中医界还讲究通方，对方，组方，验方。

通方是通治方。对方是药性相对立的方：如寒热并用，升降并用等。组方是三首以上的一组方剂，以把握一个病的所有方面，验方是经验方。

八法的代表方：

汗麻吐瓜下承气，和法小柴温四逆，
清虎补草消抵挡，法以方传方法立。

注

汗法的代表方是麻黄汤；吐法的代表方是瓜蒂散；下法的代表方是大承气汤；和法的代表方是小柴胡汤；温法的代表方是四逆汤；清法的代表方是白虎汤；补法的代表方是炙甘草汤；消法的代表方是抵挡丸。

八法为临床提供了方以法立，法以方传的治疗体系。

《黄帝内经·异法方宜论第十二篇》说治病有五法"砭东西药北方灸，南针导引按蹻中"，即在我国古代，用砭石治病来自东方，用药治病来自西方，用灸治病来自北方，用针治病来自南方，用导引按蹻治病来自中部地区；用药物治病只是其中的一种方法。中医治病一定要诸法皆用而获得最佳疗效。

第三章　方剂的变化形式

药物决定方剂功，成方不减君药用，
主证不变君不变，增减方中次药用。
增减药量变剂型，都可改变方剂功。

注

　　此套中医学四易歌诀的中药学让学者识药性，中药基础理论和中医诊断学四易歌诀让学习者懂病机，记诵熟练是基础，基础熟悉才可灵活变通，知药性功效才会加减化裁，知晓方义才能对证/症，知病机才会用药恰到关键之处，药物决定方剂的疗效功用，使用成方加减时，不可减去君药。

　　只要主证不变，君药就不能改变，药物的增减是增加或减少方剂中的次要药物。方剂的增减有药量的增减变化和剂型的更换变化。

　　药量的增减变化是保持原方不变，而只改变方中某些药物的用量，当然，这会改变方剂的功用。使其起到医师预期的治疗作用。

　　剂型改变是原方的药物及其剂量都不变，而只把剂型改变，如将汤剂改变为散剂或煎膏剂，这样，对原方的功效也会有一定的影响。

　　中医方剂还可用于辨证，叫方剂辨证。如桂枝汤证，小柴胡汤证。

第四章　方剂的剂型

汤酒酊露糖口注，固体散丸茶条线。
丹锭片冲栓膏囊，滴灸熨灌搽雾绵。
洗浴熏蒸和坐浴，药饼药露含漱变。
汤剂灵活起效快，散剂节约又方便，
丸剂吸慢药力久，膏剂内外使用鉴。
汤剂灵活全面治，随人随病随证变，
起效迅速吸收快，多种疾病一方献。
散剂使用易携带，保质省药又简便。
丸剂较小易贮带，药力持久吸收缓。
膏剂煎膏流浸膏，软膏硬膏局部痊。
丹酒栓片糖浆剂，冲剂针剂新发展。

注

液体剂有：汤液、酒剂、酊剂、露剂、糖浆剂、口服液和注射液。

固体剂有：散剂、丸剂（蜜丸、水丸、糊丸、浓缩丸），茶剂，条剂，线剂，丹剂，锭剂，片剂，冲剂，栓剂。

半固体剂型有：膏剂（煎膏，软膏，硬膏），胶囊剂，滴丸剂，灸剂，熨剂、灌肠剂、搽剂、气雾剂、海绵剂。

另外还有：洗浴剂、熏蒸剂、坐浴剂、药饼，药霜、含漱等剂型。

汤剂灵活，可全面施治，随人、随病、随证、随病程阶段化裁变化，起效迅速，吸收快，多种疾病有时可一方治疗。

散剂吸收快，疗效好，节约药材，使用时易于携带，保质，省药材，简便。

丸剂较小易贮带，药力持久，吸收缓慢。

膏剂可有内用和外用的剂型。煎膏、浸膏和流浸膏可内服。软膏和硬膏为外用膏剂，广泛用于皮肤科和外科，往往局部病变可获得痊愈。

丹剂、酒剂是已沿用多年了。栓剂，片剂、糖浆剂，冲剂，针剂是新发展的剂型。

第五章 中药用法与服法

一、按医生规定使用

如处方规定另包，盐炒。后下：如后 5 分、后 7 分、后 10 分是指煎药至最后 5 分钟、最后 7 分钟、最后 10 分钟才加入同煎。

二、煎法

①解表药、芳香药武火煎，沸后 5～8 分钟倒取。

②补益药文火久煎，沸后 15～30 分钟倒取。

③贝壳类药、矿物药先煎 30 分钟以上，再倒入主药同煎。附子先煎 2.5～4 小时后，口尝煎汁无麻嘴再倒入主药同煎。

④阿胶、鹿角胶、芒硝待他药煎好滤汁后再加入溶化同服。贵重药如牛黄、麝香、犀羚不煎，研末兑服。

三、煎药器具

不锈钢锅、玻璃锅、砂锅均可，砂锅最宜。铜铁器具最忌。

四、服法

1. 每天 1 剂（或两剂服三天，或三剂服两天），每剂煎 3 次。共煎取 600～1200 毫升药汁。分 3～4 次服完。重病每天 2～3 剂，以增强药效（见成都中医药大学王渭川教授著《王渭川疑难病经验选》）。急性者、重病者间隔 30～60 分钟可服一次药汁，服量 50～150 毫升以上，都可。如不这样服中药，许多病是无法治的。如急性阑尾炎：假若一剂两天服完，能治吗？能治愈吗？如每天服完 2～3 剂、每剂熬取 2 次的药汁在一天内服完，让大量的药汁进入体内以保证血药浓度，其治疗效果是天壤之别！

西医输液上午输了，下午又输液，为啥？是为了保证血药有效浓度之比例，西医一天花几百、上千元，中药每剂几元、几十元，还不讲究血药浓度，怎不治得了病？血药浓度才是治病的关键。一剂服两天或服更多天是中医师自毁疗效，请中医师思量此语。

重症患者或小儿服药困难可将药液浓缩至少量（一到四两）给服。重症患者不能口服者在药汁安全情况下可肛门给药。

2. 药液当温服。清热药的煎汁宜冷服，温里药的煎汁宜温热服，治上半身病、心脑血管病的药汁和对胃刺激大的药汁宜饭后服，治下半身病的药汁宜饭前服。驱虫药空腹服。安神药宜睡前服。急性病不拘时间，每隔 15～30 分钟或多间隔 1～2 小时频服，以在体内保持药物浓度。

3. 首次服中药，应先服半碗的一半即 50～100 毫升以探测身体反应。治呕吐的药汁小量先试服，待不呕吐则小量频服（每隔 20～60 分钟）。怕呕吐者凡服中药都可先小量试服。

4. 服用毒药之前，要预先备好解药。服用含有毒药之方，要留心不要把含有相同毒药的药品同时服用，比如说：这个中成药里含有马钱子（只服此药不引起马钱子中毒），如果又服用另一个中成药里也含有马钱子，两种药方中的马钱子加起来，量就超大了，会引起马钱子中毒。

五、禁忌

禁忌烟酒、麻辣、劳累、房事和七情太过。忌起居非时，即顺应日之晨昏，如子时不寝，元气不能化生，元气受损，百病乃生。胃病忌生冷麻辣硬之食物。幼儿应少食冷食，老人忌行动太快，糖尿病病人忌甜食，肾病应少食盐或禁盐，等等，医嘱当禁者应做到。

附：中药的剂量

中药的剂量为：古 1 市斤 = 16 两 = 160 钱。今 1 市两 = 30 克，1 钱 = 3 克，1 分 = 0.3 克，1 厘 = 0.03 克。

内服剂量一般为 5 ~ 10 克，矿物、介壳类质重无毒的药物可用 15 ~ 30 克，新鲜动植物因含有水分，大多数用量宜大，为干品的 2 ~ 4 倍，即 30 ~ 60 克。花、叶、皮、枝质轻味厚，优质药材，作用强的药材用量宜轻。矿物、质重、味淡薄、作用温和、鲜药剂量宜大。

苦寒药不能久服，防伤正气。人参补气止渴、安神益智，常用量为 3 ~ 9 克，大补元气、救虚脱时必须用 15 ~ 30 克。

不同的年龄、性别、职业、地方、季节、居住环境、生活习惯、病情，而用药剂量有别。比如性别：妇女经期、妊娠期时必须用活血药时，剂量一般不宜过大。

夏天冬天用药有别：夏天发汗解表和辛热药及冬天苦寒降火药剂量宜轻。冬天发汗解表药和辛热药及夏天苦寒降火药的剂量宜重。

泻下、行气、活血药的剂量根据病情审酌用量。

小儿急重病情的用药剂量不受上述剂量的限制。新生儿用量为成人的 1/6，乳婴儿为 1/3，幼儿为 1/2，学龄儿童为 2/3。

病轻势缓，病程长者剂量宜轻些。病重势急，病程短者剂量宜大些。

第六章　方剂的组方原则与变化

君臣左使是原宗，君治主病主症功。

臣辅君治主病症，兼病兼治可协同。

佐助佐治和反佐，使药调和引经中。

注

《黄帝内经》最早记载治疗原则、治疗方法、遣药组方和配伍宜忌等理论。方由君药、臣药、佐药和使药组成。君一臣二为小方，君二臣三佐五为中方，君一臣三佐九为大方。病有大、小、缓、急、复（复杂病），方有大方、小方、缓方、急方、（复）复杂方5方（古方还有"奇方"和"偶方"共为7方）。主病有主治方，有的中医师还研究有通治方，几种病通用一个处方。

决定方剂功用、主治的主要因素是配伍，"君臣佐使"重点突出。如辨证所需，既使用一或二味君药、三味臣药、九味佐药组成的大方，甚至更大的复方也可使用，并且大方复方用治疑难病症效佳。急方是发病急骤凶猛，急病用急方，往往先要备药待病，遇上急用。

口诀：

君一臣二小方宗，君二臣三佐五中，

君一臣三佐九大，复方治疑难病症攻。

病有大小缓急复，方有大小缓急复。

提示： 用大方时，一般都用汤剂，因汤剂有吸收快，易发挥疗效，便于加减使用的特点。优秀的中医汤剂处方有强大的治疗效果。

丸剂体积小，吸收缓慢，药力持久，便于携带或储存。

确定中药的用药剂量的依据是：药物的性质，药的配伍，病人的具体情况，用药目的。

君药： 是针对主病或主症起主要治疗作用的不可缺少的主要药物。

臣药： 有两种意义：①辅助君药加强治疗主病或主证的药物。②针对兼病或兼证（症）起主要治疗作用的药物。

佐药： 有三种意义：

①佐助药，是配合君药、臣药以加强治疗作用，或直接治疗次要症状的药物。

②佐制药，是用来消除或减弱君、臣药物的毒性，或能抑制君臣药峻烈之性的药物。

③反佐药，是病重邪甚，可能拒药时，配用与君药性味相反而又能在治疗中起相成作用的药物。

佐使药歌诀：

佐助君臣强作用，或将次要症状攻。

佐制消减君臣毒，或制君臣烈性用。

反佐防止拒绝药，与君相反相成功。

使引病所特定处，调和方中诸药功。

使药引经和调和，调和方中药作用。

注

使药两种意义：①引经药，是能引导方中诸药至病所的药物。②调和药，是具有调和方剂中诸药作用的药物。

方剂中两种以上的药物配伍有寒热并用，散敛并用，补泻并用，润燥并用，升降相因，刚柔相济，针对证、症、病配伍，标本兼治，立足整体观念配伍，详审熟练药物的特性，融入医生自己的学术思想观念进行配伍，充分考虑药物的剂量，参考其他因素，结合主治疾病的病机，患者病情、体质特点，整体辨证（症、病）施治。

中医治病辨证论治的指导原则

中医首辨阴阳证，重辨病名因位性，
"寒热虚实"病机势，舌脉症状及体征。
四诊识病性位因，明本立法方药灵。
分清矛盾之主次，辨清何病与何证。
治病求本标本况，同病异治相关情。
正治为逆与证逆，反治从治假象云。

注

中医的辨证首先要把阴阳辨别清楚！察舌按脉先辨阴阳！

重点应辨识清楚以下6点：①病名；②病因；③病位；④病性之寒热与虚实；⑤病势；⑥病机。

而辨证论治中极为重要的一环是抓住病人的舌象、脉象、症状、体征，因此，应从四诊着手，去识病（辨识病证及其类别）、辨性（寒热虚实）、定位（确定病位）、求因（审证求因）、明本（治病必求其本）、立法（确立治疗法则）、选方、遣药，以求治之灵准。

分清主要矛盾与次要矛盾，辨清是什么病或什么证。

治疗内科疾病的三大原则是：①治病求本；②标本状况即标本同治、急则治其标、缓则治其本；③同病异治，异病同治。

正治又叫逆治，是逆疾病的证候性质而采用的治疗原则；如虚者补之，实者泻之，寒者热之，热者寒之，微者逆之，甚者从之，坚者削之，客者除之，劳者温之，损者温之，结者散之，散者收之，留者攻之，燥者濡之，急者缓之，逸者行之，惊者平之。

反治又叫从治，是顺从疾病的假象而采用的治疗原则：如热因热用（即以热性药治疗具有假热症状的病证），寒因寒用（用寒性药治疗具有假寒症状的病证），通因通用（以通利药治疗具有实性通泄症状的病证。如瘀血所致的崩漏应活血祛瘀；膀胱湿热之尿频，尿急，尿痛当清利膀胱湿热），塞因塞用（以补益药治疗具有闭塞不通症状的病证）等都属反治法。

中医辨证方法

中医辨证方法多：八纲脏腑六经辨，
卫气营血辨温病，三焦辨证方剂辨，
中医学点西医好，辨证辨病结合研，
思路开阔更灵活，病情病程有预见。

注

中医辨证用八纲辨证和脏腑辨证治疗杂病，六经辨证治外感，卫气营血辨证治温病，还有三焦辨证和方剂辨证。

《灵枢》说："夫五脏之有疾也…疾虽久，犹可毕也，言不可治者，未得其术也"。灵活运用中医八大治法：汗吐下和温清消补，以恢复健康。

中医治病的最终目的是要达到"阴平阳秘"，"以平为期"：总之，健康就是形气和谐，脏腑和谐，表里和谐，上下和谐，体内体外和谐，经络畅通，气血滑利，津精液充足且其运行通畅，饮食睡眠排泄正常，卫气强壮而抗病力强，恢复脏腑功能尤其是脾胃的纳运功能正常，祛除脏腑病变造成的病理产物。

由此，编者认为人体健康的标准应为：

①每天能安睡 8 小时以上。

②排泄物正常：鼻涕口涎、大小便正常。

③口渴与出汗、涕涎、二便保持正常比例。

④体力付出与恢复疲劳的时间正常。

⑤有饥饿感，饮食正常。

⑥常年皮肤和头的触感温度偏凉，而手心、足心和下阴触感是温暖的。

⑦不感任何肢末或肌肉酸胀软乏。

⑧十指尖、十趾尖触觉、温度觉敏感正常。

⑨70 岁以上牙齿咀嚼功能尚好。

⑩72 岁以上看书半小时不头昏眼胀，思维不迟钝。

中医师学点西医更好，借助西医的检验结论，以用西医诊断的内容丰富中医的四诊，力求"司外揣内"同"司内揣外"相结合，以望闻问切与视触叩听、检验等诸法结合诊断，使中医师有能力把中医辨证同西医辨病结合起来研究疾病，让自己思路开阔而更加灵活，预见病情、病程及治疗转归预后。

各　论

第一章　解　表　剂

第一节　辛温解表剂

辛温解表剂歌诀

辛温解表药辛温汤，麻桂芷细荆防羌，
苏薷葱藁夷耳柳，鹅不食草胡荽姜。
辛温解表治风寒，恶寒发热身痛酸，
有汗无汗苔薄白，脉搏浮紧或浮缓。
少数可治阴寒证，水肿咳嗽和痰喘，
痰核痈疽风湿痹。失血汗淋疮家难。

注

解表剂适用于外感风寒、风温之初、疮痈初起、水肿有表证等。而辛温解表药的性味大多辛温，用治外感风寒。

因其辛温，故其中的部分药可治阴寒证，如水肿、咳嗽、痰喘、痰核痈疽、风湿痹痛等为阴寒所致者。

但要注意：失血家、汗家、淋家、疮家当忌用。

组成辛温解表方剂的药物有：麻黄、桂枝、白芷、荆芥、防风、羌活、苏叶、香薷、葱白、藁本、辛夷花、苍耳子、柽柳、鹅不食草、胡荽、生姜。

解表剂为外感表证而设，邪从外来，邪气加身，重点掌握"辛甘发散"、"渍形以为汗"，那么，凡是解表剂，都用辛与甘药相合，辛散甘缓，辛甘为伍，可开通腠理，发散解表。具体做法有辛温和辛凉，兼顾阴阳气血（阴虚外感、阳虚外感、气虚外感、血虚外感），酌情配方。

解表剂不可久煎。如有表证又有里证，要先解表后攻里，或表里双解。取微汗为宜、不可大汗，然不可汗出不彻。服后避风寒或食生冷以防再感。

麻黄汤　三拗汤　华盖散　麻黄加术汤　麻杏苡甘汤

麻桂杏草发汗重，恶寒发热头项痛，
卫郁营滞肺失宣，风寒束表酸楚痛，
苔薄表实无汗喘。去桂三拗平喘功。
风寒咳痰华盖散，三拗桑苏苓陈同。

麻黄汤中加白术，寒湿在表一身痛。

风湿身痛偏热证，麻杏苡甘汤建功。

注

麻黄汤是辛温解表法的代表方。《伤寒论》麻黄汤（麻黄君三两去节/9克，桂枝臣二两/6克，杏仁佐70个去皮、尖/9克，炙甘草使一两/3克）。

①麻黄汤能发汗解表，宣肺平喘，治外感风寒之表实证者，因风寒束表，营卫郁滞，肺气失宣，酸楚疼痛诸症。麻黄汤证见外感寒邪较重，恶寒发热、头痛身痛酸软、表实无汗而喘，苔薄白，脉浮紧者。

麻黄汤以发热无汗而喘，口不渴，脉浮紧为辨证要点。（麻桂相须，杏草相使，宣降相因。麻杏宣中有降，炙甘草调和麻杏之宣降又缓和麻桂之燥烈。麻桂3:2发汗力最峻猛，先煎去渣；3:1发汗力稍逊，1:1最弱。）故麻黄汤为发汗峻剂，不可久用，只可暂用，否则劫阴液。本书口诀中的"草"为甘草。

现代用麻黄汤治流感，炎症或过敏原因引起的喘息性支气管炎或支气管哮喘有寒热而无汗者。

②《太平惠民和剂局方　以下简称：和剂局方》三拗汤（麻黄、杏仁、甘草）长于平喘，但发汗力量不及麻黄汤。

③《博济方》华盖散（麻黄、杏仁、甘草、桑白皮、苏子、茯苓、陈皮）治风寒外袭，肺卫失宣咳嗽咯痰。

④《金匮要略》麻黄加术汤（麻黄、桂枝、杏仁、甘草、白术）治素体多湿且又感受风寒而全身疼痛者。

⑤《金匮要略》麻杏苡甘汤（麻黄、杏仁、苡仁、甘草）治风湿一身尽痛而证偏热者，表现为不恶寒或微恶风寒属风湿所伤者。

生麻黄发汗解表强，炙麻黄平喘止咳好。

麻黄消肿从4个方面：①水从汗解；②小便增多；③大便水泻；④身有微汗，则尿量增加而消肿。因此，可用治风水（急慢性肾小球肾炎），肺源性心脏病之水肿者、且对心动过缓有效，还可治寒性荨麻疹。

学习中医者当牢记：如用"麻黄汤"治"流感、支气管哮喘或喘息型支气管炎"是指诸病具备麻黄汤证时才宜；否则，绝不可用。此语即：现代医学中的某病符合中医学中的某个方剂之证时才能使用该方。使用各个方剂皆同理。凡中医治病，辨证施治现代医学中的任何病，皆同理。

大　青　龙　汤

大青龙麻桂膏草，表寒里热杏姜枣，

烦热口渴身热重，溢饮肢肿表里疗。

注

《伤寒论》大青龙汤（麻黄君去节六两/12克，桂枝臣二两/6克，石膏臣如鸡子大，碎/18克，炙甘草二两/6克，杏仁40个去皮尖/6克，生姜三两/9克，大枣十二枚/6克）。

大青龙汤由麻黄汤倍用麻黄、甘草，杏仁减量，再加石膏、生姜、大枣而成。寒温并用，表里同治，重在发汗，能发汗解表（发汗散寒），清热除烦。

用治：①外感风寒较重当汗者，寒得麻黄之辛热而外出；②溢饮，四肢肿而又有里热烦躁当清者，热得石膏之寒而内解。因此麻黄散寒行水消肿，石膏清里热除烦躁。用石膏为了不减麻黄发汗之力，所以倍用麻黄。

注意：本方既治风寒束表、表实无汗的麻黄汤证，又治里热证。清里热用石膏，姜枣既保胃气又佐石膏的寒性，体现了解表清里、表里同治的原则。

大青龙汤证与麻黄汤证有三点不同：①比麻黄汤证多一烦躁的里热证；②身热程度比麻黄汤证更为严重；③常有口渴。仲景在此方中用麻黄六两，发汗而强烈，是发汗峻剂；并嘱"一服汗者，停服。若复服，汗多亡阳。"还告诫："脉微弱，汗出恶风者，不可服大青龙汤"。

桂 枝 汤

桂枝汤胸腹背痛，腰背痛彻足跟痛，
小儿弓反手足抽，儿热恶风腮腺肿，
脑后生疮背生疮，周身肤痒时恶风，
虚疟虚痢自盗汗，热风下痢数十重，
通身寒冷和恶阻，救里四逆表桂用。

注

桂枝汤可以治疗：①胸腹背痛（疏太阳之气），②腰背痛彻，足跟痛（疏太阳之气）。③小儿角弓反张，手足抽搐（宣太阳风邪）。④小儿腮肿，发热恶风（太阳之邪逆于此）。⑤脑后生疮，背生疮（散太阳之邪）。⑥周身肤痒时有恶风（宣散太阳抑郁之气）。⑦虚疟，虚痢，自汗，盗汗（调营卫和阴阳）。⑧发热恶风，下痢，日数十次（气顺则太阳之气升而不陷则痢止）。⑨通身寒冷（扶太阳之气）。⑩妊娠恶阻（调营卫和阴阳）。⑪救里用四逆汤，救表用桂枝汤。

桂枝汤 桂枝加附子汤 桂枝附子汤 桂枝加葛根汤
桂枝加厚朴杏子汤 葛根汤 桂枝加芍药汤
桂枝加桂汤 桂枝加黄芪汤 桂枝加苍耳辛夷汤
桂枝甘草生姜汤 桂枝甘草汤

桂枝（汤）太阳风寒中，芍姜枣草颈强痛，
表虚有汗恶寒热，调和营卫发表功。
桂附过汗肢难伸。桂葛项痛强恶风。
桂枝汤加厚朴杏，降逆平喘慢支用。
葛根汤桂加麻黄，无汗项背有强痛。
桂枝加芍乳腺炎，全身何处拘挛痛。
桂枝加桂发奔豚。桂芪黄汗胫冷痛。
桂夷苍耳鼻流涕。桂附去芍风湿痛。
鼻涕长流桂草姜，桂草心悸眩冒松。

注

《伤寒论》桂枝汤（桂枝君去皮三两/9克，白芍臣三两/9克，大枣佐十二枚/6克，生姜佐（切）三两/9克，炙甘草使二两/6克）。

桂芍解肌发表、调和营卫，滋阴和阳，君臣相配，一散一收，散中有补，使风寒外解；用桂枝发散而不伤正，使白芍止汗而不恋邪；姜暖胃止呕，大枣助白芍养营且益气补中，姜枣助脾胃又调和营卫为佐；甘草调和诸药为使。本方被清代医家柯琴誉为"仲景群方之首魁，乃滋阴和阳，调和营卫，解肌发汗之总方也"。

桂枝汤的服法为：水煎温服，啜热稀粥，覆被取微汗，以助汗而祛外邪。忌食生冷、油腻及五辛食物。故此方能解肌发表，调和营卫。

①桂枝汤用治风寒感冒，见头痛颈项强痛，发热汗出恶风，鼻流清涕，干呕，苔白不渴，脉浮缓或浮弱等卫强营弱，营卫不和，阴阳失调者。如汗腺异常，多汗，病后或产后多汗，偏身出汗，手足多汗，都可对症使用。

桂枝汤的核心：表虚证＋汗出恶风。表虚风寒束表，卫强营弱。芍草枣酸甘化阴。桂草姜辛甘化阳。散中有补，滋阴和阳，本方寓"辛甘发散为阳，酸苦涌泻为阴"；"辛甘化阳，酸甘化阴"的理论，能使风寒外解，营卫调和，诸症尽除。桂芍调和营卫，还能使内脏充血而治虚寒腹痛，使自汗者毛囊充血而降表亢使其向里而收敛汗液。

注意：桂枝白芍发散敛营，是常用于调和营卫的一对对子药，常合用。现代用桂枝汤治感冒，流感，功能性低热，顽固性自汗盗汗，多形红斑，湿疹，过敏性荨麻疹或哮喘，皮肤瘙痒症，冻疮，冬季皮肤变硬发痒，栓塞性脉管炎，妊娠恶阻，过敏性鼻炎，窦性心动过缓，内分泌功能紊乱，自主（植物）神经功能紊乱等。

②《伤寒论》桂枝加附子汤（桂枝汤加附子）用治因发汗太过，汗出不止，恶风，小便难，四肢难以屈伸者。另见"第十一章固涩剂"。

③《伤寒论》桂枝加葛根汤（桂枝汤加葛根）治项背强痛、自汗恶风等。

④《伤寒论》桂枝加厚朴杏子汤（桂枝汤加厚朴、杏仁）治慢性支气管炎有桂枝汤证者。

⑤《伤寒论》葛根汤（桂枝汤加葛根、麻黄）治项背强痛、无汗者。葛根汤可扩张脑血管增加脑血流量治脑血管供血不足，还可提神抗疲劳。

⑥《伤寒论》桂枝加芍药汤（桂枝汤重用一倍芍药）治内里助气血、外调营卫，用于治产后乳腺炎，并治无论发生在全身何处的拘挛性疼痛。

⑦《伤寒论》桂枝加桂汤（桂枝汤加重桂枝剂量）治因寒而发奔豚（奔豚是指气从少腹直冲至心，腹痛者）。体现了调和肝脾，温中降逆的法则。

⑧《伤寒论》桂枝加黄芪汤（桂枝汤加黄芪）治黄汗、腰以上或腋下出黄汗，汗出沾衣使衣黄染，色如柏汁，两胫冷痛，身体重痛者。

⑨《伤寒论》桂枝加苍耳辛夷汤（桂枝汤加苍耳子、辛夷花）治有桂枝汤证而鼻流清涕更严重者。

⑩《伤寒论》桂枝附子汤（桂枝汤加附子，减去芍药）治风湿相搏，全身疼痛，不呕不渴，脉浮虚而涩者。

⑪鼻渊：鼻涕长流，鼻后滴漏感用桂枝甘草生姜汤。

⑫心悸眩冒用桂枝甘草汤。有医生用桂枝、甘草研粉，每次服9克，每天3次，治疗心悸每分钟250次以上者获得较好疗效。

注意：

①比较桂枝附子汤和桂枝加附子汤的区别，不要混淆；②如见恶寒发热，头痛，苔薄白，脉浮，则麻黄汤或桂枝汤皆可用。

麻黄汤和桂枝汤的巨大差异就是麻黄汤用治表实无汗，桂枝汤用治表虚有汗。

九味羌活汤　神术散　保真汤

九味羌活草防风，苍细芷芩生地芎，
寒热无汗身酸痛，表邪挟湿里热攻。
神术散寒除湿强，细芷苍草羌藁芎。
寒湿剧痛保真汤，苍术藁本草川芎。

注

张元素《此事难知》创九味羌活汤（羌活君一钱半/9克，甘草使/6克，防风臣一钱半/9克，苍术臣一钱半/9克，细辛5分/3克，白芷一钱/6克，黄芩一钱/6克，生地一钱/6克，川芎一钱/6克，皆为佐。若在冬季，本方可加生姜、葱白）。

九味羌活汤是治疗伤寒的代表方。九味羌活汤没有麻黄汤和桂枝汤那么多的应用禁忌，是治疗伤寒的又一方法。

地芩治里热又防辛温伤阴，其余发汗除湿，解表散寒因风寒在表。用治外感风寒湿邪兼有里热者。用此方能发汗祛湿、兼清里热，清里热可护阴，寓清热于消散之中，散不助热，清不恋邪，从而表里双解，使风寒湿邪与里热皆祛。

故九味羌活汤治湿滞体表兼有里热之病证者，症见恶寒发热，肌表无汗，头痛项强，肢体酸楚疼痛，口苦微渴（里有蕴热则渴），苔白脉浮（示病在表）。

九味羌活汤可用治湿浊困脾型多寐。

神术散散寒除湿的功效更强。表寒挟湿，疼痛剧烈者用保真汤。

本书中的"细"或"辛"为细辛的简称。注意"细辛"用量。

九味羌活汤的核心：风寒表证＋酸楚疼痛＋里热口苦微渴（地芩）：风寒挟湿兼有里热。配方特点是辛温升散与寒凉清热合用。配方核心是分经论治。

方中的六经是：羌活入太阳经，苍术入太阴经，细辛入少阴经，白芷入阳明经，川芎入少阳和厥阴经。药备六经，临证当按病位的侧重，灵活权变。

现代用九味羌活汤治流感，重症感冒，急性脊柱炎，心肌炎，偏头痛，风湿性关节炎，腰肌劳损，下肢丹毒，荨麻疹，急性角膜炎等受风寒湿邪侵袭肌表，又伴头重头痛，肢体酸重，又见心烦口渴的里热实证者尤宜。

小 青 龙 汤

小青龙麻桂味细，芍草半姜寒热起，
温肺化饮又解表，外寒内饮咳痰稀，
干呕吐涎喘难卧，恰与真武汤成对子。
本方治上而兼下，真武治下兼上施。

注

《伤寒论》小青龙汤（麻黄君去节、三两/9克，桂枝君去皮、三两/9克，五味子佐半升/9克，细辛臣三两/3克，白芍佐三两/9克，炙甘草佐/使、三两/6克。半夏佐洗、半升/9克，干姜臣三两/6克，先煮麻黄去沫）。

小青龙汤能温肺化饮，发汗散寒，止咳平喘，以温肺力量最强最著名，是治外寒内饮

（风寒客表，水饮内停）的代表方，用治水气。水气是指浮肿、水肿、痰饮（溢饮、支饮），咳喘痰多而清稀，迷路水肿，清水样鼻涕或鼻后滴漏感等都可识为痰饮治疗。

用小青龙汤治风寒束表，水饮内停之证（只要见有寒饮内伏，无论有无表证，本方均可使用。芍味收敛可防麻桂辛散太过，散中有收）。

症见口诀包含的四点，治疗：

①恶寒发热（寒热起），痰多而稀；苔白滑脉浮。

②无外感，慢性支气管哮喘病见痰饮咳喘不能平卧者。

③溢饮病者肌肤悉肿，肢体重痛；口吐涎沫者。

④干呕者。总之，病机都与肺寒停饮、宣降失常有关。

总之，小青龙汤能解表蠲饮，止咳平喘。

小青龙汤与温阳化气的真武汤恰成对子，本方重在治上而兼其下，真武汤重在治下而兼其上，它们反映了方剂配伍中的协同作用。烦躁、热喘脉浮者加石膏名小青龙加石膏汤。

小青龙汤核心：表证＋咳喘＋痰多清稀，或头面四肢浮肿。主治外感风寒和水饮内停。八味相伍，升降并用，发中有收，刚柔相济，外解风寒，内逐水饮，诸证皆治。

小青龙汤的配伍特点：辛散与酸收相伍而散中有收，温化与敛肺相配使开中有合，达到散不伤正，收不留邪。

现代用小青龙汤治慢性支气管炎、支气管哮喘、老年性肺气肿、肺心病、老年遗尿、失音、闭经、癫痫等见小青龙汤证者。

从学习此诀可感受到：只要顺诀释义就可掌握知识重点，难点，要点，让学习者做到四易：易学、易记、易考、易用，这就是编辑者的目的。

射 干 麻 黄 汤

射干麻黄寒饮疗，寒哮喘咳细味枣，
菀款半姜寒湿困，旨在宣肺不发表。

注

《金匮要略》射干麻黄汤（射干三两/6克，麻黄四两/9克，细辛三两/3克，五味子半升/3克，大枣七枚/3克，紫菀三两/6克，款冬花三两/6克，半夏半升/9克，生姜四两/6克）。

射干麻黄汤温肺力弱，但以温化寒饮为佳，并以治咳为主，本方不着手于发表而在宣肺，采取温化寒饮而治咳逆痰鸣症。

止 嗽 散

止嗽（散）紫菀白前根，姜部荆草桔梗陈，
喉痒咳痰又解表，风寒感咳宣肺宁。

注

《医学心悟》止嗽散（蒸紫菀、蒸白前根、姜汁、蒸百部、荆芥、炒桔梗各二斤/12克，炒甘草十二两/375克/4克，陈皮去白一斤/500克/6克，研末为散，每服9g）。

止嗽散的配伍特点是温而不燥，润而不腻，散寒不助热，解表不伤正。

止嗽散能止咳化痰，疏表宣肺，是治外感咳嗽的常用方。用治风邪犯肺，见咳嗽咽痒，或微有恶寒发热，舌苔薄白等。

止嗽散核心：表证＋咳嗽咽痒。病证要点：余邪未尽，肺失宣肃。荆芥用于表有余邪而疏散余邪，解表祛风。配伍特点是温润平和，不寒不热。

现代用止嗽散治上呼吸道感染，急慢性支气管炎，百日咳，肺炎等。但因本方药性偏温，对阴虚咳嗽及肺热咳喘者不宜本方。

大 羌 活 汤

大羌活汤二活芎，草细芩连防己风，

二术知母生地黄，风寒表湿里热攻。

注

《此事难知》大羌活汤（羌活君、独活君、细辛臣、黄芩佐、黄连佐、防己佐、防风臣、苍术臣、白术佐各三钱，川芎臣、知母佐、生地佐各一两，甘草使三钱）。

大羌活汤治外感风寒湿邪（头痛恶寒，发热）而里热（口干烦满而渴）较重者。

正 柴 胡 饮

正柴胡饮风寒轻，白芍防风草姜陈，

微恶风寒热无汗，苔白脉浮头身疼。

注

《景岳全书》正柴胡饮（柴胡君1～3钱/3～9克，白芍2钱/6克，防风1钱/3克，甘草1钱/3克，姜3～5片，陈皮1.5钱/4.5克）

正柴胡饮能解表散寒，是平散风寒的代表方剂。用治外感风寒轻证。症见微恶风寒，发热，无汗，苔薄白，脉浮，头痛身痛者。

加味香苏散

加味香苏散荆芥，陈芎草姜艽防蔓，

恶寒身热头项痛，鼻塞胸闷四季感。

注

《医学心悟》加味香苏散（苏叶君五钱一分/5克，荆芥君一钱/3克，秦艽臣一钱/3克，防风臣一钱/3克，蔓荆子臣一钱/3克，香附佐一钱二分/4克，陈皮佐一钱二分/4克，川芎佐五分/1.5克，炙甘草使七分/2.5克，生姜使3片）。

加味香苏散能发汗解表，用治四季感冒，症见恶寒身热或恶风，头痛项强，身体疼痛，胸膈痞闷，鼻塞流涕，无汗，舌苔薄白，脉浮。

现代用加味香苏散治四季感冒或流感以治胃肠型感冒最恰当，妇女经期或产后感冒兼腹痛者。

香 苏 散

香苏散内草陈皮，外感风寒又气滞，

寒热头痛胸脘闷，和中解表疏气机。

注

《和剂局方》香苏散（香附炒、去毛，紫苏叶各二两，炙甘草一两，陈皮不去白二两）。

香苏散能疏散风寒，理气和中，用治气机郁滞见胸脘满闷，四时瘟疫伤寒，不思饮食者。

苏叶解表邪并疏气滞，香附疏肝理气与醒脾利气的陈皮同用，体现了理气解表的法则。用香苏散时，只要见有气滞之里证，有无表证均可使用。

第二节　辛凉解表剂

辛凉解表剂歌诀

辛凉解表风热侵，翘葛菊桑萍蔓荆，
薄蒡柴胡淡豆豉，升麻木贼蝉黄荆，
辛凉药治风热感，热重微微恶风寒，
舌苔薄黄脉浮数，头痛目赤干渴烦。
透疹解表风热咳，咽痛眼病泪多黏。

注

组成辛凉解表方剂的药物有：连翘、葛根、菊花、冬桑叶、浮萍、蔓荆子、薄荷、牛蒡子、淡豆豉、升麻、蝉壳、黄荆子等，用治外感风热之邪，症见发热，微恶风寒，头痛目赤，口渴心烦，舌苔薄黄，脉浮数。

本类药还可治风热所致的咳嗽，目赤多泪而黏，咽喉肿痛，麻疹不透等。

辛温解表药的作用部位在卫分，主入卫分而散卫分之邪，发散表邪的作用强。

辛凉解表药的作用部位在肺系，发汗力要弱些，故开腠散邪的作用较弱。

银　翘　散

银翘卫分草桔梗，竹芦蒡薄豆豉荆，
风热风温肺痈初，口干咽痛热毒清。

注

《温病条辨》银翘散是辛凉解表法的代表方。

银翘散（银花君一两/30 克，连翘君一两/30 克，生甘草佐、使五钱/15 克，桔梗佐六钱/18 克，竹叶佐四钱/12 克，牛蒡子佐六钱/18 克，薄荷臣六钱/18 克，淡豆豉臣五钱/15 克，荆芥穗臣四钱/12 克，为散，每服 18 克）。注意煎法：是用鲜芦根汤煎药取汁服用。如果作煎剂，加芦根 9 克同煎。

银翘散以辛凉为主，佐以辛温而增加散邪之功；是辛凉平剂，是吴鞠通谨遵《内经》"风淫于内，治以辛凉，佐以苦甘"之训创制的方剂。

方中的淡豆豉、荆芥穗为辛散解表、透邪外出之用。故银翘散能辛凉解表，清热解毒。

银翘散比桑菊饮的清热解毒之力更强。

用银翘散治风温初期，邪在肺卫证。此方煎法："香气大出，即取服，勿过煎"。本方药不宜久煎。

银翘散核心：表热证＋口渴咽痛。主治：温病初起，口干咽痛。辛凉平剂。配伍特点：芳香辟秽，清热解毒；辛凉为主加少许辛温发散的荆芥穗、淡豆豉，助解表开皮毛祛邪。

现代研究证明银翘散能解热抗炎抗过敏。用治风温湿热、温疫、冬温、风热感冒、急性支气管炎、肺炎、流感、肠伤寒、急性子宫内膜炎、乙脑、百日咳、流行性腮腺炎或结膜炎、麻疹、水痘、手足口病、急性喉头炎、神经根炎等病，症见微恶风寒、发热、自汗、头痛、口渴或不渴而咳、舌苔白、脉浮数等有风热属温病范畴者。

银 翘 汤

银翘汤是另一方，麦冬草竹生地黄，

阳明温病寒下后，脉浮无汗用此方。

注

前为银翘散，此为银翘汤，由银花、连翘、麦冬、甘草、竹叶、生地组成。用治阳明温病寒下之后，见脉浮无汗用此方。

桑 菊 饮

桑菊卫分热薄翘，芦根杏仁桔梗草，

宣肺止咳散风热，风热风温麻疹疗。

注

《温病条辨》桑菊饮（桑叶君二钱五分/7.5克，菊花君一钱/3克，桔梗臣二钱/6克，连翘臣一钱五分/5克，杏仁臣二钱/6克，薄荷臣八分/2.5克，芦根佐二钱/6克，甘草使生八分/2.5克）。

桑菊饮是辛凉药物，能疏风散热，宣肺止咳，是清疏肺卫之风热的轻剂，用治风温初起，邪在肺卫使肺气不利而咳嗽，身热不重，口微渴。

桑菊饮核心：表证＋咳嗽，热不甚、口微渴。治风温初起咳嗽，为辛凉轻剂。桔梗杏仁宣降相配。

现代用桑菊饮治感冒，流感，麻疹，急性支气管炎早期，肺炎早期或恢复期又再感者，流行性结膜炎，急性扁桃体炎，疮疡将成，百日咳等，但不宜久煎。

麻黄杏仁石膏甘草汤

麻杏石膏甘草汤，表寒里热热咳喘，

辛凉重剂肺热盛，有汗无汗热渴餐。

注

《伤寒论》麻黄杏仁石膏甘草汤（麻黄君去节四两/9克，杏仁佐五十个、去皮尖/9克，石膏臣半升、碎、包煎/18克，炙甘草佐、使二两/6克）。

麻黄杏仁石膏甘草汤中不含辛凉之品，是以辛温疏散加清热泻火药，是另一种辛凉解表之法，广泛用治风热表征；为辛凉重剂，清泄肺热之功特强，并长于降逆平喘，主治肺热壅盛之气急喘咳，苔黄脉浮滑而数，只要见肺热之里证，有无表证、有汗无汗均可使用。用治小儿肺炎有极好疗效。

注意：①风寒咳喘、阴虚劳嗽者不宜。②麻黄1份与石膏2～3份用量，杏仁50个。

麻黄杏仁石膏甘草汤的核心：表寒证＋咳喘气急＋高热口渴。主治：表邪未尽，邪热壅肺而喘咳。有汗无汗均宜。石膏量数倍于麻黄，现代用麻黄9克，石膏30克。

现代用麻黄杏仁石膏甘草汤治支气管肺炎，大叶性肺炎，急慢性支气管炎，支气管哮喘，小儿外感发热，夏季热，急惊风，肺性脑病，荨麻疹，过敏性鼻炎，花粉症，神经血管性水肿等与本方证候相符者。

越婢汤 越婢加半夏汤

越婢风水恶风肿，麻黄姜草大枣膏，
肺胀痰热加半夏，发泄肌表皮水疗。

注

《金匮要略》越婢汤（麻黄六两/9克，石膏半斤/18克，生姜三两/9克，大枣十五枚/5克，甘草二两/5克）。

用治风水恶风者，见一身悉肿，脉浮不渴，自汗出，无大热。能发泄肌表，消除皮水。现代用治急性肾炎、急性肾盂肾炎水肿者。

陶氏柴葛解肌汤

陶氏柴葛解肌汤，邪热合并在三阳，
芩芍桔草姜枣芷，解肌清热石膏羌。

注

《伤寒六书》陶氏柴葛解肌汤（柴胡6克，葛根6克，黄芩6克，白芍6克，桔梗3克，甘草3克，生姜3片，大枣2枚，白芷3克，羌活3克，石膏5克）。

陶氏柴葛解肌汤辛凉解肌，兼清里热而重在疏泄透散以解肌。故能解肌清热。

陶氏柴葛解肌汤的配伍特点是：温清相伍，三阳并举。三阳：太阳感受风寒入里发热，阳明经鼻干、目眶痛，少阳经目痛耳聋。

现代用治流感、风火牙痛、头痛、急性结膜炎等见本方证者。

程氏柴葛解肌汤

程氏柴葛解肌汤，柴葛白芍生地黄，
丹皮二母黄芩草，发热口渴里热凉。

注

陶氏柴葛解肌汤重解肌，程氏方柴葛解肌汤重在清里热。

程氏方柴葛解肌汤（《医学心悟》）（柴胡君一钱二分/6克，葛根君一钱五分/9克，白芍佐一钱/6克，生地臣二钱/9克，丹皮臣一钱五分/3克，知母臣一钱/5克，贝母佐一钱/6克，黄芩臣一钱五分/6克，甘草使五分/3克。加淡竹叶10片）。

程氏方柴葛解肌汤能解肌清热，重在清里热。

柴葛解肌汤的核心：三阳同病，阳明为主。配伍特点：分经论治，寒热并用。主治：热重寒轻，鼻干、头痛、眼眶痛。

升 麻 葛 根 汤

升麻葛根汤白芍，甘草蜜炙合成方，

麻疹初期出不透，解肌透疹此方良。

注

《和剂局方》升麻葛根汤（升麻君/3克，葛根臣/3克，炙甘草佐/3克，芍药佐/6克。各等份）。

升麻葛根汤解肌透疹，治麻疹初起未发或发而不透。

升麻为透疹解毒之用，故麻疹已透者禁用升麻葛根汤。

升麻葛根汤的核心：表证＋疹发不出或疹发出不畅。主治病证：外感时邪，疹发不透。配伍重点是：辛凉与酸甘合用，重用升散可清解，少佐酸敛以益阴。升麻解肌透疹，清热解毒伍葛根。

现代用升麻葛根汤治感冒，水痘，中心性视网膜炎，细菌性痢疾，带状疱疹或单纯性疱疹。

宣 毒 发 表 汤

宣毒发表升麻翘，杏桔荆防枳薄草，

前胡木通葛蒡竹，催疹现点麻疹疗。

注

《痘疹仁端录》宣毒发表汤（升麻3克，连翘5克，杏仁6克，桔梗3克，荆芥3克，防风3克，枳壳3克，薄荷3克，生甘草2克，前胡5克，木通3克，葛根3克，炒牛蒡子5克，淡竹叶2克）。

宣毒发表汤能解表透疹，止咳利咽，用治麻疹初起，欲透不出者。

竹 叶 柳 蒡 汤

竹叶柳蒡（汤）麻疹初，清透里热膏知母，

葛蝉荆薄玄麦草，疹发不出透才舒。

注

《先醒斋医学广笔记》竹叶柳蒡汤（淡竹叶君30片，西河柳君五钱/15克，牛蒡子君一钱五分/4.5克，葛根臣一钱五分/4.5克，蝉壳臣一钱/3克，荆芥臣一钱/3克，薄荷臣一钱/3克，玄参佐二钱/6克，麦冬佐去心、三钱/9克，甘草佐、使一钱/3克；蜜炙知母佐一钱/3克，热甚加石膏五钱/15克，冬米一撮）。

竹叶柳蒡汤能透疹解表，清泄肺胃。

现代用竹叶柳蒡汤治麻疹合并呼吸道感染，急性扁桃体炎。

葱 豉 汤

葱豉风温感冒方，风温初期加薄蒡。

风热风温葱豉桔，薄翘草竹栀子尝。

活人葱豉（汤）麻黄葛，二日伤寒保安康。

注

《肘后方》葱豉汤治感冒初起，恶寒发热无汗。

《通俗伤寒论》葱豉桔梗汤（鲜葱白三枚至五枚，苦桔梗一钱至一钱半/5克，淡豆豉三钱至五钱/9克，薄荷一钱至钱半/4克，连翘钱半至二钱/6克，甘草六分至八分/2克，淡竹叶三十片/3克，焦栀子二钱至三钱/6克）。

葱豉桔梗汤能疏风解表，清肺泄热，治风温风热初起，症见头痛身热，微恶风寒，咳嗽咽痛，口渴，舌尖红，苔薄白，脉浮数。

《类证活人书》活人葱豉汤（葱白、淡豆豉、麻黄、葛根）治伤寒一二日，症见头项腰背痛，恶寒无汗，脉浮紧者。葱豉薄荷汤治风温初起。葱豉白虎汤治风寒外束，里热炽盛者。

第三节　扶正解表剂

扶正解表剂歌诀

体虚外感要扶正，补益助阳解表证。

注

扶正解表用于体质素虚又感外邪而致的表证。常用补益药或助阳药和解表药配伍组成方剂。

败毒散　人参败毒散　荆防败毒散
银翘败毒散　硝黄败毒散　仓禀散

人参败毒二活同，枳桔柴前苓草芎，

益气扶正祛风湿，气虚感冒解表功。

败毒邪陷痢疾发，暑温湿热不能用。

若加地榆黑竹根，狂犬病和破伤风。

正气不虚减人参，表寒严重荆防败，

疮毒流感银翘败，热毒便秘硝黄败。

人参败毒加大米，仓禀散治噤口痢。

注

《和剂局方》败毒散加人参名人参败毒散（羌活君、独活君、川芎臣、柴胡臣、茯苓佐、枳壳佐、桔梗佐、前胡佐、人参佐、/各6克。甘草使/3克）为末，每服二钱/6克。或可入生姜、薄荷。

人参败毒散针对正气虚、感受风湿表邪，用发汗祛湿、益气解表法治疗。

人参败毒散的配伍特点是二活为君，即二活疏风散寒，除湿止痛，通治一身上下之风寒湿邪为君。以解表为主，佐以益气，可散寒祛湿，益气解表。能益气扶正、发汗解表、祛风除湿，用治气虚感冒者。

人参败毒散方中少量人参以扶正祛邪。败毒散中的人参挽救外邪陷里之痢疾，称之为"逆流挽舟法"，但暑温、湿热蒸迫肠中所成的痢疾者禁用。

人参败毒散加地榆、黑竹根用治狂犬病、破伤风。

正气不虚减人参，名败毒散，用治有外感风寒湿邪见恶寒发热、头痛无汗、肢节酸痛、咳嗽有痰等而正气不虚者。

《摄生众妙方》荆防败毒散（减人参加荆芥、防风均4.5克，甘草1.5克）治表寒较严重者。

银翘败毒散（减人参加银花、连翘）治疮毒初起或流感等。

硝黄败毒散（减人参加芒硝、大黄）治热毒壅遏，便秘兼有表证者。

《普济方》仓廪散（人参败毒散加陈仓米）治噤口痢疾。

现代用人参败毒散治感冒、支气管炎、风湿性关节炎、痢疾、过敏性皮炎、荨麻疹、湿疹、疮疡及皮肤瘙痒症而有本方证者。

参 苏 饮

参苏饮用二陈汤，前葛枳桔云木香，
肺气虚损感冒咳，益气解表化痰良。

注

《和剂局方》参苏饮由二陈汤（茯苓去皮9克，陈皮去白6克，炙甘草6克，半夏9克，姜7片，大枣1个）加人参9克、苏叶9克、前胡9克、葛根9克、枳壳6克、桔梗6克、云木香6克组成，用发散风寒药（苏叶、葛根）配益气健脾药，散补并行，则散不伤正，补不留邪。

再因化痰药（半夏，陈皮）与理气药同用，使气行痰消，津行气畅。用治肺虚感冒咳嗽，能益气解表化痰。

参苏饮核心：气虚＋风寒表证＋咳白色痰、胸膈满闷。主治病证：素体气虚而外感风寒，内蕴痰湿证。配伍重点是散补并行，气津并调。

再 造 散

再造散芪参桂枝，附片羌防芎芍细，
甘草大枣煨生姜，阳虚感冒寒闭使。

注

素体阳虚感冒者用《伤寒六书》再造散（黄芪君/6克，人参君/3克，桂枝臣/3克，熟附片臣/3克，炒羌活佐/3克，防风佐/3克，川芎佐/3克，赤芍佐/6克，细辛臣/2克，甘草使/3克，大枣使/2个，煨生姜使。古无剂量）。

再造散可助阳益气，发汗解表。

用再造散治阳气虚弱，外感风寒表证，恶寒发热，寒重热轻，寒邪闭汗而无汗，肢冷倦怠，面色苍白，语气低微，舌淡苔白，脉沉无力或浮大无力。

再造散核心：表证＋肢冷等阳虚证。主治外感风寒，素体阳虚。

配伍特点：是麻黄附子细辛汤＋桂枝汤化裁而成。

现代用再造散治老年人风寒感冒、风湿性关节炎等见再造散本方体征者。

麻黄附子细辛汤　麻黄附子甘草汤

发表温经麻附细，阳虚感冒表里治。
本方减细用甘草，不及原方发汗力。
咽炎心梗或暴盲，水肿阳虚皆适宜。
慢支肺心肺气肿，加上真武汤同治。

注

《伤寒论》麻黄附子细辛汤（麻黄君去节二两/6克，炮附子臣去皮一枚切/9克，细辛佐助二两/3克）。

麻黄附子细辛汤将散寒解表药配伍温里助阳药，可散寒保阳。麻黄附子大辛大热，辛温并用，能助阳解表，用治素体阳虚者伤寒，少阴证始得之，反发热，脉沉者（两经指太阳经/寒是太阳表寒；少阴经/反发热，脉沉是少阴病）。

阳虚者患感冒、咽炎、心肌梗死、传导阻滞、心动过缓、病态窦房结综合征、暴喑、暴盲、水肿、牙痛、关节痛如血管神经性头痛、寒冷性荨麻疹、冷空气过敏等见本方证者可用。

麻黄附子甘草汤没有前方的发汗力强，治慢性支气管炎，肺气肿，肺心病等见阳虚水肿证者。

若诸病见阳虚者还可用《伤寒论》麻黄附子细辛汤合真武汤同治。

麻黄附子细辛汤合葛根汤治感冒或嗜睡症。

麻黄附子细辛汤合玉屏风散或桂枝汤治鼻炎。合小青龙汤治哮喘。合芍药甘草汤治急性腰扭伤。合黄芪桂枝五物汤治腰椎间盘突出症。合阳和汤或温经汤治闭经。合五苓散治遗尿。

麻黄附子细辛汤的核心：表证＋恶寒重剧＋神疲。主治：太阳少阴表里两感，神疲欲寐。配伍特点是补散并用，表里上下同治。散太阳表寒，驱少阴里寒。

加减葳蕤汤

加减葳蕤薄荷草，葱豉桔梗白薇枣，
素体阴虚患感冒，滋阴发汗又解表。

注

《重订通俗伤寒论》加减葳蕤汤（玉竹君二钱至三钱/9克，薄荷君一钱至钱半/4.5克，炙甘草使五分/1.5克，葱白臣二枚至三钱/6克，淡豆豉臣三钱至四钱/12克，桔梗佐一钱至钱半/4.5克，白薇佐五分至一钱/3克，大枣使二枚）。

加减葳蕤汤以辛温解表合甘平养阴，能滋阴清热，发汗解表。

加减葳蕤汤治素体阴虚者复感外邪，治当滋阴解表。薄荷疏风散热，利咽喉，为"温病宜汗解者之要药"。

注意外感表证无阴虚者不宜。

加减葳蕤汤核心：表热证＋口渴咽干等阴虚证。主治外感风热，素体阴虚。配伍特点：解表滋阴并用。玉竹白薇滋阴不碍解表，即解表不伤阴津。

现代用加减葳蕤汤治病后、产后及老年人感冒、急性扁桃体炎、咽炎等有阴虚者。

葱白七味饮

葱白七味葛生姜，豆豉麦冬生地黄，
血虚感冒四物汤，养血解表葱荆防。

注

《外台秘要》葱白七味饮（葱白君连根切一升/9克，葛根君切六合/9克，生姜切二合/6克，淡豆豉一合/6克，麦冬去心六合/9克，生地六合/9克，劳水八升/1200毫升）。

用葱白七味饮以发散解表合滋阴养血。治血虚（产后、经期后、病后血虚，贫血，吐血，便血，咳血，衄血）者感受风寒之病，以发散解表合滋阴养血治之。

现代常用葱白七味饮治感冒，流行性感冒等阴血两亏者。血虚感冒当养血解表，用四物汤加葱白、荆芥、防风。

葳 蕤 汤

葳蕤滋阴麻杏膏，芎独白薇木香草，
外感热伤津不足，生津清热又解表。

注

《备急千金要方》葳蕤汤（玉竹、麻黄、杏仁、川芎、独活、白薇、木香、甘草各二两，石膏三两）。

葳蕤汤治外感风热，热伤津液不足，能生津清热又解表。

第二章 泻 下 剂

用"下法"治里实证的方剂，统称"泻下剂"。

泻下剂用治里实证（有热结、寒结、燥结、水结之分），可以通导大便，排除肠胃积滞，荡涤实热，或攻逐水饮、寒积，也可治痈疽毒疮未成脓，胸腹关节积液，痰壅喘满，痰核，肿瘤包块，肠道梗阻等症。

泻 下 剂 歌 诀

攻下泻下苦寒方，高热神昏谵语狂，
头痛目赤咽喉痛，便秘吐衄火毒疮，
湿热痢疾急腹症，水肿痰饮积液良。
润下郁李麻仁蜜，津枯肠燥便秘畅；
峻下逐水药猛烈，水肿包块痰饮结，
遂戟芫巴二丑陆，千金乌柏根皮得；
攻下五药可不煎，硝黄芦荟番泻叶。

注

攻下药有泻下的作用，为里热实证而设。这类方剂的药多苦寒，用于通导大便，排除肠胃积滞，荡涤实热，攻逐水饮寒积。燥结重者则苦寒咸寒并用。

用泻下剂要视其身体偏颇各异，配伍兼顾血虚、阴虚；兼顾水积严重情况，属热积还是寒积，皮里膜外之水积情况，只要方剂和药物功效熟练，就能酌情选方配方。

用治外感热病，高热神昏，谵语发狂，或火热上攻，头痛目赤，咽喉肿痛，齿龈肿痛，火毒疮疡、便秘以及热毒迫血妄行成吐血、衄血或湿热下利，里急后重，积滞腹痛，泻痢不爽等；

用治急腹症如单纯性肠梗阻、阑尾炎、胆道蛔虫症、急性胰腺炎、暴发性肝炎等；

用治水肿、痰饮、积液等。

润下药有郁李仁、麻仁、蜜，治津枯肠燥之便秘。

攻下药有大黄、芒硝、芦荟、番泻叶，均可不煎、泡汁服用。

峻下药有甘遂、大戟、芫花、巴豆、黑丑、白丑、商陆、千金子、乌柏根白皮等，其逐水泻下力峻猛，用治水肿、包块肿瘤、痰饮等或湿痰饮瘀互结的难顽症。

注意：

①有表证者当先解表或表里双解。

②表邪未解，里实未成者不宜泻下。

③凡年老体弱、病后体虚、孕妇、产后、月经期、病后津伤、亡血者，有下窍出血史者慎用泻下剂。

④中病即止，慎勿过量、过剂。

第二章 泻 下 剂

第一节 苦寒泻下剂（寒下剂）

提示：本类方剂治热结便秘或积滞等。注意识别实证或热证的程度，对选用何方很重要，正虚邪实者宜攻补兼施。

大承气汤

大承气汤热昏谵，腑实便坚燥痞满，
黄朴枳硝脾约症，寒下行气救阴难。

注

《伤寒论》大承气汤（大黄君酒洗四两/12克，厚朴君去皮炙八两/24克，枳实使五枚/12克，芒硝臣三合/9克）。煎服法：先煎枳朴，后下大黄，芒硝溶服。

大承气汤是寒下法的代表方，峻下热结，用治阳明腑实之重证。实热燥屎在肠胃，热盛而津液急剧大量耗伤，治当泻热救阴，峻下热结而救阴液，此叫"釜底抽薪"，又叫"急下存阴"（口诀中叫"救阴难"即救阴液）。

因此古人有"承气入胃，阴盛则亡"的告诫。凡气阴两虚，燥结不甚，年老体虚及孕妇禁用。中病即止，以免耗伤正气。这些都是使用泻下剂要慎重的。

使用大承气汤应注意剂量。用厚朴倍大黄，以气药为君，故名大承气。能泻热通便，以泄代清，能峻下热结。

用于阳明腑实见痞满、燥实。治疗：

①阳明腑实证：痞满燥实、大便秘坚；

②里热实证之热厥、痉病或狂证等：瘟疫发热，高热、神昏谵语，舌黑生芒刺，鼻如烟熏，复瘀到胃，疼痛拒按；

③热结旁流、下利清水的脾约。此为治实热便秘的主方，以胸痞、脘腹胀满、大便燥结坚硬、身体壮实喜冷饮、苔黄，脉实为辨证要点，用药根据（注意从口诀字义中去理解）。

④伤重瘀血不散，腹膨胀，二便不通，上攻心腹，闷乱欲死者。

大承气汤核心：阳明腑实，痞满燥坚。军芒相须配伍。厚朴倍大黄，合为君药，寒下与行气并重，以气药为君，故名大承气。

现代用大承气汤治急性单纯性肠梗阻、麻痹性肠梗阻、黏连性肠梗阻，胆道蛔虫症、急性胆囊炎及阑尾炎、急性水肿型胰腺炎、充血性颅内高压性头痛、小儿大叶性肺炎、腺病毒肺炎、皮质醇增多症、挤压综合征、中毒性休克、流行性出血热、乙脑等属阳明腑实证等见痞满燥实、瘀阻的重要方剂。

小承气汤　调胃承气汤

大承减硝小承气，胸痞腹胀大便秘，
枳实厚朴和大黄，阳明轻证痞满实。
调胃承气硝黄草，便秘口渴医燥实。

注

《伤寒论》小承气汤（大黄四两/12克，炙厚朴二两/6克，炙枳实三枚/9克）。

小承气汤泻热通便，泻力较轻，有行气除满、消痞散结之功。用治阳明腑实证：便秘、潮热、谵语，大便秘结，腹痛拒按，分 2 次服。治痞满实，或痢疾初起、腹痛腹胀，里急后重。

《伤寒论》调胃承气汤由芒硝 12 克、大黄 12 克、炙甘草 6 克组成，（甘草同煎调中和胃而下不伤正。朴实伤上焦，弃之不用），治胃肠燥热，便秘口渴。三承气汤的大黄用量相同。

把小承气汤的药量改变：炙厚朴八两、枳实五枚、大黄四两，就成了厚朴三物汤。功效：行气通便，用治气滞便秘，脘腹满痛不减，大便秘结，分 3 次服。

大陷胸汤　大陷胸丸

大陷胸汤遂硝黄，热实结胸代表方。
心下硬痛不可近，水热互结攻逐良。
大陷胸加杏葶蜜，和丸治疗项背强。

注

《伤寒论》大陷胸汤治水热互结的结胸证。（甘遂君一钱匕/1 克，大黄臣去皮六两/10 克，芒硝佐一斤/10 克）。先煮大黄，取其"治上者制宜缓"之义，"得快利、止后服"，以免伤正。

大陷胸汤以寒下药和峻下逐水药并用，甘遂为君，军芒相须为用，力大势猛，能泻热逐水，破结，治热实结胸证，由邪热与内蕴之水饮结于胸中所致。

症见从心下至少腹硬满而痛不可近，大便秘结，日晡小有潮热，或短气躁烦，舌上燥而渴，脉沉紧，按之有力。因此，虚弱者及病后不胜攻伐者禁用。

大陷胸丸由大陷胸汤加杏仁、葶苈子组成，研末用蜜为丸。

《伤寒论》大陷胸丸（大黄半斤/15 克，芒硝半升/15 克，杏仁半升去皮尖、熬黑/15 克，葶苈子半升，熬/15 克，前四味，捣筛二味，内杏仁、芒硝，合研如脂，和散，取如弹丸一枚，别捣甘遂 1 克，蜜适量，水二升，煮取一升，温、顿服之）。

大陷胸丸能泻热逐水，治结胸证之胸中腹硬满而痛，项强如柔痉状者。

结胸寸浮关沉按之痛为实证。结胸实证大陷胸汤：①水结在胸大陷胸汤，②汗后烦渴日晡热用大陷胸汤，③痛不可按用大陷胸汤。

小陷胸汤治按之则痛；大陷胸汤证是治从心下至少腹硬满而痛不可近，大便秘结，硬满而痛、不可近之者不按也痛，以急泻已成的实证。大陷胸丸则以胸中硬满而痛，项强如柔痉状为主，方中的杏葶以泻肺，蜜则甘缓，丸则峻药缓攻。

结胸见寸浮关小细沉紧，饮食如故还下痢叫藏结，舌上苔白滑难治。

大陷胸汤核心：心下硬满＋疼痛拒按，便秘舌燥。病证要点：水热互结。服法：大黄用水煎取汁，溶芒硝，冲服甘遂末。得快利止服。此区别于大承气汤的主治病证。

现代用大陷胸汤治急性肠梗阻，急性水肿型胰腺炎，精神失常，胸腔积液，急性肾功能衰竭，结核性渗出性胸膜炎，肺水肿，流行性出血热见大陷胸汤证者。

大黄牡丹汤　复方大黄牡丹汤

大黄牡丹黄桃君，桃仁芒硝冬瓜仁，
肠痈初期少腹痛，湿热瘀结拒按疼。

急性阑尾归陈丁，苡仁生地银翘芩。

注

《金匮要略》大黄牡丹汤（大黄君四两/12克，桃仁君五十个/9克，牡丹皮一两/3克，芒硝三合/9克，冬瓜仁半升/30克）。

大黄牡丹汤以大黄和桃仁为君，共逐瘀热在肠。能泻热破瘀，散结消肿，是治肠痈专方。见瘀、热、湿、结，诸邪阻滞肠道，肠痈初起，少腹肿痞，按之即痛如淋，小便自调，或善屈右足，牵引痛剧，右少腹疼痛拒按，或时时发热，身汗恶寒，舌苔白腻而黄。

大黄泻肠中湿热瘀结之毒，芒硝软坚散结，助大黄速下。

但老人，孕妇，体弱者慎用。

大黄牡丹汤加当归、陈皮、地丁、苡仁、生地、银花、连翘、黄芩名复方大黄牡丹汤，用治急性阑尾炎等见瘀、热、湿、结，诸邪阻滞者。

注意：急性阑尾炎热毒型的辨证特点是热极化火，腐熟成脓内溃，是急性阑尾炎最严重阶段，阑尾脓肿破溃，形成弥漫性腹膜炎，甚至兼有肠结、热厥等证。

大黄牡丹汤核心：右少腹疼痛拒按。病证要点：湿热瘀滞肠道之肠痈初起，有脓无脓都可使用。

现代用大黄牡丹汤治阑尾炎，急性胆囊炎，胆道蛔虫症，盆腔炎，血栓性外痔等肠道瘀滞、腹疼痛拒按者。

阑尾化瘀汤

阑尾化瘀汤川楝，大黄红藤银牡丹，

延胡桃仁云木香，瘀滞初期病可餐。

注

《天津南开医院方》阑尾化瘀汤（川楝子15克，大黄10克，红藤30~60克，银花15克，牡丹皮10克，延胡10克，桃仁10克，云木香10克）。

阑尾化瘀汤用治血瘀型阑尾炎初期。"银"为金银花。

阑尾清化汤

阑尾清化汤公英，赤芍川楝草桃仁，

银花大黄牡丹皮，蕴热中期急煎斟。

注

《天津南开医院方》阑尾清化汤（蒲公英30克，赤芍12克，川楝子9克，生甘草9克，桃仁9克，银花30克，大黄15克，牡丹皮15克）。

阑尾清化汤用治阑尾炎初期的气滞血瘀进入中期的化热阶段，见急性阑尾炎，低热或午后发热，口渴，右下腹痛甚，大便秘结，尿赤。

阑尾清解汤

阑尾清解冬瓜仁，大黄草银蒲公英，

川楝丹皮云木香，毒盛每天两剂清。

注

《天津南开医院方》阑尾清解汤（冬瓜仁30克，大黄24克，生甘草9克，银花60克，蒲公英30克，川楝子9克，丹皮15克，云木香9克）。

阑尾清解汤能清热解毒，行气活血。用治热毒炽盛之毒热期，见发热口渴，面红目赤，唇干口燥，呕不能食，右下腹疼痛拒按，甚者腹皮硬，大便秘结，尿赤苔黄脉数。

以上各方都是治阑尾炎的良方，只是要注意使用各方的时间。此阑尾清解汤是治最严重的毒热期，病情严重，易变证，易变为肠梗阻或化脓性腹膜炎者，每天2剂，频频服用，还可每天4剂，昼夜分服。以保证大量药物源源进入，即可转危为安。

莱朴通结汤　甘遂通结汤

体壮肠梗积液多，莱朴二丑甘遂研。
重型肠梗积液多，遂朴黄牛桃芍煎。

注

莱朴通结汤（莱菔子30克，厚朴30克，二丑15克，甘遂末2克冲）。
用治肠梗阻且肠腔积液较多而体质壮实者。孕妇、虚弱者及病后不胜攻伐者禁用。
甘遂通结汤（甘遂末1克冲，厚朴15～30克，大黄18～24克，土牛膝10克，桃仁10克，赤芍10克）适用于重型肠梗阻且肠腔积液较多者。

宣白承气汤

宣白承气《条辨》方，杏仁蒌仁膏大黄，
肺热痰壅肠燥结，清肺通腑喘促良。

注

《温病条辨》宣白承气汤：杏仁6克，蒌仁9克，石膏15克，大黄6克，能清肺通腑，用治肺热痰壅，肠燥干结，喘促者。

复方大承气汤

新名复方大承气，肠道梗阻绞痛急，
枳朴硝黄桃芍莱，通里攻下救危急。

注

《中西医结合治疗急腹证》复方大承气汤（大黄15克，厚朴15～30克，枳实15克，桃仁9克，赤芍15克，莱菔子15～30克）。

复方大承气汤重用厚朴、莱菔子以下气除胀，枳实、大黄、芒硝荡涤积滞而除梗阻。

桃仁、赤芍活血化瘀又能润肠，既助诸药泻结，又能防止梗阻导致局部瘀血可能引起的组织坏死。适用于一般肠道梗阻、气胀较重者。孕妇、虚弱者及病后不胜攻伐者禁用。

要注意对绞窄性肠梗阻、外疝嵌顿性肠梗阻、先天性畸形及肿瘤堵塞所致的肠梗阻，及病程较久而一般情况不良的单纯性肠道梗阻还是应手术为好。

第二节 温 下 剂

温下法歌诀

寒凝便秘温下灵，腹胀冷痛脉紧沉，
手足不温或厥冷，下滞温散实寒凝。

注

温下体现了温阳导滞法，治寒冷积滞、中焦阻遏之病证，此因冷积中阻，或暴食、过食冷物以致冷积便秘，症见便结不通，脘腹冷痛胀满，畏寒肢冷，或手足厥逆，面青气喘，脉沉弦紧等。常用巴豆、大黄通便，配伍附子、干姜、细辛去寒。因巴豆峻猛毒强，故常用大黄而少用巴豆，而大黄属寒故取其性则配伍辛热药。医生应掌握好这两种苦寒泻下药与辛热药的配伍剂量。

大 黄 附 子 汤

大黄附子（汤）细辛用，寒凝便秘腰胯痛，
寒积里实成便秘，脉紧肢厥温阳通。

注

《金匮要略》大黄附子汤（大黄三两/9克，炮附子君三枚/9克，细辛二两/3克）。

大黄附子汤能温阳散寒，泻结行滞，通便止痛，主治寒结里实。症见腹痛便秘，胁下偏痛，发热，手足厥逆，舌苔白腻，脉紧弦。

使用本方附子比麻附细汤量重，大黄比承气汤量小，此中深义，不可不察。即使用本方时的辛热药的剂量要大于寒凉药，为此方用药深义。故热结里实及阴虚燥结之便秘者禁用。

大黄附子汤核心：腹痛便秘＋手足厥逆。病证要点：寒邪与积滞互结。配伍特点：寒热并用，辛热药附子量应大于大黄才可温里散寒而泻结行滞，大黄去性存用。

现代用大黄附子汤治细菌性痢疾，急慢性阑尾炎，急性肠梗阻，肠结核，十二指肠溃疡，梅尼埃病，肾功能衰竭（尿毒症）等属寒积里实如口诀所述者。

温 脾 汤

温脾汤能振脾阳，军附硝草参归姜
冷积腹痛虚夹实，寒热并行补泻方。

注

温脾汤是温下法的代表方。《备急千金要方》温脾汤（大黄君四两/15克，附子君大者1枚/6克，当归臣三两/9克，芒硝臣二两/6克，干姜臣二两/9克，人参臣二两/6克，甘草二两佐/6克）。

温脾汤能温补脾阳，攻下冷积。因此，实寒积滞者禁用温脾汤。

主治：脾阳虚弱，中阳不足，阳虚寒积，症见腹痛便秘，脐腹下绞结疼痛、绕脐疼痛不止，手足不温，苔白不渴，脉沉弦而迟。

提示：温脾汤中的大黄配附子、干姜，大黄附子汤中的大黄配附子、细辛，左金丸中的黄连配吴茱萸，天台乌药散中的川楝子配巴豆，均体现了"制性存用"的配伍意义。

温脾汤核心：寒积中阻，脾阳不足。配伍特点：寒热并用，攻补皆施。

现代常用温脾汤治胆道蛔虫症，幽门梗阻，急性单纯性肠梗阻，麻痹性肠梗阻，慢性结肠炎，消化不良，肝硬变腹水，慢性肾功能不全（尿毒症），消化性溃疡，溃疡性结肠炎等属脾肾阳虚、寒积内停者。

三物备急丸　三物白散

三物备急巴豆研，大黄干姜不须煎，
骤然腹痛因寒积，温里攻下胃肠安。
三物白散桔贝巴，寒与痰水结胸赞。

注

《金匮要略》三物备急丸（大黄一两/30克，干姜一两/30克，巴豆一两、去皮心，熬外研如脂/30克）。

三药均研粉为蜜丸，力猛效捷，用于攻逐寒积，证发突然危急，痛如锥刺，气急口噤，大便不通，痛急而此药起效也快速，故名三物备急丸。三物备急丸为急下寒积的猛剂，如泻下太多当服热粥助之。孕妇、年老体弱及温暑热邪者忌用。

三物白散（桔梗、贝母、巴豆）治寒与痰水结胸实证。

现代用三物备急丸治急性单纯性、蛔虫性或粘连性肠梗阻，急性阑尾炎，胰腺炎，阑尾炎穿孔所致的腹膜炎，习惯性便秘等属本方症候者。

第三节　润　下　剂

提示：润下剂治津虚便秘。因热邪伤津或素体火盛所致的肠燥便秘证，以麻子仁丸为代表方剂。如因肾阳不足或病后肾虚，关门不利所致者，常用温补肾阳、润肠通便药如肉苁蓉、当归等组成方剂，如济川煎。

麻　子　仁　丸

麻子仁丸脾约治，燥热津虚呈便秘，
枳朴大黄杏芍蜜，泻热润肠尿频止。

注

《伤寒论》麻子仁丸（火麻仁君二升/20克，大黄臣去皮、一斤/12克，杏仁臣去皮、尖，熬，别作脂一升/10克；白芍臣半斤/9克，炙厚朴佐使去皮、一尺/9克，炙枳实佐使半斤/9克；蜜为丸）。

麻子仁丸能润肠泻热、行气通便，用治肠胃燥热、津液不足、大便干结、小便频数，此证古称"脾约"（即肠胃燥热，脾津不足之大便干结，小便频数），故本方又名脾约丸或脾约麻仁丸。用丸剂缓下。便秘属津亏血少或脾虚气弱而无燥热者不宜，孕妇慎用。

麻子仁丸核心：大便干结＋小便频数。病证要点：胃强脾弱之脾约证。配伍重点是润下与寒下并用：用小承气汤（攻）＋麻子仁、杏仁（润），攻润结合。

现代用麻子仁丸治习惯性便秘，痔疮便秘，燥热便秘，蛔虫性肠梗阻，肛门病手术后大便难及神经性尿频，慢性前列腺炎，膀胱炎等属本方症候者。

五 仁 丸

五仁丸用杏仁陈，桃仁松柏郁李仁，
便秘津枯肠中燥，润肠通便人安宁。

注

《世医得效方》五仁丸是润下法的代表方。五仁丸（杏仁君一两、去皮尖、麸炒/15克，陈皮四两、另研末/15克，桃仁一两麸炒/15克，松子仁一钱二分半/9克，柏子仁半两/5克，郁李仁一钱/5克，炼蜜为丸）。

五仁丸能润肠通便。主治：津枯肠燥之便秘。治大便艰难，以及年老体弱或产后血虚便秘。桃仁、郁李仁活血，孕妇禁用。

五仁丸核心：大便艰难，舌燥少津，因津枯肠燥。配伍特点：用仁类油脂多则润燥滑肠。润行相合，以润燥为主。肠肺同调，以滑肠为主。

济 川 煎

济川煎归肉苁蓉，升麻泽泻枳牛同，
阳虚冷秘大便结，温肾益精润肠通。

注

《景岳全书》济川煎（肉苁蓉君酒洗去咸2~3钱/6~9克，升麻使五至七分或一钱/1.5~2.1~3克，泽泻佐一钱半/4.5克，当归臣三至五钱/9~15克，枳实佐一钱/③体虚者可不用，牛膝臣二钱/6克）。

济川煎中的泽泻为佐药，能渗利小便而泄肾浊。本方症见肾阳虚弱，精血不足，津亏肠燥便秘者，能温肾益精治本，润肠通便治标，滋润河川以行舟船，故名"济川"。

济川煎证多见肾阳虚弱，精血不足，津亏肠燥，大便秘结，小便清长、头晕目眩、腰膝酸软，舌淡苔白脉沉迟。

济川煎核心：便秘尿清长＋腰膝酸软。配伍特点：泽泻（降）升麻（升）升清降浊，降中寓升，欲降先升。重点：肾虚精亏。注意：阳明实热便秘及阴虚便秘者忌用本方。

现代用济川煎治肾阳虚弱，精血不足，津亏肠燥引起的习惯性便秘，产后便秘，糖尿病便秘，老年性便秘，慢性传输型便秘者。

润 肠 丸

润肠丸用归桃仁，枳壳生地火麻仁，
血虚津枯大便结，补血润肠便秘行。

注

《沈氏尊生书》润肠丸（生地30克，当归10克，枳壳10克，桃仁10克，火麻仁15克）用治血虚便秘。孕妇不宜。

第四节 逐 水 剂

逐 水 剂 歌 诀

逐水剂消水肿胀，峻猛有毒虚人防。

注

对于水饮壅盛于里的实证，当用逐水剂攻逐水饮以消除积水肿胀，但此类方剂多峻猛有毒，体虚者慎用。

十 枣 汤

十枣逐水遂芫戟，三君等份大枣十，
悬饮痞硬咳胸痛，干呕胸水腹水治。

注

《伤寒论》十枣汤是峻下逐水法的代表方。十枣汤（甘遂君、大戟君、芫花君各等份，大枣 10 个肥大者）。

三药为君合用，寓甘缓补中之法，能峻下逐水，逐水之中兼能培土扶正，是治悬饮、水肿实证的代表方，攻逐水饮，除积聚，消肿逐瘀，潴积在经隧、脏腑、胸胁、腠理的积水都可攻逐，长于治疗胸水（悬饮）、腹水（实水）。

十枣汤善治悬饮，用治：

①悬饮结于胁下有水气者，症见咳唾痛引胸胁，心下痞硬胀满，转侧加重，小便不利，干呕短气，头痛目眩，苔滑脉沉弦。

②实水：一身悉肿，尤以下半身为重，腹胀喘满，二便不利。

服法：3 君药等份，各捣为散。以水一升半，先煮大枣肥者 10 枚，取八合去渣，纳药末。强人服一钱匕。体弱服半钱，温服之，平旦服。若下后病不除者，明日更服，加半钱，得快下利后，糜粥自养。

现代服法：上三味，等份为末，或装入胶囊，每服 0.5～1 克，每日一次，以大枣 10 枚煎汤送服，清晨空腹服。得快下利后，糜粥自养。

十枣汤体壮者宜，虚人及孕妇不宜。

十枣汤核心：攻逐水饮（悬饮、水肿）。病证重点：咳唾胸胁引痛或一身全肿之水饮壅盛之实证。大枣缓和毒性，补土制水。甘遂善消经隧水湿，大戟善消脏腑水湿，芫花善消胸胁伏饮痰癖。

现代用十枣汤治疗渗出性胸膜炎，结核性渗出性胸膜炎，胸腔积液，心包积液，恶性胸水，肝硬变腹水，小儿肺炎，胃酸过多症，胃炎，肾病综合征，慢性肾衰竭，类风湿关节炎，颅内压增高等引起经隧脏腑、胸胁腠理积水之胸水（悬饮）、腹水（实水）者。

舟车丸 消水散 三花神佑丸

舟车丸芫遂戟木香，大黄黑丑青陈椰，

轻粉研粉治便秘，水肿实证腹坚尝。

门脉肝硬消水散，遂琥二丑加沉香。

水肿三花神佑丸，军牵轻粉遂戟芫。

注

《太平圣惠方》录自《袖珍方》舟车丸（芫花、面煨甘遂、醋炒大戟君各一两/30克，大黄二两/60克，黑丑臣四两/120克，青皮、陈皮、云木香、槟榔各五钱/15克，轻粉一钱/3克）。

舟车丸能行气逐水，用治肝硬变腹水、虫积、闭经者尚属体壮阶段，症见水肿，腹胀而坚，便秘等。

消水散（甘遂十分，琥珀五分，黑丑三分，白丑三分，沉香末二分）用治门脉性肝硬变腹水。三花神佑丸（大黄30克，牵牛子60克，轻粉3克，甘遂15克，大戟15克，芫花15克）治一切水肿。注意：此三方都治水肿实证，注意三者适应证不同。

此三方虚人、孕妇不宜。

控 涎 丹

控涎遂戟芥等份，顽痰伏饮姜汤送，

饮停胸膈痛麻痹，痰涎滞留膜腠通。

注

控涎丹是治顽痰停聚，痰浊内阻喘促的涤痰法代表方。《三因极一病证方论》控涎丹（甘遂、大戟、白芥子等份）祛痰逐饮，长于治疗痰涎伏饮滞留皮里膜腠所致的顽症。

但要注意：因本方有极强的泻下作用，体虚者及孕妇不宜用本方。

甘遂半夏汤

甘遂半夏白芍草，留饮脉伏又下痢，

痢后心下仍坚满，缓下水饮和胃治。

注

《金匮要略》甘遂半夏汤（甘遂大者3枚/2克，半夏十二枚/5克，芍药五枚/10克，炙甘草指大者一枚/3克）。

甘遂半夏汤以甘遂和甘草为伍，相反相成，加半夏，白芍，甘草，使其逐水之力变缓，半夏调胃化痰。虚人、孕妇不宜。

甘遂半夏汤主治留饮脉伏，欲自利，利后轻快，但心下仍然坚满。

禹功散

禹功黑丑小茴香，阳水姜汁调后服，

水肿胀满二便难，通便行气把水逐。

注

《儒门事亲》禹功散（黑牵牛子君四两/12克，炒小茴香臣一两/3克）。

禹功散能逐水通便，行气消肿是用治水湿泛溢的阳水证的常用方，症见遍身浮肿，腹胀喘满，二便不利，脉沉有力。

禹功散对孕妇及体虚者不宜。

己椒苈黄丸

《金匮》己椒苈黄丸，痰饮水气在肠间，
水肿腹满舌干燥，又逐水饮又涤痰。

注

《金匮要略》己椒苈黄丸（防己、椒目、葶苈子、大黄各30克）能逐水涤饮，治肝硬变腹水、风心病轻度心衰、水肿气短等病证见痰饮水气在肠间者，水肿、腹满、舌干燥，能逐水饮又能涤痰。虚人、孕妇不宜。

第五节 攻补兼施剂

注

攻补兼施剂用治里实正虚的大便秘结者。

黄 龙 汤

黄龙大黄硝枳朴，桔梗枣参归生姜，
热结较重气血弱，通便不把气血伤。

注

《伤寒六书》黄龙汤（大黄君9克、芒硝臣6克、枳实9克、厚朴9克、桔梗6克、大枣6克、人参9克、当归6克、生姜3克）。

黄龙汤能泻下热结，能泄热通便，补益气血，治阳明腑实，热结较重又气血不足者。症见神倦少气，脉虚，身热口渴，舌苔焦黄，或心下硬痛，下利清水、色纯清（即"热结旁流"），或脘腹胀满，硬痛拒按，神昏谵语。龙能兴云致雨而润燥土，故名"黄龙"。

配伍特点是：攻补兼施。黄龙汤含大承气汤之意，而泻下力强，用治热结较甚又兼气血不足者。

从口诀中可总结出黄龙汤和新加黄龙汤的区别。

新加黄龙汤

新加黄龙（汤）生地黄，玄麦海参和硝黄，
归参姜草扶正气，滋阴益气便秘良。

注

《温病条辨》新加黄龙汤（生地五钱/15克，玄参五钱/15克，麦冬五钱/15克，海参二条，芒硝一钱/3克，大黄三钱/9克，当归一钱五分/4.5克，人参一钱五分/4.5克，姜汁6匙，生甘草二钱/6克）。

新加黄龙汤为扶正泻下的代表方，临证以腑实而气液两虚，便秘腹满，唇裂苔燥，倦怠少气，脉沉弱为辨证要点。

新加黄龙汤增加了养阴之品，益气养阴增液之力远较黄龙汤为优，用治热结里实，气阴不足者。

现代用新加黄龙汤治热病恢复期大便干燥症、慢性支气管炎并发肺部感染、手术后肠麻癖等属于热结阴亏者。

增液承气汤

增液承气汤玄参，硝黄麦冬生地黄，
温病热结阴亏证，增水行舟攻补方。

注

《温病条辨》增液承气汤（玄参君一两/30 克，芒硝一钱五分/5 克，大黄三钱/9 克，麦冬八钱/24 克，生地八钱/24 克）。

增液承气汤能滋阴增液，泄热通便，用治阳明温病伤阴津而致燥屎不下；或阳明温病，应下而失下者，气血大伤，阴液将竭，以致正虚不能运药，下之不能者可用本方。

增液承气汤的配伍特点为：重用养阴之品与寒下之品为伍，攻补兼施，共成"增水行舟"之剂。

现代用增液承气汤治痔疮便秘，热病后期大便干燥等。

增 液 汤

增液阴虚津液伤，玄参麦冬生地黄，
津枯便燥脉细数，增水行舟基础方。

注

《温病条辨》增液汤（玄参君一两/30 克，麦冬臣八钱/24 克，生地黄臣八钱/24 克）。

增液汤能滋阴清热，润燥通便。用治阳明温病。症见津液不足，大便秘结，或下后二三日，下证复现，脉沉无力者。

但阳明实热之便秘则不宜用本方。

增液汤核心：阳明温病，津液不足。病证要点：津伤便秘。配伍特点：生津润肠和滋养肺肾并用。三药重用以增水行舟。

现代用增液汤治肠结核，痔疮，结肠过敏，习惯性便秘，肠神经官能症，慢性胰腺炎之便秘，慢性胃炎，甲状腺功能亢进症，糖尿病及放疗后口腔反应等有阴虚津亏证者。

承气营养汤

承气营养汤芍知，生地大黄归朴枳，
数下阴伤有热结，正是此方显效时。

注

《温疫论》承气营养汤（白芍 15 克，知母 9 克，生地 12 克，大黄 12 克，当归 6 克，厚朴 9 克，枳实 9 克）治数下伤阴而致便秘者。

一 捻 金

一捻金中用大黄，黑丑白丑人参榔，
热毒壅结呈吐乳，通便逐瘀常用方。

注

《医宗金鉴》一捻金（大黄、黑丑、白丑、人参、槟榔各等份）多用治初生小儿因热毒壅结呈吐乳、便秘者。注意，吐乳因寒者宜用理中法；先天畸形的肛门内合者宜手术。

攻下法的作用

①攻下药物、方剂能增进小肠的蠕动（如用承气辈、硝菔汤还纳肠套叠）。能畅达气机而促进气机升降，促进肺、心、肾、膀胱、胃肠之气下行，胆汁、胰汁的下排，尿液、精液、月经的下行，促进脾肾之气上升和肺气的宣发。因此，下法可广泛用治脏腑功能失调所产生的病理产物，如食积、糟粕、黄疸、结石、胀气、逆气、痰、瘀、水液、邪热、湿热、寒湿、上热、阳亢等，可泻出各色大便（腐酸臭便、干燥便、黏液便、黄液便、脓血便、酱色咖啡样便、柏油样便，水样便等），排出毒素后，能调和表里、上下、内外而使之协调，能舒展脑气营卫、苏神畅志而宁脑安眠，倍感轻松。

②能增加胆汁分泌、促进胆囊收缩、舒张胆道括约肌。

③有抗感染作用。

④有排泄毒素的作用。如气毒、疮毒、火毒、热毒、汗毒、暑毒、燥毒、酒毒、药毒、粪毒宿便、寒毒、梅毒、湿毒、脂毒、血毒、瘀毒、痰毒、痰瘀包块、气郁包块、病毒、菌毒、时疫毒、虫兽毒、漆毒、沥青毒、植物毒、肿瘤、囊肿、癥瘕、积聚、疢癖、痞满、结胸、结核、滞瘀、瘿气、癫痫狂、黄疸、水饮、胸腔积液类诸种积液等，可用下法治之（如尿毒症患者用下法可降低尿素氮、肌酐、抑制"毒素胍类"化合物、减少嘌呤代谢产物在肾中的沉积，并可使高磷、高钾、低钙血症、高尿酸血症得到改善）。

⑤下法有增加腹膜吸收的作用，有消脂消痰的作用。痰脂是体内营气过多、脂肪堆积而成。肥胖、肿瘤、心脑血管病大多为痰脂壅积所致。下法能减少或消除营气壅滞，促痰脂逆化而成营气，再被身体利用。

⑥有脱水及内引流的作用：可产生不同程度的吸收组织内水分的作用；可使水分进入肠腔排出体外，从而使巨大的腹腔脓肿及脏器囊肿经脱水后迅速缩小而闭合。

用此法退热、除痛、解痉、苏神、平喘、止痢、宁血、退黄之费用低廉，起效迅速，是荡涤积聚热实之佳法。医者根据症候、症状需要而灵活组方。

用下法时，医生应注意：

①用下法时，必须注意患者的体质、情志、态度。体质不胜下法者不用，孕妇不用、疑心重重、害怕下法者不要用下法。

②要辨别虚实寒热，病变部位。攻下要顾护阴阳和脾胃。急下存阴或急下扶阳要辨清寒热，因势利导。表里同病者宜先解表后治里防外邪内陷，攻里可以兼顾表里双解。是先表后里，先里后表，表里同治，当识病情轻重缓急而定。

③初用下法，患者可能又泻又腹痛，多是肠道有阻滞，如胀气、食积、糟粕、痰瘀，息肉、肿瘤、浓稠黏滞物类附着于肠道黏膜上，致泻前、泻中、泻后腹痛，有时腹痛难忍。经多次泻下后，积滞减轻而疼痛减轻或不痛。要向患者解释以消除其恐惧感。湿热缠绵者要缓慢反复泻下、间断泻下；因疗程较长的病种，要说服患者坚持配合治疗。

④中医下法即使连续用，患者身体不产生抗药性、依赖性。

⑤使用下法后的良好反应是：泻后腹部变柔软，腹痛减轻，胖肚变小，腹部舒服，一身轻松，饮食、睡眠、体力好转。

⑥在晚春、夏季、早秋用下法，易遇到发急性胃肠炎的病证，可出现急性腹痛腹泻，肠鸣腹胀，或兼发热恶寒，身痛酸软，恶心呕吐，食减困乏，头痛头昏。应注意处治胃肠炎。

第三章　和解剂

和解剂歌诀

和解少阳半表里，调和肝脾肠胃宜，
内伤饮食气血虚，禁用在表或入里。

注

和解剂有三类：和解少阳半表半里证，调和肝脾及调和肠胃。邪在表或邪已入里者禁用；劳倦内伤、饮食失调、气血两虚而症见寒热往来者禁用。

第一节　和解少阳剂

小　柴　胡　汤

小柴和解少阳好，柴芩参半草姜枣，
胸胁苦满寒热往，苦干眩烦呕食少。

注

小柴胡汤是和解少阳的和法的代表方。治伤寒少阳证。伤寒五六日，中风，往来寒热，胸胁苦满，默默不欲食，心烦喜呕，或胸中烦而不呕，或渴，或腹中痛，或胁下痞硬，或心下悸，小便不利，或不渴、身有微热，或咳者，小柴胡汤主之。（口诀中的"食少"理解为"默默不欲食"。

《伤寒论》小柴胡汤（柴胡君半斤/12克，黄芩臣三两/9克，人参佐三两/6克，半夏佐洗半升/9克，炙甘草佐三两/5克，生姜使、切、三两/9克，大枣使十二个/4枚）。

小柴胡汤体现了和解少阳之法则，用治邪居少阳，少阳经气不利；胆气犯胃，胃失和降等；全方外透内清以外透为主，扶正祛邪以祛邪为主，和解少阳以和胃气为主，和胃气用姜夏。

小柴胡汤是结构严谨、寒热并用、扶正祛邪的优秀古方，适用于以下三组症状的半表半里证：

一组为寒热往来，胸胁苦满胀痛等邪在少阳之经的半表证；

二组为口苦咽干，目眩头痛，心烦喜呕，不思饮食等，邪在胆腑的半里证；

三组为喜呕，食少的胆气犯胃证；疟疾、黄疸等病而见少阳证者。

据此，小柴胡汤外透内清以透为主，扶正祛邪以祛邪为主，和解少阳以和胃气为主，使半表半里之邪得解，少阳枢机自运，胃气得和，诸症悉除。此为汤剂，故加减法亦多。小柴胡汤中无暑燥水瘀之证，用时当视具体情况化裁。

小柴胡汤可增强免疫力。

服小柴胡汤后有3种情况：①不需出汗而病解；②出微汗而解；③素有正气不足者多是

战汗而解。战汗是指先寒战而后发热而汗为正胜邪。

现代证实：小柴胡汤用治肝炎有保护肝脏的作用。

但据报道本方可能引发间质性肺炎，日本厚生省禁止对肝硬变、肝癌患者使用本方，可资参考。

小柴胡汤核心为和解少阳 7 症（顺诀释义：①胸胁苦满，②寒热往来，③心烦喜呕，④口苦，⑤咽干，⑥目眩，⑦默默不欲食）。

配伍特点：一散（柴）一清（芩），升降并用外透内清，共解少阳之邪。7 症只要一症具备就可用本方施治。参草枣扶正祛邪，防邪气内传。小柴胡汤中柴草最关键，治寒热往来，胸胁苦满。柴草芩治寒热，柴草夏治呕吐，柴草姜和胃助消化。柴芩解表清热力强。

现代用小柴胡汤治：感冒，流行性感冒，疟疾、黄疸、胆囊炎、胆石症、胆汁反流性胃炎、胃溃疡、慢性肝炎、肝硬化、急性胰腺炎、地方性斑疹伤寒、瘰疬、乳痈、便毒、下疳、产后发热、产褥热、急性乳腺炎、睾丸炎、慢性咳嗽、过敏性鼻炎、硬币性湿疹、哮喘、巩膜炎、中耳炎、骨关节炎、发热待查、类风湿关节炎、慢性粒细胞性白血病、前庭神经元炎、渗出性胸膜炎、急性肾盂肾炎、癫痫、肝经的一切疮疡、疮疡初起等见少阳半表半里证或胆热犯胃所致诸病者。

柴胡桂枝干姜汤

柴桂干姜花粉芩，牡蛎甘草有寒饮，

疟疾寒多微有热，胸胁胀满微结审。

注

《伤寒论》柴胡桂枝干姜汤（柴胡君半斤/24 克，桂枝去皮三两/9 克，干姜二两/6 克，花粉即栝楼根四两/12 克，黄芩臣三两/9 克，牡蛎二两/6 克，炙甘草二两/6 克）。

柴胡桂枝干姜汤能和解少阳，温化水饮，用治疟疾寒热往来，寒多热微或但寒不热，或伤寒，胸胁胀满微结，小便不利，渴而不呕，但头汗出，往来寒热，心烦。

柴胡加龙骨牡蛎汤

柴胡龙牡桂半芩，铅丹军枣苓草参，

谵语尿难痰热喘，郁满惊癫镇心神。

注

《伤寒论》柴胡龙骨牡蛎汤（柴胡君四两/12 克，龙骨、牡蛎、生姜、人参、桂枝、茯苓各一两半/各 4.5 克，半夏二合半/9 克，黄芩臣一两/3 克，铅丹一两半/3 克，大黄二两/6 克，大枣六枚/2 枚）。

柴胡龙骨牡蛎汤能和解少阳，通阳泄热，重镇安神，用治少阳气郁津凝，痰热内扰心神，神昏谵语，尿不利，郁证，胸满烦惊，易惊恐惧，精神不安，癫痫惊痫，哮喘，身重难转侧。

方中大黄泻热，茯苓治小便不利又兼化痰，铅丹、龙牡镇心安神，治心烦惊恐。

小柴胡汤、柴胡桂枝干姜汤、柴胡龙骨牡蛎汤这三方都以柴胡为君，黄芩为臣，其区别在口诀中已含其义。

注意口诀中的"胸满烦惊"，与哮喘的症状极其符合，因此，本方加小柴胡汤（胸胁苦满），或加大柴胡汤（胸胁胀痛），再加皂荚丸（祛顽痰）可用治哮喘；哮喘还可用大柴胡汤加桂枝茯苓丸。

蒿芩清胆汤

蒿芩清胆汤滑黛，陈半苓草枳竹茹，
少阳热重寒轻证，湿热痰热痞呕吐。

注

《通俗伤寒论》蒿芩清胆汤（含有碧玉散）是调和胆胃的代表方，治少阳湿热痰浊证。

蒿芩清胆汤（青蒿君一钱半至二钱，黄芩君、滑石、青黛各三钱，陈皮钱半，半夏一钱半，赤茯苓、炙甘草使各三钱，枳实一钱半，竹茹三钱。余为臣佐之用）。

蒿芩清胆汤能清胆利湿，和胃化痰，是治少阳三焦湿热痰浊证的优秀代表方。适宜治热重寒轻，痰夹湿之证。

蒿芩清胆汤燥湿、化湿、利湿、行气助消痰。能清胆利湿和中，清胃降逆化痰，症见寒热如疟、热重寒轻、胸痞呕恶、口苦吐酸、眩晕、黄疸、湿热盗汗、耳鸣耳聋、神志不清、心悸失眠、咳嗽气喘等。

但如属脾胃虚弱所致的呕逆、痞满而无痰浊郁结气滞者不宜用本方。

蒿芩清胆汤与小柴胡汤相比，蒿芩清胆汤所治病证的鲜明特征从口诀可知是：热邪偏重，兼有湿热痰浊，湿郁痰扰，胆火内炽而胆胃不和证。小柴胡汤的病机是邪郁少阳的胆与三焦，使少阳经气不利而胆胃不和证。

蒿芩清胆汤核心：少阳证＋热重寒轻、口苦胸闷，呕吐酸水。配伍特点：内清为主兼外透。配伍重点是：蒿芩治少阳里热偏重。病证要点：少阳湿热痰浊。

现代用蒿芩清胆汤治急性黄疸性肝炎，急性胆囊炎，胆结石，胆汁反流性胃炎，疟疾，急性胃炎，肠伤寒，热淋，疟疾，痔疮出血，耳源性眩晕，钩端螺旋体病，病毒性肺炎，夏季热，功能性低热，上呼吸道病毒性感染，支气管扩张咯血，高血压，冠心病，肾盂肾炎等见本方症候者，当辨证属湿热或痰热之患后，此两邪都可用本方化裁治以上诸病。

截疟七宝饮

截疟七宝常青陈，槟朴甘草草果仁，
痰湿疟邪寒热往，燥湿祛痰截疟神。

注

《杨氏家藏方》截疟七宝饮（常山君、草果仁臣、槟榔臣、青皮佐、陈皮佐、姜厚朴佐、炙甘草使、各等份/6克）。

截疟七宝饮将截疟、祛痰，燥湿、行气之品集于一方，能燥湿祛痰，理气截疟，用治体壮有痰湿者感受疟邪，舌苔白腻，寸口脉弦滑浮大者，此为治疗疟疾的代表方。

现代用截疟七宝饮治疟疾（正疟）及水土不服等。

柴胡枳桔汤

柴胡枳桔汤绿茶，黄芩生姜陈半夏，

邪郁膜理胸满痛，辛开苦泄此方佳。

注

《重订通俗伤寒论》柴胡枳桔汤（川柴胡一钱至钱半/4克，桔梗一钱/3克，枳壳钱半/4.5克，绿茶一钱/3克，黄芩一钱至钱半/4.5克，生姜一钱/3克，陈皮钱半/4.5克，半夏钱半/4.5克）。

达原饮

达原饮槟黄芩草，流感疟疾热见少，
白芍知母草果朴，寒多宣透膜原疗。

注

从口诀中可知，达原饮《温疫论》（槟榔二钱/6克，黄芩一钱/3克，甘草五分/1.5克，白芍一钱/3克，知母一钱/3克，草果1.5克，厚朴一钱/3克）。

达原饮能开达膜原，辟秽化浊。用治温疫疟疾邪伏膜原，见憎寒壮热，或一日3次、一日1次，发无定时、胸闷呕恶、头痛烦躁、舌边深红、苔腻、脉弦数。

或本方减白芍、知母，加藿叶、半夏、生姜后，燥湿化浊的效果更好，故湿与热孰轻孰重均可用本方化裁施治。

达原饮与蒿芩清胆汤是一对方药（即蒿芩清胆汤治热重寒轻者，达原饮治寒重热轻者）。

达原饮核心：寒多热少，如疟发无定时。病证要点：邪伏膜原的温疫或疟疾。草果槟朴气味辛烈，直达膜原，驱邪外出。

现代用达原饮治流行性感冒，失眠，疟疾等，但如治恶性疟疾时，青蒿要用60～90克效果才更佳。

清胆宣痹汤

清胆宣痹汤蒿芩，半菖板射槟郁金，
枳茵芦滑枇杷叶，少三热重而湿轻。

注

《经验方》清胆宣痹汤（青蒿30克，黄芩10克，半夏12克，菖蒲10克，板蓝根30克，射干12克，槟榔15克，郁金10克，枳壳12克，茵陈30克，芦根30克，滑石10克，枇杷叶10克）。

清胆宣痹汤能清热利湿，治少阳三焦湿热属热重湿轻者。症见少阳湿热，寒热起伏，头昏胀痛，胸胁胀痛，口苦呕逆，脘闷不饥，渴不思饮，舌苔厚腻，脉象濡数。

现代用清胆宣痹汤治胆囊炎，胆管壁增厚或水肿，肝内胆管扩张，胆汁反流性胃炎，十二指肠炎或溃疡等见本方证者。

升降散

升降散能活血瘀，姜黄大黄蚕蝉衣，
升清降浊表里治，上吐下泻尿毒医。

注

《寒温条辨》升降散（酒炒白僵蚕6克，广姜黄去皮9克，大黄12克，蝉蜕3克）。

用途很广：①能升清降浊，故用治气机升降失调的疾病多效；②能表里同治，故用治表里三焦大热的疾病也很合拍；③本方还既有行气解郁又有活血祛瘀的作用，故用治气血郁结之病也奏效显著。

据此三大特点，用本方治内热作渴、上吐下泻、身不发热，颇合现代医学中的尿毒症表现，故有人用此方治尿毒症之氮质血症曾获得较好收效。若加太子参、红花、甘草、丹参、牛膝则用于尿毒症之降肌酐、血尿素氮更好。

现代用治梅尼埃病，脑血管痉挛，习惯性便秘、非特异性结肠炎，功能性发热，不明原因的长期发热，急慢性咽喉炎，丹毒斑疹，疮疡，肠息肉，神经性或痉挛性腹痛，血管性或神经性头痛，癫痫等。

柴 胡 达 原 饮

柴胡达原饮黄芩，槟草青皮荷叶柄，
桔梗枳壳朴草果，豁痰宽胸疟疾审。

注

《重订通俗伤寒论》柴胡达原饮（柴胡君钱半/5克，黄芩钱半/5克，槟榔二钱/6克，青皮钱半/5克，荷叶柄五寸/10～15克，桔梗一钱/3克，枳壳钱半/5克，厚朴钱半/5克，草果六分/2克皆为臣佐。甘草使七分/2克）。

柴胡达原饮能宣湿化痰，透达膜原，豁痰宽胸，截疟疾。症见胸膈痞满，心烦懊恼，头眩口腻，咳痰不爽，间日发疟，舌苔厚如积粉，扪之糙涩，脉弦而滑。

清 脾 饮

清脾饮柴草果芩，青皮白术白茯苓，
半朴甘草与生姜，热多寒少温疟珍。

注

《济生方》清脾饮（柴胡去芦、草果、黄芩、青皮去白、白术、半夏洗三次、炙甘草、茯苓、姜厚朴各等份，生姜五片）。

用治温疟热多寒少者。

另请参见蒿芩清胆汤及达原饮。

第二节　调和肝脾剂

四逆散　枳实芍药散

四逆散柴草芍枳，阳郁手足冷四逆，
疝气鼻炎月经病，肝郁气滞调肝脾。
再加丹柏阑尾炎，乳腺肿痛加青皮。
枳实芍药散疮肿，产后烦满腹痛宜。

注

《伤寒论》四逆散（柴胡君6克，炙甘草佐使6克，白芍臣9克，炙枳实6克，注意不是用枳壳）。

四逆散能透邪解郁，疏肝理脾。主治少阴病的四逆之症（四逆的含义是阳气被郁而厥逆（阳郁厥逆），不能通达四肢的手足不温，不是阳衰阴盛的手足厥逆冷痛）。

四逆散能调气疏肝和脾，治肝郁气滞所致的四肢不温证、月经病、痛经、附件炎、输卵管阻塞、急性乳腺炎、胆道蛔虫症、甲状腺功能亢进症、慢性胆囊炎、慢性肝炎、黄疸、胃溃疡、胃肠神经官能症、肋间神经痛、乳糜尿、疝气、受寒所致的尺神经炎及桡神经炎、鼻炎等肝脾不和的本方证候者。

四逆散加丹皮、黄柏可治急慢性阑尾炎，若加青皮治乳腺炎有很好疗效。

四逆散合半夏厚朴汤治消化系病效好。

四逆散合小陷胸汤治循环、呼吸、消化系疑难病效卓。

四逆散合黄连解毒汤加荆芥、连翘或加四物汤治痤疮、中耳炎、过敏性或免疫性疾病。

枳实芍药散主治痈肿，产后烦满腹痛，腹部挛急疼痛效好。

四逆散核心：胸胁胀闷苦满＋手足不温、腹中痛。配伍特点：一散疏（柴）一收养（白芍），一升（柴）一降（枳实），疏肝理脾，升清降浊。使邪祛郁解，气血调畅，肝脾和调，清阳得升而阳郁厥逆所致之诸症悉除。病证要点：阳气内郁之厥逆或肝郁脾滞。是调和肝脾的基础方。

逍遥散　加味逍遥散　黑逍遥散

> 逍遥解郁调月经，归术芍草姜茯苓，
> 柴薄少量疏肝气，血虚肝郁脾弱证。
> 丹栀逍遥肝郁火，调经解郁把热清。
> 黑逍遥散加生地，血虚眩晕又痛经。

注

《和剂局方》逍遥散（柴胡君去苗，当归臣去苗微炒，白术佐，白芍臣，茯苓佐去皮、白者，各一两/9克；甘草佐微炙赤，五钱/4.5克。生姜切，一块/3片，薄荷少许/6克）。

若散剂每次服6克，丸剂每次服6～9克，每天2次。

逍遥散是调和肝脾的代表方。从口诀中可知：逍遥散主治病证的病机是血虚、肝郁、脾弱三个环节。因此，逍遥散能疏肝解郁，健脾养血和营（或说：脾虚血瘀互为因果，此方疏肝养血兼理脾），方中柴胡、薄荷用少量当注意，重用则发散解表，轻用则疏肝理气，少量薄荷助柴胡疏肝郁而散肝热。方中的白芍为养血补肝之用。

用逍遥散治肝郁血虚所致的两胁作痛，寒热往来，头痛目眩，咽干口燥，神疲食少，月经不调，乳少，乳房胀痛，脉弦而虚者。

逍遥散加丹皮、山栀名丹栀逍遥散又叫加味逍遥散《内科摘要》，如用治月经不调因肝郁血虚有热所致者，能调经解郁清热。

逍遥散加生地或熟地名黑逍遥散《医略六书·女科指要》，治血虚眩晕，妇女痛经等，具体用法为血虚内热者加生地，血虚者加熟地。

逍遥散核心：肝气郁结＋脾气虚弱＋血虚。配伍重点：疏中寓养，气血皆顾，肝脾同调，疏肝为主，理气为重，木郁达之。主治：两胁作痛，神疲食少，月经不调。柴胡解郁，术苓草健脾，白芍养血。

现代用逍遥散治胆囊炎，胆石症，中心性视网膜炎，乳腺囊性增生症，乳房肿块，盆腔炎，更年期综合征，受体亢进综合征，月经紊乱者，如用治肝炎，有使肝细胞变性或坏死得到减轻并促肝细胞再生的作用。

痛泻要方

痛泻要方鸣泻痛，白术白芍陈防风，
当作伤食就医错，脾虚肝郁是源宗。

注

《丹溪心法》引刘草窗方：痛泻要方又名白术芍药散（白术君土炒三两/9克，白芍臣炒二两/6克，陈皮炒两半/4.5克，防风佐使炒一两/3克）。

痛泻要方是治疗脾虚肝旺造成腹痛泄泻的代表方，能补脾燥湿，泻肝柔肝止痛，用治肝郁脾虚，土衰木乘，肝脾不和，脾运失常的痛泻，症见肠鸣泄泻腹痛。

肝脾不和分为两种：

①病在肝为肝气偏旺而疏泄太过而横逆犯胃，表现为胁肋疼痛、腹痛满闷，叫木旺乘土，应疏肝柔肝用四逆散。

②病在脾则脾气虚，肝气正常疏泄，克制脾胃，这对于脾而言叫疏泄太过，表现为以腹痛泄泻为主，泻必腹痛，泻后痛减，叫土虚木乘，治当补脾疏肝兼柔肝，用"扶土抑木"法以泻肝补脾，泻肝兼实脾。

记住：用本方重在"痛泻"两字，临床用此，必须以腹痛泄泻或兼肠鸣，泻前先痛或泻后仍痛为依据。

用痛泻要方治脾虚肝旺之腹痛泄泻，本方加刘寄奴效果更好。久泻者加炒升麻18克。

因本方偏温燥，不宜用治脾胃阴虚，湿热内蕴及邪热内迫之泄泻。

痛泻要方核心：腹痛泄泻，泻后痛减。病证重点：土虚木乘之痛泻。配伍特点：防风少量，重用白术补脾治土虚。方中防风能升发脾中清阳。

现代用痛泻要方治急慢性肠炎，神经性腹泻，肠结核泄泻，结肠炎等。

当归芍药散

当归芍药散痛经，白术泽泻芎茯苓，
肝郁血滞脾虚湿，妊娠腹痛不孕症。

注

《金匮要略》当归芍药散养血疏肝，健脾利湿。用治妊娠后，小腹拘急，绵绵作痛，面色萎黄，舌淡苔薄白，脉细滑弱之妊娠腹痛。

据报道，用本方治子宫内胎儿发育迟缓有五方面效果：①降低血黏度；②增加子宫胎盘血流量，防止胎盘血栓和栓塞；③补血；④抑制子宫收缩；⑤阻止血小板聚集。

当归芍药散治痛经。

白芍甘草汤缓急止痛，治转筋、偏头痛、呃逆、夜间磨牙。

当归芍药散合小柴胡汤治干燥综合征，类风湿关节炎，红斑狼疮，甲亢，桥本甲亢之心悸、精神不振、神疲乏力。

当归芍药散合柴胡桂枝甘草汤治肝病效果显著。

现代用当归芍药散治妊娠腹痛、痛经、细菌性痢疾、水肿、慢性肾炎、下肢瘀血、阴道出血、功能性子宫出血、不孕症、胎位不正、更年期综合征等有脾虚生湿、肝郁血滞者。

第三节　调和寒热剂

调和肠胃法歌诀

调和肠胃痞满证，升降失常寒热因，
恶心呕吐脘腹胀，痢疾泻下或肠鸣。

注

"调和寒热剂原叫调和肠胃剂"，第九版改为"调和寒热剂"。用于寒热互结在中焦（脾胃）升降失常而致心下痞满，恶心呕吐，脘腹胀痛，泄泻痢疾，肠鸣等。以半夏泻心汤为代表方。

半夏泻心汤　生姜泻心汤　甘草泻心汤

半夏泻心汤连芩，干姜大枣甘草参，
胃虚气滞痞呕痢，寒热虚实错杂饮，
轻用干姜加生姜，散结除水胀痞宁。
甘草泻心重甘草，完谷烦呕痞痢斟。

注

《伤寒论》半夏泻心汤（半夏君洗半升/12克，黄连臣一两/3克，黄芩臣三两/9克，干姜臣三两/9克，大枣十二个/4枚，炙甘草三两9克，人参三两/9克）。

半夏泻心汤的配伍特点为辛开苦降，寒热并用，补泻同施，扶正祛邪，通调上下，降阳和阴，既调心下之寒热，又可开结消痞。因此，半夏泻心汤所治病证的特征性症状用"痞、呕、痢"三字表达。

半夏泻心汤能和胃降逆，开结除痞（以半夏散结、消痞降逆为主，以芩连泻热为辅，干姜温中，枣草参补脾为佐使），用治寒热互结的痞满症（湿热、寒湿、水热互结皆宜），见胃气不和，心下痞满不痛，干呕或呕吐，肠鸣下痢，舌苔薄黄而腻，脉弦数。

半夏泻心汤所治的心下痞证是由小柴胡汤证误下所致，能和解少阳治少阳证，调和肠胃治"痞、呕、痢"。用半夏泻心汤舌红不忌姜夏，舌淡不避芩连。

《伤寒论》半夏泻心汤加重甘草名甘草泻心汤（炙甘草四两/12克，黄芩、人参、干姜各三两/各9克，黄连1两/3克，大枣4枚，半夏半升/9克）《伤寒论》。

甘草泻心汤能治疗湿阻中焦，症见气逆痞满、泄泻、痰饮，能散结除水，益气和胃，消痞止呕，其主症痞、呕、痢、完谷不化，心烦不安等，用治胃气虚弱，腹中雷鸣下利，水谷不化，胃脘痞满，干呕心烦等。甘草泻心汤是治白塞症的专方，可治结膜炎，结膜充血，胃炎，阴道炎，溃疡糜烂，肛裂，痔疮等。

《伤寒论》生姜泻心汤（生姜四两/12克，炙甘草三两/9克，人参三两/9克，干姜一两/3克，黄芩三两/9克，半夏半升/9克，黄连一两/3克，大枣4枚）。本方轻用干姜，再加生姜名生姜泻心汤，能散结除水，和胃消痞，治水热互结，心下痞硬，干噫食臭，腹中雷鸣，下利等症。

半夏泻心汤能治胃肠炎症和黏膜炎症，调理胃肠功能紊乱。

半夏易苏子把半夏泻心汤中的人参改用沙参，再加止咳药物，那么，此方成了治慢性咳喘的极好的基本方。

痞满症因寒热错杂者用半夏泻心汤；

痞满症因气虚兼有表证者用桂枝人参汤；

痞满症因热结在里，脉细缓者用大柴胡汤。

半夏泻心汤核心：寒热互结的心下痞满＋呕吐下利。配伍重点：姜夏（热，辛开），芩连（寒，苦降），寒热并用，辛开苦降，降阳和阴。病证要点：寒热错杂，虚实相兼。

现代用半夏泻心汤治急性肠炎，口腔黏膜溃疡，上消化道出血，妊娠反应，贲门括约肌弛缓症，浅表性胃炎，顽固性呕吐，胃肠及黏膜炎症，胃神经官能症等见半夏泻心汤证者。

黄　连　汤

黄连汤用参枣半，桂草干姜散胃寒，

胸心有热欲呕逆，肠鸣泄泻腹痛安。

注

《伤寒论》黄连汤（黄连君三两/9克，人参二两/6克，大枣十二枚/4个，半夏半升/9克，桂枝三两/9克，炙甘草三两/9克，干姜三两/9克）。

黄连汤能平调寒热，和胃降逆，治胃热肠寒证，症见胸心有热，胃中有寒。胸中烦闷欲呕吐，腹痛，或肠鸣泄泻，舌苔白滑，脉弦。

第四章 清 热 剂

清热剂的作用及用法歌诀

清解气血与脏腑，阴虚内热和热毒，
清营凉血当辨别，真假虚实部位驻。
屡用清热热不退，可能真阴亏不足，
真寒假热误用凉，虚热壮水制火著。
寒热格拒反佐法，佐药凉药热时服。

注

清热泻火剂为邪热传入气分而设，气热就要清气，"热者寒之"，用寒凉药物。气分热当透泄而解，要酌加轻宣发泄之药，如麻杏石甘汤；热入营血要加大寒凉药物；夹湿就要加祛湿药物；里热实证就要用泻下药方。时时注意辨证明理，方从法立，以法统方统药，方药对证/症，复杂方多而不乱。

因热证有实热、虚热之分，在气、在血之异，脏腑偏胜偏衰之殊，感邪有湿、热、火、毒之微盛，故清热剂有清热泻火，凉血解毒的作用：①清气分热剂；②气血两清剂；③清脏腑热剂；④清虚热剂；⑤清解热毒的清热解毒剂；⑥清营凉血剂。

故清热剂是清解里热，"热者寒之"，"温者清之"。使用清热剂时，必须辨明热证的真假、虚实、热邪所在的部位及病情轻重、感邪程度、体质强弱，才能确定使用相应的方剂、剂量及疗程。

如屡用清热药剂而热不退，可能是真阴亏损不足。如真寒假热者误用了凉药。阴虚发热应该壮水制火。

如热邪炽盛者服清热剂出现入口即吐的寒热格拒现象时应加辛热之药以反佐，或采取凉药热服之法。

注意：清热剂是用寒凉药，寒凉伤胃，注意保胃。用清热剂的原则是，没有表证（表证已解），只见里热证，但未结实者（结实者用攻下法）。

第一节　清气分热剂

**白虎汤　白虎加人参汤　白虎加桂枝汤　白虎加苍术汤
葱豉白虎汤　白虎承气汤　柴胡白虎汤　犀羚白虎汤**

白虎膏斤米六合，知六草二气热清，
大热渴汗脉洪大，辛寒清热又生津。
温热寒束虎葱豉。寒热往来柴白虎。

身热欲呕骨节痛，桂枝应该加白虎。

腑热白虎加承气。清热除湿苍术虎。

气逆胃痞虎竹半。益气生津人参虎。

息风解痉犀羚羊，钩藤菊花加白虎。

白虎汤禁忌歌诀

白虎汤有四禁忌，血虚脉沉脉浮细，

表证未解热不渴，真寒假热都不宜。

注

吴瑭称《伤寒论》白虎汤为辛凉重剂。是清气分热的代表方。白虎汤（碎石膏君一斤/50 克，知母臣六两/18 克，炙甘草佐使二两/6 克，粳米佐使六合/9 克）的膏知为相须配伍，能清热生津，治阳明气分热盛之大热面赤、大渴引饮、大汗、脉洪大有力四大主症。

葱豉白虎汤治温热内发而里热炽盛又感风寒而风寒外束。

白虎加桂枝汤《金匮要略》治身热欲呕又感骨节疼烦者。

白虎承气汤治阳明腑热便秘者。

《类证活人书》白虎加苍术汤治湿温所致的湿热或风湿。

镇逆白虎汤（白虎汤加竹茹、半夏）治气逆胃痞证。

白虎加人参汤《伤寒论》治温热中暑致津气两伤者。

犀羚白虎汤（白虎汤加犀角、羚羊角、钩藤、菊花）治小儿温热化燥，液涸动风，抽搐发痉者。

白虎汤合增液汤治糖尿病。

使用白虎汤有四点当注意：①血虚发热者脉洪但不胜重按者；②脉沉或脉浮细者；表证未解的无汗发热，口不渴者；④真寒假热者。因为这四种病情都不属壮热实热之证，故本方不宜。

白虎汤核心是 4 大主症：大热、大汗、大渴、脉洪大有力。配伍特点是：辛甘大寒和苦寒滋润相须配伍即膏知相须配伍，清热生津。

现代常用白虎汤治疗流感，流行性脑脊髓膜炎，流行性乙脑，流行性出血热，肺炎，败血症，血小板减少性紫癜，血友病，甲亢，钩端螺旋体病，肠伤寒，毒疮初发，硬化性脑脊髓膜炎发热期等属阳明气分实热者。

竹 叶 石 膏 汤

竹叶石膏气分热，参麦半草米和胃，

余热未尽胃气逆，气阴两伤烦不寐。

注

《伤寒论》竹叶石膏汤（竹叶佐两把/6 克，石膏君一斤/50 克，人参臣二两/6 克，麦冬臣一升/20 克、去心，半夏佐洗半升/9 克，粳米使半升/10 克，炙甘草使二两/6 克）为清补之方。

竹叶石膏汤证的病机有 3 个特点：

①余热未清尽而身热多汗，口渴心烦。

②气阴两伤而神疲短气，舌红少苔脉虚数。

③胃气不和而胃气上逆则气逆欲呕吐。

注意：阴虚发热者禁用本方。

用竹叶石膏汤能清热生津、益气和胃，用治伤寒、温热病、暑热病之后余热未尽，气与阴津两伤之证，症见身热多汗，心胸烦闷，气逆欲呕，口干喜饮，或虚烦不寐，脉虚数，舌红苔少。本方中的麦冬与半夏的配伍比例为2:1。

竹叶石膏汤核心：身热多汗＋虚烦。病证要点：余热未尽，气阴两伤。配伍重点是清（膏竹清热）补（参麦米草益气养阴）兼施，邪正皆顾。

现代用竹叶石膏汤治流行性出血热，流行性乙型脑炎，肺炎后期，糖尿病口渴多饮，口舌生疮，胆道术后呕吐，热性感染性疾病等，只要见气阴两伤，身热有汗不退，胃失和降等皆可使用。

第二节　清营凉血剂

清营凉血法　口诀

清营凉血治热燔，营热夜甚失眠烦，
舌绛起刺谵语狂，出血隐约见疹斑。

注

邪热传营则见身热夜甚，失眠心烦，时有谵语，或体表隐隐外布斑疹。邪热入营血则见高热燔灼，血妄行出血，斑疹隐隐，或狂，谵语，舌绛起刺等。

清营汤

清营（汤）养阴犀地玄，银翘丹参麦竹连，
心包营血热伤损，透热转气养阴安。
脉数舌绛热传营，清营泄热温病煎；
透热转气又护阴，病毒贯公青板蓝。

注

《温病条辨》清营汤（犀角君三钱/2克，或水牛角代30克，生地君五钱/15克，麦冬臣三钱/9克，玄参臣三钱/9克，银花佐三钱/9克，连翘佐、连心用二钱/6克，黄连佐一钱五分/5克、竹叶心佐一钱/3克，丹参佐二钱/6克）。能清营透热，养阴活血，治热入营分证。

清营汤以清营解毒为主兼养阴生津，是"透热转气"的代表方。症见身热夜甚，神烦少寐，时神昏谵语，渴或不渴，或有斑疹。

如治高血压引起的脑血管意外之发热者，用清营汤加牛膝、黄芩、地龙。

如属温热火毒不盛，可加贯众、蒲公英、大青叶、板蓝根以增强抗菌或抗病毒的作用。

清营汤和犀角地黄汤是清营凉血法的代表方。治热入心包营血受热伤损，促使热从营透出转气分而解，即"入营尤可透热转气"。

清营汤核心：身热夜甚＋神昏＋斑疹隐隐。配伍重点：透热（银翘竹）转气（犀角），使热邪转出气分而解，以防热邪内陷。丹参清热凉血，且活血散瘀。犀角用水牛角代替。

现代用清营汤治流行性脑脊髓膜炎，流行性乙型脑炎，变应性亚急性败血症，硬化性脑炎，皮肤黏膜淋巴综合征，流行性出血热等。

犀 角 地 黄 汤

犀角生地芍牡丹，血热妄行吐衄斑，
昏谵尿血疮瘀毒，血分热毒当凉散。

注

《外台秘要》犀角地黄汤（犀角君一两/1.5~3克，水牛角代30克，生地臣八两/24克，白芍三两/12克，牡丹皮二两/9克）。

犀角地黄汤能清热解毒，凉血散瘀，治热入血分，热伤血络，蓄血留瘀所致的诸多病证。症见身热神昏谵语，斑色紫黑，舌绛起刺，脉细数。简言之，犀角地黄汤主治热入血分而发热出现神志症状，瘀血和出血等。

当然，阳虚失血者不属血分热盛证，应禁用本方。

犀角地黄汤核心：神昏＋热证＋斑色紫黑等出血、瘀血证。配伍特点：清热凉血（犀地）与凉血散瘀（芍丹）并用。病证要点：①热毒深陷血分；②热伤血络；③热扰心神。

犀角地黄汤可广泛用于内、妇、外、五官科等各科疾病凡属血分热毒证者，如吐血，衄血，便血，尿血，鼻衄，齿衄，肌衄，温病出血，伤寒出血，杂病出血，小儿痘疹，麻疹，喉痧，疮疡肿毒，脉管炎，骨髓炎，脂膜炎，崩漏下血，蓄血闭经，痛经，前房积脓，前房积血，肺脓疡，肝昏迷，急性角膜炎，全葡萄膜炎，虹膜睫状体炎，青光眼，急性黄色肝萎缩，肝昏迷，急性弥散性血管内凝血（DIC），尿毒症，重症过敏性紫癜病，系统性红斑狼疮，红斑性肢痛，急性白血病，流行性脑膜脑炎，再生障碍性贫血，斑疹伤寒，溃疡病出血，败血症，深部霉菌性感染，肺结核咯血，血友病等，凡属血分热壅毒盛所致者，均有效。

清 宫 汤

清宫汤内用玄参，犀翘竹叶莲子心，
热入心经心包热，神昏谵语病属温。

注

《温病条辨》清宫汤（玄参三钱/2克，犀角二钱/2~5克，连翘三钱/6克，麦冬三钱/9克，竹叶二钱/6克，莲子心五分/2克）能清心解毒，凉营育阴，治温病热入心包，神昏谵语。

第三节 气血两清剂

气血两清剂歌诀

气血皆热两清安，气分大热口渴烦，
血分热盛谵语昏，血热妄行吐衄斑。

注

气血两热要用气血两清之剂，气分热盛则见大热烦渴，血分热盛则见血热妄行、吐衄、发斑的出血症状，气血两热共成"气血两燔"之证，以神昏谵语为主的热毒内陷证。

清 温 败 毒 饮

清温败毒膏桔知，芩连栀翘芍草犀，
气血两燔地玄丹，热毒凉血泻火急。

注

注意：《疫疹一得》清温败毒饮的剂量！石膏大剂量六至八两/180～240克，中剂量二至四两/60～120克，小剂量八钱至一两二钱/24～36克；生地大剂量六钱至一两/18～30克，中剂量三钱至五钱/9～15克，小剂量二钱至四钱/6～12克；黄连大剂量四至六钱/18～24克，中剂量二至四钱/6～12克，小剂量一钱至钱半/3～4.5克；犀角/水牛角大剂量六钱至八钱/18～24克，中剂量三钱至五钱/9～15克，小剂量二钱至四钱/6～12克。桔梗、知母、黄芩、栀子、连翘、赤芍、甘草、玄参、丹皮等十味的剂量酌情使用。

清温败毒饮煎服，先煎石膏数十沸，后下诸药同煎，犀角磨所煎药汁冲服。

清温败毒饮清热解毒，凉血泻火，用治温热疫毒充斥内外，使用大剂的依据是：气血两燔，大热渴饮，头痛甚，干呕，狂躁，神昏谵语，神志不清，视物昏瞀，或发斑疹，或吐血，衄血，四肢抽搐或厥逆，脉沉数，或六脉沉细而数，或浮大而数，舌绛唇焦。

清温败毒饮的核心：大热渴饮＋狂躁神昏＋发斑出血证。配伍特点：气血两清。由白虎汤、黄连解毒汤加犀角地黄汤合方化裁而成，主要重用石膏。病证要点是气血两燔之瘟疫。

现代用清温败毒饮治乙型脑炎，流行性脑脊髓膜炎，流行性出血热，传染性单核细胞增多症，急性全身化脓性感染，传染性急性黄疸型肝炎等见有清温败毒饮证者。

神犀丹 化斑汤

神犀丹犀生地玄，紫草金汁菖芩板，
花粉银翘香豆豉，营血热毒深重选。
化斑汤玄犀白虎，谵语气血两热减。

注

《温热经纬》引叶天士方：神犀丹（犀角六两/180克，生地一斤/500克，玄参七两/210克，紫草四两/120克，金汁十两/300克，石菖蒲六两/180克，黄芩六两/180克，板蓝根九两/270克，花粉四两/120克，银花一斤/500克，连翘十两/300克，香豆豉八两/240克）。

神犀丹能凉血解毒，泄热救阴，治以邪陷血分，热毒深重，耗液伤阴，病情危殆，神昏谵语发斑重症为主的血分热毒证。

《温病条辨》化斑汤（石膏一两/30克，知母四钱/12克，生甘草三钱/10克，玄参三钱/10克，犀角二钱/6克，白粳米一合/9克），治气血两热，发热身热夜甚，外透斑疹色赤，口渴或不渴，脉数等。

消 斑 青 黛 饮

消斑青黛饮膏知，人参甘草柴连栀，

犀玄生地营中热，斑疹凉血解毒治。

注

（陶节奄方）消斑青黛饮（青黛15克，石膏30克，知母9克，人参9克，甘草3克，柴胡9克，黄连15克，栀子9克，犀角9克，玄参9克，生地9克）。

消斑青黛饮能凉血解毒，泻火消斑，治阳毒热盛，气血两燔，大烦大热致血溢脉外兼血瘀而斑疹显露，重者斑色紫黑，是治热毒发斑的优秀方。

第四节　清热解毒剂

黄连解毒汤　泻心汤

黄连解毒栀柏芩，三焦火毒胃火盛，
大热躁狂黄疸疮，吐衄发斑不眠症。
泻心汤用军连芩，便秘黄疸血妄行。

注

《外台秘要》黄连解毒汤（黄连君三两/3～9克，栀子佐使十四个/9克，黄柏佐使二两/6克，黄芩臣二两/6克）。

连柏芩三药苦寒直折，能泻火解毒，治一切实热火毒、三焦火毒火热毒盛证。

黄连解毒汤用治大热高热病之口干渴烦躁，神昏错语失眠，或热病吐血、衄血，或热盛发斑、痢疾、黄疸、疮毒、热淋、乙型脑炎、慢性盆腔炎、宫颈糜烂、脓毒血症、急性乳腺炎、多发性疖肿、脓毒血症、脑卒中后遗症。

《金匮要略》泻心汤（大黄、黄连、黄芩）能泻火解毒，伍大黄泻火消痞，治热邪迫血妄行证、便秘、黄疸、上消化道出血、鼻衄、血小板减少性紫癜、月经过多、崩漏、高血压、脑出血、蛛网膜下腔出血等等。

泻心汤加安宫牛黄丸治颅内出血后之失忆症。

黄连解毒汤核心：高热干渴＋神昏＋出血发斑等三焦大热证。配伍重点：三黄直折三焦之火热。病证要点：热毒炽盛，阴津未伤。注意：黄连泻火又泻中焦之火。

凉　膈　散

凉膈翘草薄蜜芩，硝黄栀竹邪热盛，
胸膈中上二焦热，清上泻下火能清。

注

《和剂局方》凉膈散（连翘君二斤半/25克，芒硝臣、大黄臣、甘草使各二十两/各12克，竹叶七片，栀子、薄荷佐去梗、黄芩臣各十两/各6克，蜜使少许）。

凉膈散能治上焦火毒炽盛，中焦燥实内结证，能泻火通便，清上泻下，清中上二焦邪热炽盛（以泻下从下窍排出，即釜底抽薪，扬汤止沸相结合以达清热之目的），是清上泻下、以泻代清的重要方剂。

凉膈散广泛用治中上二焦邪郁生热，胸膈热聚，症见身热口渴，面赤唇焦，胸膈烦热炽盛，口舌生疮，或咽痛吐衄，便秘溲赤，或大便不畅，舌红苔黄，脉滑数。

以凉膈散化裁可治乙脑，流脑，大叶性肺炎，急性胆囊炎，胆结石，急性阑尾炎，黄疸，肝炎，疮疹，胸膜炎，红眼病，支气管扩张症，急性泛发性齿龈脓肿，经前期综合征，肺脓肿，肝脓肿诸病证。

凉膈散核心：中上二焦之胸膈烦热＋面赤唇焦、口渴烦躁。配伍特点：清上（翘栀芩竹薄）泻下（军硝草蜜），以泻代清（军硝缓泻，助清泻胸膈热）。病证要点：中上二焦邪热炽盛。

普济消毒饮

普济消毒芩连板，草桔蒡柴勃翘玄，
蚕升陈薄大头瘟，清热解毒风邪散。

注

《东垣试效方》普济消毒饮（酒黄芩君五钱/15克，酒黄连君二钱/15克，牛蒡子臣一钱/3克，生甘草佐二钱/3克，桔梗佐二钱/6克，板蓝根佐一钱/3克，柴胡使二钱/6克，马勃佐一钱/3克，连翘臣一钱/3克，玄参佐二钱/3克，僵蚕臣七分/2克，升麻使七分/2克，陈皮佐去白二钱/6克，薄荷臣一钱/2克）。

普济消毒饮能疏风散邪，清热解毒，用治大头瘟，症见风热疫毒壅滞于上焦肺胃，发于头面所致，恶寒发热，头面红肿灼热痛，目不能开，咽喉不利，舌燥口渴，舌红苔黄，脉数有力。便秘加大黄。

普济消毒饮核心：头面红肿＋咽喉不利＋舌燥口渴等火热之证。配伍重点：火郁发之，一清一散，一升一降，升柴升散风热，引药上行。芩连酒制。

现代用普济消毒饮治腮腺炎，扁桃体炎，颜面丹毒，急性颌下淋巴结炎及头部面部化脓性感染等。

仙方活命饮

仙方活命疮痈疔，银归陈草芍乳没，
芷防甲贝皂刺粉，活血消肿清热毒。
阳疮体壮红肿热，阴疮疮溃不能服。

注

《校注妇人良方》仙方活命饮（银花君、陈皮臣各三钱/9克，当归臣、甘草、赤芍臣、乳香臣、没药臣、白芷、防风、炙甲珠、贝母、皂刺、天花粉各一钱/6克，水煎服或加酒30克煎服）为"疮疡之圣药，外科之首方"最宜疮疡肿毒之初起，是"消法"的代表方。

仙方活命饮能清热解毒，活血消肿，清热解毒，治一切阳证疮疡肿毒而体质强健，疮疡局部红肿热痛为用此方的依据，但阴疮体弱及疮疡已溃者不宜、不能服。

仙方活命饮治热毒蕴结，气血壅滞所致的多种化脓性炎症，初期症见痈疡红肿热痛或身热恶寒，舌苔薄白或黄，脉数有力。

仙方活命饮中的天花粉为清热散结之用。仙方活命饮是治阳证疮疡初起的常用方，用治痈肿未溃之前。能促其化脓溃散，已溃者不宜。

"阳疮体壮红肿热"，因方药寒凉故阴疮不宜。

仙方活命饮核心：通经活络，活血消肿，透脓溃坚，痈肿未成脓者宜。主治：疮疗疳痈。

现代用仙方活命饮治蜂窝组织炎，脓疱疮，疖肿，乳腺炎，消化性溃疡，有头疽，骨髓炎，骨结核，盆腔炎，卵巢炎，外阴炎症，宫颈炎，麦粒肿，深部脓肿，阑尾脓肿，肝脓疡，急性泪囊炎等。

五味消毒饮

五味消毒饮地丁，天葵银菊蒲公英，
火毒结聚红肿痛，清热解毒治疮疔。

注

《医宗金鉴》五味消毒饮（银花君三钱/30克，紫花地丁、天葵子、野菊、蒲公英各一钱二分/12克）。

五味消毒饮能清热解毒，消解疔疮。用治火毒结聚（热毒蕴蒸）的痈疮疖肿。初起局部红肿热痛或发热恶寒；各种疔毒，疮形如粟，坚硬或根深，状如铁钉，舌红苔黄，脉数。

治"疔"应"疔无散法"，切记不要加入发散之品，如升麻发散类。

五味消毒饮合黄连解毒汤治热毒型痤疮极好。

现代用五味消毒饮治蜂窝织炎，多发性疖肿，急性扁桃体炎，骨或关节感染，急性肾盂肾炎，产褥期感染及预防手术后感染等。但脾胃虚弱者不宜单用本方。

四妙勇安汤

四妙勇安甘草银，热毒脱疽归玄参，
清热解毒又活血，骨髓脉管发炎症。

注

《验方新编》四妙勇安汤（银花君、玄参各三两/90克，当归二两/60克，甘草一两/30克）。

四妙勇安汤能清热解毒，活血止痛，用治脱疽热毒型者，症见患肢黯红微肿灼热，溃烂腐臭，疼痛剧烈或见发热口渴，舌红脉数。

但阴寒型及气血两虚型的脱疽不宜用四妙勇安汤。

现代用四妙勇安汤治血栓闭塞性脉管炎，下肢静脉血栓形成，慢性肝炎，慢性骨髓炎，坐骨神经痛，类风湿关节炎，白塞病早期，结节性红斑等。

加减普济消毒饮

加减普济薄银翘，勃蚕板玄蒡桔草，
芥穗腮扁颜面毒，挟湿不用此方妙。

注

《温病条辨》加减普济消毒饮（薄荷9克，银花30克，连翘30克，马勃12克，僵蚕15克，板蓝根15克，玄参30克，牛蒡子18克，桔梗30克，甘草15克，荆芥穗9克）。

加减普济消毒饮治上焦热壅所致的腮腺炎，扁桃体炎，颜面丹毒等无湿邪挟杂者。上焦热壅挟湿者不用本方。

银翘马勃散

银翘马勃牛蒡射，咽喉肿痛猩红热，
再加板蓝大青叶，湿温热毒效更烈，

注

《温病条辨》银翘马勃散（银花15克，连翘30克，马勃9克，牛蒡子18克，射干9克）能清热解毒，泄肺利咽。主治湿温、湿热郁于上焦，喉阻咽痛，是治咽喉肿痛的良方。

症见高热，咽喉部红肿痛，或发斑疹，舌质红，白苔或黄苔，脉浮数者。热毒重者，银翘马勃散再加板蓝根、大青叶，可获得更好的清热解毒之效。

现代用银翘马勃散治咽喉炎，猩红热，扁桃体炎，化脓性口腔炎，口舌糜烂，病毒性上呼吸道感染，病毒性肺炎，流行性腮腺炎，水痘，带状疱疹诸病属湿温热毒所致者。

第五节　清脏腑热剂

清脏腑热剂歌诀

清解脏腑经络热，心肺肝胆脾胃肠，
若兼气滞又血瘀，行气活血才妥当。

注

清解脏腑热的方剂，具有清解脏腑，经络邪热的作用。是清解心经热、心热、肺热、肝胆实火、脾胃积热、胃热阴虚、热在肠腑的针对方剂，当注意掌握。若热兼气滞血瘀者当配伍行气活血之品。

导 赤 散

导赤竹草生地通，心火口疮尿淋痛，
清心养阴利尿淋，小肠实热引尿中。

注

《小儿药证直诀》导赤散（竹叶、甘草梢、生地、木通各等份/6克）。

导赤散能清心凉血养阴，利水通淋。尤宜小儿稚阴稚阳，易寒易热，易虚易实之体。治心经火热，热移小肠，症见心胸烦热、口渴面赤、意欲饮冷、或口舌生疮、或尿赤涩痛、舌红脉数，此为"水虚火不实"。

导赤散核心：治心经之热下移小肠。配伍重点：清心养阴，利水兼顾。病证要点是①心经热盛，②热移小肠。

现代用导赤散治口腔溃疡，淋证，疱疹性口炎，鹅口疮，白塞综合征，尿潴留，小儿夜啼，泌尿系感染，慢性前列腺炎或精囊炎引起的男性不育症等见导赤散证者。

清心莲子饮

清心莲子参芪苓，地骨芩麦草前仁，

益气生津清心火，血崩淋浊与遗精。

注

《和剂局方》清心莲子饮（莲子七钱半/22.5克，人参七钱半/22.5克，蜜黄芪七钱半/22.5克，白茯苓七钱半/22.5克，地骨皮半两/15克，黄芩半两/15克，麦冬半两/15克，炙甘草半两/15克，车前子半两/15克）。

清心莲子饮能益气生津，清心经火热，止淋浊，用治血崩带下，遗精淋浊，遇劳则发；或肾阴不足，口舌干燥，烦躁发热等。

龙 胆 泻 肝 汤

龙胆泻肝柴芩同，栀归地草车泽通，
肝火湿热补肝血，黄带阴痒头目痛。

注

《医方集解》龙胆泻肝汤是清肝火法的代表方。主治黄带。

龙胆泻肝汤（酒炒龙胆草君6克，炒黄芩臣9克，酒炒栀子臣9克，酒洗当归佐3克，酒炒生地佐9克，车前子佐9克，泽泻佐12克，木通佐6克，柴胡引6克，生甘草使6克）。

龙胆泻肝汤能清肝胆湿热，泻肝胆实火。主治肝胆实火上扰致头痛目赤，耳聋耳肿，胁痛口苦；或湿热下注所致的阴痒，阴肿，带下黄臭，筋痿，阴汗，小便淋浊等。

龙胆泻肝汤是泻肝火、清湿热又补肝血的优秀方。治疗肝胆实火上炎和肝经湿热下注，因此，其病机包括肝火上炎和湿热下注两个方面。

龙胆泻肝汤中的当归、生地能滋阴养血。全方泻中有补，利中有滋，以使火降热清，湿浊分清，诸症可愈。凡肝火所致诸病皆宜，如肝郁化火型不寐、肝郁化火型内伤发热，肝胆湿热型胁痛，肝火型衄血、肝火犯胃型吐血、湿热型梅毒或阴痒或鼻渊、痰火郁结型多囊卵巢综合征等。

龙胆泻肝汤核心：肝胆实火上炎的头面目赤耳肿＋肝经湿热下注的阴痒淋浊。

病证要点是：①肝胆实火，②肝经湿热下注。配伍重点：清疏养利以治肝（清：龙胆芩栀，疏：柴，养：归地，利：龙胆草）。胆芩栀清利肝胆湿热。

现代用龙胆泻肝汤治传染性肝炎，黄疸，胆囊炎，急性泌尿系感染，高血压病，带状疱疹，急性白血病早期，急性结膜炎，虹膜睫状体炎，化脓性中耳炎，急性湿疹，慢性湿疹急性发作，百日咳，急性盆腔炎，甲状腺功能亢进症，多囊卵巢综合征，白塞综合征，睾丸炎，腹股沟淋巴结炎等见肝胆实火上炎和肝经湿热下注证者。

泻 青 丸

泻青丸归羌活芎，大黄胆草和防风。
肝经郁火烦躁怒，急惊抽搐目赤痛。

注

《小儿药证直诀》泻青丸（当归、羌活、川芎、大黄、龙胆草、防风各等份/3克）。

泻青丸治肝经郁火所致的烦躁易怒，失眠，尿赤便秘，脉洪实，目赤肿痛，小儿急惊风，热盛抽搐等。肝在五色中属青，故名"泻青丸"，因此可叫"泻肝丸"。

当归龙荟丸

当归龙荟丸青黛，军柏连栀木麝芩，
便秘晕鸣肝胆火，谵语狂躁白血病。

注

《黄帝素问宣明论方》当归龙荟丸（当归一两/30克，龙胆草五钱/30克，芦荟五钱/15克，大黄五钱/15克，黄柏一两/30克，黄连一两/30克，栀子一两/30克，木香一分/0.3克，麝香五分/1.5克，黄芩一两/30克，青黛五钱/15克）。

当归龙荟丸能清泻肝胆实火，用治肝经实火所致的眩晕、耳鸣耳聋、便秘，吐衄、火热扰心之谵语狂躁等，此方治白血病有效。

左金丸 戊己丸 香连丸

左金连萸六一丸，肝火犯胃痛吞酸，
再加白芍戊己丸，清中寓散湿痢安。

注

《丹溪心法》左金丸，又名连萸六一丸（姜黄连君六两/18克、吴茱萸佐1两/3克）。

左金丸能清热疏肝、降逆止呕，治肝经火郁，热在气分，肝火犯胃所致的胁肋胀痛，胃痛，嘈杂吞酸等。

左金丸加白芍名戊己丸，清中寓散，治湿热痢疾。

左金丸加云木香名香连丸，治赤白痢疾，腹痛里急等。

注意：

左金丸中的黄连伍吴茱萸。大黄附子汤中大黄与附子细辛配伍，天台乌药散中的川楝伍巴豆，都体现了"制性存用"的原则。

左金丸核心：胁肋胀痛，嘈杂吞酸。病证要点是：肝火犯胃。配伍重点：温清并用。注意连萸比例为连6：萸1。左金丸配伍意义：肝心是肝母心子的关系，故"实则泻其母"，肝木火旺，用黄连泻心火之法去平肝木火而清热疏肝降逆。

现代用左金丸治消化性溃疡。

泻白散 葶苈大枣泻肺汤

泻白桑皮地骨皮，肝火犯肺草粳米，
肺中伏热咳血痰，泻肺清热又健脾。
葶枣泻肺痰悬饮，肺中痰水咳喘宜。

注

《小儿药证直诀》泻白散（炒桑白皮君一两/30克，地骨皮臣一两/30克，炙甘草一钱/3克，粳米一撮）。

能清泻肺中伏热，止咳平喘，用治肺热咳嗽或喘，皮肤蒸热，日晡尤甚，舌红苔黄，脉细数。

泻白散是清肺火的代表方。清肺中伏火的力量较平和，养阴的力量也不大，又保护胃气，能培土生金。

《金匮要略》葶苈大枣泻肺汤（葶苈子9克，大枣4枚）能泻肺中痰水，长于治疗肺中饮邪内结；治痰饮或悬饮。

泻白散核心：治咳嗽或喘，皮肤蒸热。配伍特点：地骨皮伍桑白皮清中有润，泻中有补。病证要点是：肺中伏火郁热而发喘。地骨皮降肺中伏火用一两，甘草一钱。

现代用泻白散治支气管扩张咯血，盗汗，鼻衄，荨麻疹等。

苇 茎 汤

苇茎桃苡冬瓜仁，胸痛咯痰脓臭腥，
热瘀清热用甘寒，无论脓成或未成。
肺痈将成加银翘，鱼腥草和蒲公英。
脓成加草桔梗贝。大叶肺炎化裁珍。

注

《外台秘要》引《古今录验方》苇茎汤（苇茎君二升/60克，桃仁三十枚/9克，苡仁半升/30克，冬瓜仁半升/24克）。

苇茎汤主治热毒壅肺，痰瘀互结之证，能清肺化痰，逐瘀排脓，是治肺痈的专方。无论脓已成或未成皆宜。方中的苇茎为清肺泄热之用。本方用治肺痈咳嗽，有微热，甚则咳吐腥臭痰，胸中隐隐作痛，肌肤甲错，舌红苔黄腻，脉滑数。

肺痈将成苇茎汤加银花、连翘、鱼腥草、蒲公英。

如脓已成，苇茎汤加甘草、桔梗、贝母。

苇茎汤核心：咳嗽胸隐痛，咳腥臭痰，脓血。配伍特点：清上（苇桃）澈下（苡冬桃）。病证要点：肺痈热壅血瘀证，成脓与未成脓均宜。

现代用苇茎汤化裁，可治大叶性肺炎、小儿急性支气管炎、慢性支气管炎继发感染、百日咳、肺脓疡、肺结核，胸腔积液等属痰热瘀血壅滞聚结在肺者。

清 胃 散

清胃散中用黄连，升麻生地归牡丹，
清胃凉血胃实热，口血口疮臭牙宣。

注

《脾胃论》清胃散（黄连君六分/9克，生地臣三分/6克，牡丹皮臣半钱/6克，当归身三分/6克，升麻一钱/6克）。

胃火重者可酌加石膏）能清胃凉血，是治胃中积热之胃火牙痛专方，用治口疮，口腔出血，口臭，牙宣（即牙龈溃烂出血），或口气热臭，口干舌燥，舌红苔黄，脉滑数。

风寒牙痛和肾虚牙痛者不宜。胃实热用清胃散，胃实寒用良附丸。

清胃散核心：牙痛＋牙齿恶热喜凉。配伍特点：黄连升麻升阳散火。升麻得黄连散火不升陷，黄连得升麻泻火无凉过。病证要点：清胃中实热。升麻引经散火解毒。

现代用清胃散治急性牙周炎，口腔炎，复发性口腔溃疡，三叉神经痛，支气管扩张咯血等。

泻 黄 散

泻黄散宜火热尝,膏草栀防广藿香,
炒香蜜酒调和服,肺胃伏火口臭疮。

注

《小儿药证直诀》泻黄散(石膏五钱/15克,甘草三两/90克,栀子一钱/6克,防风四两/120克,广藿香叶七钱/21克)。

泻黄散要重用防风,能泻脾胃伏火所致的口臭,口疮,烦渴易饥,脾热弄舌。现代用治口腔溃疡,泪囊炎,睑缘炎等。本方原名"泻脾散"。

玉 女 煎

玉女衄血胃火酿,膏知牛麦熟地黄,
肾阴亏虚胃火热,消渴牙痛头痛方。

注

《景岳全书》玉女煎(石膏君三至五钱/9至15克,熟地臣三至五钱或一两/9至30克,知母臣、牛膝使各一钱半/各5克,麦冬佐二钱/6克)。

玉女煎能清胃热、滋肾阴,治胃热循经上攻所致的头痛、牙痛、牙齿动摇、牙龈出血、消渴、消谷善饥等。可见,玉女煎的适应证是阳明有余,肾阴不足之证。

玉女煎核心:牙痛+牙齿动摇。配伍重点:清热与滋阴并用,即滋清兼备(滋熟地、清膏知)。病证要点:胃中有热,肾阴不足。治胃火旺而肾阴不足之牙痛及牙宣。

现代用玉女煎治急性牙髓炎,慢性活动性牙髓炎,牙冠周炎,口腔溃疡,舌炎,鼻衄,病毒性心肌炎及多种皮肤病等。

芍药汤 香连丸

芍药汤芩连大黄,木香归草肉桂榔,
湿热疫毒赤白痢,热毒清解气血当。
香连丸治湿热痢,燥湿行气赤白兼。

注

《素问病机气宜保命集》芍药汤(白芍30克,黄芩君15克,黄连君15克,大黄9克,木香6克,当归15克,甘草6克,肉桂5克,槟榔6克)。

芍药汤能调和气血,清热利湿解毒,治湿热痢疾,症见下利赤多白少,肛门灼热,腹痛,里急后重。

芍药汤证的病机是湿热导致气血瘀滞,那就要从两个方面治疗:①针对湿热当清热燥湿;②针对气滞血瘀当调和气血。

《和剂局方》香连丸治湿热痢疾,重在燥湿行气止痛,治湿热痢疾,症见下痢赤白,腹痛,里急后重。口诀中的内容就是两方相区别的内容。

现代用芍药汤治急性细菌性痢疾,阿米巴痢疾,急性肠炎等见有湿热下痢症候者。

芍药汤核心:脓血便,赤白相兼,里急后重。病证要点:湿热壅滞肠中,气血失和。配伍重点：少量肉桂反佐，重用白芍。芍归"行血则便脓自愈"，木香槟"调气则后重自除"。
芍药汤的组成特点：气血并治，调气和血，兼以"通因通用"，寒热共投。侧重点在"热者
寒之"。故芍药汤既通调又清化。

白头翁汤　白头翁加甘草阿胶汤

白头翁连柏秦皮，阿米热毒细菌痢，
产后虚痢加胶草，清解涩止赤白痢。

注

《伤寒论》白头翁汤（白头翁君二两/15克，黄连三两/9克，黄柏三两/9克，秦皮三两/
9克）。

白头翁汤能清热解毒，凉血止痢，用治热痢、疫毒痢。症见腹痛，里急后重，肛门灼热，
泻下脓血，赤多白少，渴欲饮水，舌红苔黄，脉弦数。

白头翁汤所治为热重于湿，纯下脓血之痢，是治热毒血痢、急慢性细菌性痢疾、阿米巴
痢疾的有效方。

现代用白头翁汤治慢性溃疡性结肠炎，肺炎，慢性盆腔炎，盆腔脓肿，慢性胆囊炎，湿
疹等。

白头翁加阿胶、甘草叫白头翁加甘草阿胶汤《金匮要略》，用治产后痢疾效果好。

白头翁汤核心：脓血便，赤多白少，里急后重。配伍特点：清热收涩用白头翁、秦皮。
秦皮清热解毒，收涩止痢。故白头翁汤在清解中有涩止。从口诀中可理解白头翁汤和芍药汤
的区别。

驻 车 丸

驻车丸归阿胶连，干姜温脾虚实兼。
久痢不愈阴血虚，寒热并用功效赞。

注

《千金方》驻车丸（当归9克，阿胶9克，黄连18克，干姜6克）。

用治寒热相杂，虚实相兼之休息痢、久痢不愈，伤及阴血，下痢赤白，虚坐努责，腹痛
隐隐，舌红少苔者。

黄 芩 汤

黄芩汤用草芍枣，清热止痢止痛好，
肝脾不和痛泻痢，调和肝脾建功劳。

注

《伤寒论》黄芩汤（黄芩9克，炙甘草3克，白芍9克，大枣4个）。

能清热止痢，和中止痛，能调和肝脾，用治邪热入里，身热口苦，肝脾不和之腹痛下利，
或热痢腹痛，舌红苔黄脉数；现代用治菌痢。

地 榆 丸

地榆丸诃黄连归，阿胶木香和乌梅，
清热解毒又固涩，血痢肠中湿热退。

注

《普济方》地榆丸（地榆、诃子、黄连、当归、阿胶、木香、乌梅各15克）治血痢日久不愈，肠中有湿热者。

第六节　清虚热剂

清 虚 热 剂 歌 诀

虚热舌红少苔色，暮热朝凉又潮热，
长期低热脉细数，滋阴除蒸可透热。

注

虚热证的临床表现为舌红少苔，脉搏细数，或微数，或弦细数，暮热朝凉，骨蒸潮热，或长期低热不退。治当用清虚热剂以滋阴透热，清热除蒸。

青 蒿 鳖 甲 汤

青蒿鳖甲地知丹，夜热早凉身无汗，
阴分伏热温病后，养阴透热虚热餐。

注

青蒿鳖甲汤是滋阴清热法的代表方。

《温病条辨》青蒿鳖甲汤（青蒿君二钱/6克，鳖甲君五钱/15克，生地四钱/12克，知母二钱/6克，丹皮三钱9克）。

青蒿鳖甲汤能养阴透热，治温病后期之热伏阴分的病证。

用青蒿鳖甲汤治阴分后期，阴液耗伤，邪伏阴分，夜热早凉，热退无汗，舌红苔少，脉细数。

现代用青蒿鳖甲汤治麻疹后肺炎发热，急性风湿性关节炎，衄血，流行性乙型脑炎恢复期及后遗症，妇科手术后发热、盆腔炎，原因不明的久热，慢性疾病的消耗性发热等见阴虚症候者。

青蒿鳖甲汤核心：夜热早凉＋热退无汗。病证要点：温病后期，余邪入阴已成阴液耗伤。配伍特点：青蒿伍鳖甲，青蒿不能入阴分由鳖甲引入，鳖甲不能独出阳分由青蒿领出。

清 骨 散

清骨散退骨蒸热，银柴地骨胡黄连，
鳖甲青蒿秦知草，虚劳骨蒸潮热安。

注

《证治准绳》清骨散（银柴胡君5克，地骨皮3克，胡黄连3克，炙鳖甲3克，青蒿3克，秦艽3克，知母3克，甘草2克）能清虚热，退骨蒸，用治阴虚内热，虚劳骨蒸，午后或夜间潮热。

现代用治创伤性发热持续不退，结核病或慢性疾病后期发热者。

当 归 六 黄 汤

当归六黄阴火患，二地黄芪柏芩连，
夜热盗汗阴虚热，滋阴泻火固表汗。

注

《兰室秘藏》当归六黄汤（当归君、生地黄君、熟地黄君、黄连、黄芩、黄柏各等份/6克，黄芪加一倍/12克）。

当归六黄汤能滋阴泻火，固表止汗，养血育阴，泻火除热，是补养清泄、内外兼顾之方，用治阴虚有火而致发热盗汗者。症见面赤，心烦，口干唇燥，便结溲黄，舌红，脉数。

当归六黄汤证的特点是盗汗日久，反复发作，随着汗出使卫气耗伤，故当清热降火、滋阴、益气、固表。

但阴虚火不盛，脾胃虚弱，纳差便溏者不宜用当归六黄汤。

现代用当归六黄汤治结核病发热，功能性发热，不明原因的发热，糖尿病，更年期综合征，甲状腺功能亢进症，干燥综合征，白塞病等。

当归六黄汤核心：三焦实火亢盛证＋阴虚内热证。配伍特点：倍用黄芪固汗以固未定之阴，固表实卫益气，合当归益气养血。滋阴降火并举。治阴虚火旺之盗汗。

秦 艽 鳖 甲 散

秦艽鳖甲（散）地骨皮，归柴青蒿乌梅知，
骨蒸潮热风痨病，肺痨阴虚阳亢医。

注

《卫生宝鉴》秦艽鳖甲散（地骨皮30克，秦艽15克，鳖甲30克，乌梅一个，当归15克，柴胡30克，青蒿五叶，知母15克）。

能滋阴养血，清热除蒸，用治风痨病，骨蒸盗汗，肌肉消瘦，唇红颊赤，午后潮热。

现代常用治系统性红斑狼疮，肺结核，骨结核，功能性低热等见阴虚阳亢者。

第五章 祛 暑 剂

暑热病邪歌诀

暑热耗气伤津患，心烦口渴身多汗，
常见暑病多挟湿，乘凉饮冷病表寒。

注

暑邪为六淫之一。感受暑热之邪则发热较高，易耗气伤津，并见心烦、口渴、多汗等津气两伤之证（暑热用清络饮，津气两伤用清暑益气汤）。

暑病挟湿最为常见。（用六一散或桂苓甘露饮）。

若夏暑炎热之时，乘凉饮冷，不避风露则暑气内伏又兼外感表寒，而见恶寒发热，无汗头痛，心烦口渴等（用新加香薷饮）。

第一节　祛暑解表剂

香薷散 新加香薷饮

新加香薷朴银翘，扁豆鲜花阴暑熬，
暑温口渴汗不出，表寒内湿又透表。
香薷散朴扁阴暑，化湿和中表寒疗。

注

此两方均可祛暑解表，清热化湿。

《温病条辨》新加香薷饮（香薷君二钱/6克，厚朴二钱/6克，银花三钱/9克，连翘二钱/6克，鲜扁豆花三钱/9克）是辛温辛凉合用，能祛暑解表，是治阴暑的专方。

新加香薷饮主治暑湿夹寒，"形似伤寒"之证的方剂。症见暑温初起，复感于寒，发热头痛，恶寒无汗，口渴面赤，胸闷不舒，舌苔白腻，脉浮而数者。

现代用新加香薷饮治夏秋季流行性感冒，急性胃肠炎等。

《和剂局方》香薷散（香薷君去土一斤/10克，姜厚朴臣去粗皮半斤/15克，微炒白扁豆半斤/5克，酒一分）能祛暑解表，和中化湿。

可见，香薷散的病机有两个特点：一为暑天受了寒湿，二为表邪引起内湿，造成气机郁滞。故香薷散主治：夏月乘凉饮冷，外感于寒，内伤于湿，致恶寒发热，无汗头痛，头痛身倦，胸闷泛恶，或腹痛吐泻，舌苔白腻，脉浮者。

现代用香薷散治夏季感冒之阴暑，急性胃肠炎，细菌性痢疾，乙型脑炎，流行性脑脊髓膜炎，肠伤寒，夏季受凉身痛、肌肉酸痛等。

香薷散核心：表证＋中焦湿滞证。病证要点：外感风寒之阴暑，寒湿困脾。配伍特点：薷朴相须配伍：辛温解表伍芳化苦燥。散邪解表以治外寒，化湿调和脾胃而治内湿。

清 络 饮

清络扁豆竹叶心，西瓜翠衣金银花，
丝瓜皮加荷叶边，暑热伤肺轻证佳。

注

《温病条辨》清络饮（鲜扁豆花君二两/6克，鲜银花君二两/9克，鲜竹叶心佐使二钱/6克，西瓜翠衣臣二两/6克，丝瓜皮臣二钱/6克，鲜荷叶边佐使三钱/6克）能祛暑清热。症见暑热伤肺，邪在气分，身热口渴不甚，但头目不清，昏眩微胀，舌淡红，苔薄白等。

清络饮治暑热伤肺的轻证。桂苓甘露散治暑热重证。

现代用治小儿夏季热，预防中暑，风湿热等。

清络饮核心：身热口渴不甚，头目不清。病证要点：邪浅病轻。暑伤肺经气分之轻证。配伍特点是鲜品，芳香解暑。

第二节 祛暑利湿剂

六一散 益元散 碧玉散 鸡苏散

六一散用滑石草，清暑利湿又清燥。
再加朱砂益元散，清暑利湿镇心焦。
或加青黛碧玉散，暑湿目赤肝热消。
若加薄荷鸡苏散，暑热挟湿恶风疗。

注

《黄帝内经·素问宣明论方》六一散（滑石君六两/18克，甘草佐使一两/3克）。益元散（滑石18克、甘草3克、朱砂1克、灯芯汤调服）、碧玉散（六一散加青黛9克）、鸡苏散（六一散加薄荷6克）等都可清暑利湿治暑湿证，但各有所长。

暑热挟湿用六一散清暑热利小便。

祛暑清心安神用益元散《奇效良方》。

暑热挟湿兼肝胆郁热致目赤咽痛者用碧玉散。

暑热挟湿恶风者用鸡苏散《黄帝素问宣明论方》。

六一散核心：身热烦渴，小便不利。配伍特点是滑草比例。病证要点：暑邪挟湿。滑石清热利湿，利水不伤阴。

现代用六一散治热淋、石淋、尿道炎、尿道结石、小儿百日咳痉咳期，外敷治痱子、湿疹等。

桂苓甘露饮

桂苓甘露暑重膏，滑寒泽术二苓草，
清暑化气又利湿，头痛口渴吐泻疗。

注

《黄帝素问宣明论方》桂苓甘露饮（滑石君四两/120克，石膏臣二两/60克，寒水石臣二两/60克，泽泻一两/30克，茯苓一两/30克，猪苓半两/15克，官桂去皮二两15克，炙白术半两/15克，甘草二两/60克）能清暑泄热，化气利湿。用治中暑受湿。症见发热头痛，烦渴引饮，小便不利，以及霍乱吐下。

六一散治暑湿轻证。桂苓甘露饮治暑湿重证，即暑和湿都盛。

桂苓甘露饮核心：发热头痛＋烦渴引饮＋小便不利。配伍特点是暑湿并重，用三石祛暑清热，五苓散化气利水。配伍特点是三石合五苓散。官桂助膀胱气化。

现代用治霍乱吐泻，风热头痛，烦渴引饮，小便不利等。

第三节　祛暑益气剂

清暑益气汤

清暑益气益气津，西瓜洋参连知竹，
石斛米麦荷叶草，暑热气虚津伤除。

注

《温热经纬》清暑益气汤（西瓜翠衣君30克、西洋参君5克、黄连3克、知母6克、竹叶6克、石斛15克、粳米15克、麦冬9克、荷叶6克、甘草3克；古书无剂量）能清暑益气，养阴生津，用治暑热气津两伤（暑热、气虚、津伤组成清暑益气汤证）。症见身热自汗，烦渴，体倦少气乏力，尿短赤，脉虚数。

清暑益气汤核心：身热＋口渴汗多＋体倦少气。病证要点：暑热未清，气津两伤。配伍重点是清补并用，清暑热而益元气。瓜荷连竹知是相须配伍能祛暑清热，参斛麦草米相须配伍能益气养阴。

现代用治小儿夏季发热，功能性发热，中暑，肺炎等属气津两伤者。

第六章 温里剂

温中祛寒歌诀

温中祛寒治中寒，配伍补气健脾全。
中阳虚寒肢不温，吞酸吐涎呕恶心；
腹胀倦怠感外寒，下痢食少不欲饮，
中焦虚寒苔白滑，脉搏沉迟沉细斟。

注

温里剂有温肾、温中、温少腹子宫、温脾、温肝、温肺、温心、温皮、温四肢。温中、温脾（沉香 檀香 甘松 以及温里药）、温肾（温肾药）、温少腹子宫（乌药 小茴香）、温肝（炮姜 小茴香 乌药 肉桂）、温肺（温化寒痰药）、温心（振奋心阳药）、温皮及温四肢（桂枝 羌活 葛根）。一切温热剂以温肾为首要，四逆汤是首方。

温中祛寒剂治中焦虚寒，此法常与补气健脾之药组成方剂。

若中焦脾胃阳气虚寒，又受外寒，则脾失运化，升降失常，可见脘腹胀痛，肢体倦怠，四肢不温，或吞酸吐涎，恶心呕吐，或腹痛下痢，食少，口渴不欲饮，舌苔白滑，脉沉迟或沉细等中焦虚寒证。

注意：要辨清寒热真假。阴寒极盛，药入即吐者，宜少佐寒凉之药，或加热药冷服，以防止病邪拒药。中病即止。

要辨清真寒假热。阴寒太盛在温药中酌加寒凉药或热药凉服，以防呕吐。

第一节 温中祛寒剂

理中丸 桂枝人参汤 连理汤 治中汤 丁英理中汤
砂半理中汤 枳实理中汤 附子理中丸

理中呕痢腹痛寒，干姜参术甘草方；
温里解表消痞满，理中丸加桂枝良；
中寒呕吐加砂半，寒热错杂连理汤；
虚寒痞满配枳苓，若加二皮治中汤；
中寒严重伍附片，丁英理中胃溃疡。

注

理中丸是温中祛寒法的代表方；是治疗中焦脾胃虚寒的基础方。

《伤寒论》理中丸（干姜君，人参臣，白术佐使，炙甘草佐使/各9克）能温中祛寒，补气健脾，振奋脾阳，治中焦脾胃虚寒之呕利腹痛、阴寒极盛者。

症见脘腹绵绵作痛，喜温喜按，呕吐便溏，脘痞食少，畏寒肢冷，口不渴，舌淡苔白润，脉沉细或沉迟无力之脾胃虚寒证；还治阳虚失血和脾胃虚寒型胸痹，阳虚失血，中阳不足、阴寒上乘之胸痹，脾气虚寒多涎唾和病后多涎，中阳虚损、土不荣木之小儿慢惊风，霍乱。

理中丸加桂枝名桂枝人参汤《伤寒论》，能温里解表，消痞除胀。

理中丸加黄连名连理汤，治脾胃虚弱，寒热错杂，呕吐酸水等。

现代用连理汤治慢性肠炎疗效较好。

理中丸加青皮、陈皮名治中汤，能温中健脾，行气导滞，用治冷食积滞。

理中丸加丁香、吴茱萸名丁萸理中汤，治呕吐、腹痛、寒胜者，现代用丁萸理中汤治十二指肠溃疡见本方证者。

理中丸加砂仁、半夏名砂半理中汤，用治中寒（脾胃虚寒）呕吐较严重者。

理中丸加枳实、茯苓名枳实理中汤，治脾胃虚寒，脘腹痞满者。

理中丸加川附片，名附子理中丸《和剂局方》治虚寒较盛，四肢逆冷者。

理中丸核心：腹绵绵作痛＋呕吐便溏＋畏寒肢冷。配伍特点是温（干姜）补（人参）燥（白术）并用以温补为主，此方重点治脾胃虚寒。配伍重点是温补燥并用。

现代用理中丸治慢性细菌性痢疾，慢性肠炎，慢性萎缩性胃炎，胃及十二指肠溃疡，胃痉挛，幽门痉挛，胃扩张，胃下垂，功能性子宫出血等。

小建中汤　黄芪建中汤　当归建中汤

小建中汤君饴糖，重用白芍桂枝汤，
温中补虚缓里急，虚劳腹冷调阴阳。
增进黄芪补不足，虚劳里急或溃疡，
产后诸虚妇科病，最宜当归建中汤。

注

《伤寒论》小建中汤是桂枝汤重用白芍加饴糖，即君药饴糖合桂枝加芍汤（饴糖君一升/30克，酒白芍臣六两/18克，桂枝臣去皮三两/9克，炙甘草佐二两/6克，生姜使三两/9克，大枣使十二枚/6枚）能温中补虚，和里柔肝缓急止痛，调补阴阳。

用小建中汤治中焦阳气不足而中焦虚寒，肝脾失调，阴阳不和，阴阳气血两者都不足，症见虚劳里急，心中悸动，虚烦不宁，咽干口燥，或腹中拘急疼痛，或虚劳发热，腹痛喜温喜按之虚劳腹冷。

如舌苔不腻者患胃、十二指肠溃疡，神经衰弱，再生障碍性贫血，习惯性便秘，粟粒性肺结核，脊髓空洞症之午后低热，不明原因的长期低热者，均可用小建中汤。

小建中汤中的桂枝温阳通气，少量助少火生气。小建中汤是治腹中急痛的专方，但一定要用白芍。

小建中汤加黄芪名黄芪建中汤《金匮要略》，能补诸不足，治虚劳里急，因此方甘温益气升阳，使阳生阴长，诸虚不足得治则里急得除。

小建中汤本方加当归名当归建中汤《千金翼方》，能补血和血，缓急止痛，用治产后身痛虚弱，腹痛不止。呕吐及胃脘胀满者不宜用小建中汤。

小建中汤核心：虚劳里急＋腹中拘急疼痛＋喜温喜按。病证要点是：中焦虚寒，气血不足。配伍特点：用桂糖草辛甘化阳，倍芍、糖草酸甘化阴。小建中汤是治中焦虚寒，肝脾失调，阴阳不和，喜温喜按的常用方。小建中汤中的桂枝为温阳通气之用。小建中汤的桂枝温阳通气，少量助少火生气。

现代用黄芪建中汤治溃疡病，慢性腹膜炎，神经衰弱等。

吴 茱 萸 汤

吴萸参枣姜重求，肝寒胃中虚寒呕，

厥阴下痢头痛晕，加入附片寒疝优。

注

《伤寒论》吴茱萸汤（吴茱萸君洗一升/9克，人参臣三两/6克，大枣佐十二枚/四个，生姜佐六两/18克）方中的吴茱萸和生姜的用量皆重，以温胃止呕。

吴茱萸汤能温中补虚，降逆止呕。主治：①胃中虚寒（阳明寒呕即胃中虚寒之呕），食谷欲呕，胸膈满闷，或胃脘痛，吞酸嘈杂。②厥阴头痛，干呕吐涎沫。③少阴吐利，手足逆冷，烦躁欲死。

吴茱萸汤所治病种的病机关键都是胃中虚寒、肝寒者；因而对脾胃虚寒之呕吐、肝寒犯胃之呕吐、寒水侮脾之呕吐皆有良效，但对肝阳偏亢或胃热偏盛者患呕吐恶心、头痛头晕等均当禁用。

寒疝者用吴茱萸汤方加川附片。

吴茱萸汤核心：胃虚寒痛＋头痛呕吐＋逆冷吐利。病证要点是中焦虚寒，浊阴上逆。配伍特点是温补降逆并施，温用吴姜，补用参枣。重用生姜可温胃散寒，降逆止呕。吴姜为相须配伍可温胃散寒，降逆止呕。

现代用吴茱萸汤治胃及十二指肠溃疡，神经性呕吐，神经性头痛，胃肠神经官能症，慢性胆囊炎，美尼尔综合征。

大 建 中 汤

大建中汤脾虚寒，花椒糖参和干姜，

阴盛阳虚腹冷痛，痛而拒按温中方。

注

《金匮要略》大建中汤（蜀椒君二合炒去汗/6克，干姜臣四两/12克，人参佐二两/6克，饴糖佐一升/30克）能温中补虚，降逆止痛，用治中阳衰弱、阴寒内盛的补虚散寒效果远优于小建中汤，故名大建中汤。治心脾中大寒之痛，呕不能食，舌苔白滑，脉细紧，甚至肢厥脉伏者。

因方中药物为辛甘之品，故实热内结、湿热积滞、阴虚血热者禁用。

现代用本方治胃肠痉挛，胃扩张，胰腺炎，肠粘连，胆道蛔虫症，急性机械性肠梗阻，美尼尔综合征等见中阳虚寒证者。大建中汤证为脾阳虚弱，阴寒内盛而拒按者。

理 中 化 痰 丸

理中化痰健脾气，干姜参术草苓半，

脾胃虚寒痰水停，温中化痰治寒痰。

注

《明医杂著》理中化痰丸（干姜，人参，白术，炙甘草，茯苓，姜半夏，原方无剂量）

能益气健脾，温化痰涎，用治脾胃虚寒，痰涎内停，或大便溏薄，咳唾痰涎。

第二节　回阳救逆剂

回阳救逆剂歌诀

回阳救逆温热剂，内外皆寒阳衰剧。
阳衰内外有寒象，恶寒蜷卧肢厥逆，
腹痛呕痢精神萎，脉搏沉微或微细。

注

回阳救逆剂属温热剂。用治阳气衰微剧重者，见内外俱寒，甚至阴盛格阳或戴阳等证。病至阳气衰微，内外俱寒，见四肢厥逆，恶寒蜷卧，腹痛，呕吐下利，精神萎靡，脉沉细或沉微，要用大剂温热药方才能回阳救逆。

若阳气衰微至阴盛逼阳，阳浮于上，或格阳于外，应适当配伍寒凉之品以为反佐，或将热药冷服。若真阳衰愈致上盛下虚，肾不纳气，气浮欲脱者，应酌加镇纳浮阳之品，如黑锡丹。口诀中的"阳衰"为阳气衰微之意。

四逆汤　通脉四逆汤　四逆加人参汤　白通加猪胆汁汤

四逆汤附草干姜，少阴阳虚厥逆方，
腹痛寒呕脉沉细，心肾阳虚当回阳。
通脉四逆倍干姜，温阳守中血脉畅。
四逆汤再加人参，气短益气固脱良。
四逆减草加胆尿，阴盛格阳白通汤。

注

《伤寒论》四逆汤（生附片君去皮一枚/15克，干姜臣一两半/6克，炙甘草佐二两/6克）。

四逆汤是回阳救逆的代表方，用治心肾阳衰、阴寒内盛的少阴病及太阳病误汗亡阳证。

症见①少阴病之恶寒蜷卧，四肢厥逆，冷的范围较大，冷过肘膝，呕吐不渴，腹痛下利，神衰欲寐，舌苔白滑，脉微细。②太阳病误汗亡阳。此当回阳救逆，温肾祛寒。

四逆汤加大药量名通脉四逆汤（《伤寒论》）是以四逆汤变化而来的，即四逆汤重用干姜一倍与较大的附子（生附子大者一枚，干姜三两，炙甘草二两），能回阳通脉，治阴盛格阳、真阳欲脱的危候，症见四肢厥逆，下利清谷，身反不恶寒，其人面赤，脉微细欲绝。

四逆加人参汤（《伤寒论》）能回阳益气，救逆固脱，用治四肢厥逆、恶寒蜷卧、气短气促者的急救。

四逆汤减甘草加猪胆汁、人尿名白通加猪胆汁汤（《伤寒论》），治阴盛格阳证。

四逆汤加少量肉桂叫四味回阳饮，治干燥综合征。

四逆汤是救休克的主方。无论何病，如小儿泄泻，肾炎，肝炎，肺炎，心肌炎，中风先兆等，只要阳虚证都可给四逆汤。

四逆汤核心：阳衰阴盛之厥逆回阳。配伍重点是附姜相须配伍，附子无干姜不热。合用先天后天同温，既走又守，疗效快而久。热不过附子但必配干姜，干姜辛温而温散群阴之阻塞。甘草属土之甘而缓其正气，使正气扶植固伏于命根而救衰竭之阳气。

现代四逆汤用于感染中毒性休克及心源性休克的抢救，心肌梗死，心力衰竭，胃下垂等见四逆汤证者。

参 附 汤

人参附片参附汤，阳虚暴脱急煎尝，

肢冷脉微气喘急，必用人参才回阳。

注

《正体类要》参附汤（人参四钱/12克，炮附子三钱/9克）。

用于阳气暴脱之急救，主治手足逆冷，头晕气短，汗出脉微。以峻补阳气救暴脱。注意必须用人参，不能用党参代替。

凡大病虚极欲脱，产后血脱亡阳，月经血暴下奔注而亡阳，痈疽久溃而亡阳等均可用本方急救。只要阳气来复即停用，再辨证调治。

回阳救急汤

回阳救急附桂枝，六君干姜五味子，

加麝三厘或猪胆，三阴寒厥生脉气。

厥逆无脉干呕烦，加入麦冬减苓治。

注

《伤寒六书》回阳救急汤（熟附子9克，肉桂或桂枝3克，人参6克，炒白术9克，茯苓9克，炙甘草6克，制半夏9克，陈皮6克，干姜6克，五味子3克，麝香0.1克或猪胆汁）。

能回阳救急，益气生脉，救治寒邪直中三阴，阴寒内盛，真阳衰微，阳微欲脱的三阴寒厥的危候，中病即止（手足温和即止）。

本方减茯苓加麦冬，也叫回阳救急汤，治厥逆无脉，脉沉微，干呕心烦者。

黑 锡 丹

黑锡丹硫黄肉桂附，肉蔻楝木沉茴香，

芦巴故纸阳起石，温肾平喘镇浮阳。

注

《和剂局方》黑锡丹（硫黄君透明者、结砂子/60克，黑锡君去渣净/60克，肉桂臣不见火/15克，附子臣炮去皮脐/30克，胡芦巴臣酒浸炒/30克，破故纸臣酒浸炒/30克，阳起石臣酒煮一日、焙干研/30克，肉豆蔻佐面裹煨/30克，沉香佐不见火/30克，小茴香佐炒/30克，川楝子佐蒸去皮核/30克，云木香佐不见火/30克）。

能温补下元，镇纳浮阳。治真阳不足，肾不纳气，浊阴上泛，上盛下虚，痰壅胸中，上气喘促，四肢厥逆，冷汗不止，舌淡苔白，脉沉微。

治奔豚（气从小腹上冲胸、胸胁胀痛），寒疝，肠鸣滑泄或男子阳痿精冷，或女子血海虚寒，月经不调，性冷淡，带下清稀，不孕等。

注意：此方久服可令齿黑骨疼。

第三节　温经散寒剂

温经散寒法歌诀

温经散寒阳虚餐，阴血虚弱又外寒，
经络血脉不通利，配伍养血通脉安。

注

当注意感受外寒当温散，内生虚寒要温补。温经散寒用治阳气不足，阴血虚弱，又感外寒而致经络血脉不通利。温经散寒剂常与养血通脉之品配合组方施治。

当归四逆汤　济生通脉四逆汤　当归四逆加吴茱萸生姜汤

当归四逆桂枝草，通草细辛芍大枣，
血虚寒厥手足冷，温经散寒通脉疗。
霍乱多寒加附片，寒重痛经吴姜妙。

注

《伤寒论》当归四逆汤（当归君三两/9克，桂枝君去皮三两/9克，细辛臣三两/3克，白芍臣三两/9克，炙甘草二两/6克，通草二两/6克，大枣二十五个/8枚）能温经散寒，治营血不足而经脉受寒引起血脉凝滞不利者，可改善末梢循环，扩张小动脉，养血通脉，调营通滞，治寒伤厥阴，血虚肝寒，血脉凝滞证，症见阳虚血寒之人感寒，使阳气不能温煦四末，而手足厥逆寒冷，舌淡苔白，脉细欲绝或沉细。

主治阳虚血弱，血虚受寒，寒凝经脉，经脉不利，气血不畅之证。可治寒入经络，腰、股、腿、足疼痛。

当归四逆汤加附子即济生通脉四逆汤《伤寒论》，用治霍乱多寒，身冷脉绝。

当归四逆汤加吴茱萸、生姜名当归四逆加吴茱萸生姜汤《伤寒论》，用治手足厥寒，脉细欲绝，久有内寒者。

现代用治冻疮，痛经，寒性腹痛，能改善末梢循环，扩张小动脉。

当归四逆汤核心：手足厥寒＋舌淡苔白，脉细欲绝。病证要点：①寒凝经脉；②素体血虚。配伍特点是桂辛通温阳散寒，归芍枣草养血通脉。配伍重点是桂枝汤加减（去生姜倍大枣，加当归、细辛、通草）而成。

现代用当归四逆汤治丛集性头痛，雷诺综合征，红斑性肢痛，血栓闭塞性脉管炎，坐骨神经痛，神经官能症，霉菌性肠炎，小儿麻痹症。

黄芪桂枝五物汤

芪桂五物芍枣姜，风痹血痹麻木方，
益气温经和营卫，温补散邪通经良。

注

《金匮要略》黄芪桂枝五物汤（桂枝汤减甘草加黄芪。黄芪君三两/9克，白芍臣三两/9克，桂枝臣三两/9克，生姜六两/18克，大枣十二枚/4枚）。是治血痹专方，症见营气虚，麻木不仁。

血痹由素体"骨弱肌肤盛"，劳而寒出，腠理开，受微风，邪遂流于血脉，凝涩不通致肌肤麻木不仁，但无痛，状如风痹，而脉微涩而紧。

黄芪桂枝五物汤温经通阳，调畅营血，能益气温经，活血通痹。治血痹、肌肉顽痹，用本方加山茱萸、云木香、水蛭、鼠妇治疗糖尿病肌肉皮肤硬肿病。

暖 肝 煎

暖肝小茴肉桂沉，乌药生姜枸归苓，
下焦虚寒痛经疝，行气暖肝又温肾。

注

《景岳全书》暖肝煎（小茴香君二钱/6克，肉桂一二钱/3~6克，沉香或木香一钱/3克，乌药三钱/6克，枸杞三钱/9克，当归二三钱/6~9克，茯苓二钱/6克，生姜三五片）。

组方以补养、散寒、行气并重，能温肝解郁，行气止痛，兼温肾阳。用治肝肾阴寒，见下焦虚寒，小腹冷痛，疝气疼痛；女性外阴萎缩，宫寒不孕，疝气疼痛，痛经等。

但湿热下注，阴囊红肿热痛者不宜用本方。

暖肝煎核心：肝肾不足寒凝肝脉之睾丸或小腹冷痛＋畏寒喜温，得温痛减。病证要点是寒凝气滞和肝肾不足，下焦虚寒。配伍重点是：注意正虚，寒凝，气滞三者的轻重关系。

现代用治男性不育、精索静脉曲张，鞘膜积液，腹股沟疝，睾丸或阴茎萎缩等。寒重者加吴茱萸、干姜、附片效果更好。

阳 和 汤

阳和熟地鹿角胶，桂麻姜炭白芥草，
温阳补血散寒痰，鹤膝流注阴疽疗。

注

《外科证治全生集》阳和汤（熟地君一两/30克，鹿角胶君三钱/9克，甘草一钱/3克，姜炭臣五分/2克，肉桂臣一钱/3克，麻黄五分/2克，白芥子二钱/6克）能温阳补血，散寒通滞，是治阴疽属阳虚寒凝的良方，用治贴骨疽（又名附骨疽），脱疽，流注，痰核，鹤膝风等。症见患处漫肿无头，局部平塌凹陷，皮色不变，无热无红肿等。

阳和汤中的熟地与麻黄的用量是熟地30克，麻黄2克。

从口诀可知：阳和汤主治三个方面：阳气不足（温阳），阴血不足（补血）和寒凝痰滞（白芥子祛痰）。

阳和汤加红花、制甲珠可治肢端动脉痉挛闭塞性脉管炎。

增加麻黄用量，还可治虚寒痰喘者的慢性支气管炎、慢性支气管哮喘、肺气肿等。

但阴证痈疽或阴虚有热或已溃破者不宜用本方。

阳和汤核心：患处漫肿无头，皮色不变，酸痛无热。配伍特点：开腠理散寒凝（用麻桂姜炭），一散一补（麻黄散熟地补）。麻黄五分少量开腠理散寒凝。

现代用阳和汤治骨结核，腹膜结核，淋巴结核，睾丸冷痛，男女阴寒缩阴症，局部寒痛刺骨症，周围神经炎，脊椎炎，椎间盘外突，腰椎肥大，乳腺小叶增生，心律失常，病态窦房结综合征，血栓闭塞性脉管炎，坐骨神经痛，慢性丹毒，骨髓炎，冻伤等。

小 金 丹

小金丹归白胶香，木鳖墨炭和麝香，
草乌灵脂乳没龙，诸疮肿毒寒瘀良。

注

《外科证治全生集》小金丹（白胶香、木鳖、地龙、草乌、五灵脂各一两五钱/150克，乳香、没药、当归身各七钱五分/75克，麝香三钱/30克，墨炭一钱二分/12克）。

能化痰祛湿，祛瘀通络散寒。

小金丹药力较阳和汤峻猛，主治身体壮实者患有阴证或阴疽等因寒湿痰瘀阻滞凝结而成，如流注、痰核、瘰疬、乳癌、横痃、贴骨疽、蟮拱头等病。初起皮色不变，肿硬作痛者。

小金丹的现代用法近于阳和汤。

第七章　表里双解剂

表里双解剂歌诀

表证未除里证急，要用表里双解剂，
解表攻里、清、温里，辨清寒热和虚实。

注

对表证未解除，里证又存在，而且表证和里证都急迫者要用表里双解剂。其中，解表攻里剂，治表寒或者表寒兼里实者；解表清里剂，治表寒或表热兼里热者；解表温里剂，治表寒兼里寒者。如何施用，当辨别清楚寒、热、虚、实后对证用药。

第一节　解表清里剂

葛根黄芩黄连汤

葛根黄芩黄连草，表证未解里热盛，
和胃解表清里热，口渴喘汗泄痢证。

注

《伤寒论》葛根芩连汤（葛根君半斤/15克，黄芩臣三两/9克，黄连臣三两/9克，炙甘草佐使二两/6克）。

能解表清里兼和胃，主治太阳表证未解、邪热入里、内陷阳明的热痢，症见身热下利，烦热口渴，喘而汗出，苔黄脉数。还治湿热泄泻及湿热痢疾之见表邪未解而里热已盛者。

葛根芩连汤减甘草加银花、丹皮、马齿苋治急性腹泻疗效极好。成人每日1~2剂，小儿每30分钟服2~5小匙煎汁。

葛根芩连汤治下痢不止因里热兼表证。五苓散治下利如水样，泻之无物，只是泄水，即濡泻、洞泻。葛根芩连汤可治糖尿病、高血压、脑动脉硬化、脑梗死，但葛根要用80~120克以上，黄芩20克以上。

葛根芩连汤核心：下利臭秽＋口渴＋喘而汗出。病证要点：二阳病表邪未解，邪陷阳明。配伍特点：解表清里。解表用葛根，清里用芩连。葛根解表退热，升发脾胃清阳以治下利。

现代用葛根芩连汤治急性肠炎，中毒性肠炎，消化不良性腹泻，细菌性痢疾，阿米巴痢疾，肠伤寒，胃肠型感冒，脱肛，带下，小儿肺炎，小儿口疮，心律不齐等。

三黄石膏汤

三黄石膏高热方，栀豉芩连柏麻黄，
清热解毒又发汗，姜枣细茶同煎汤。

注

《外台秘要》三黄石膏汤（石膏30克，栀子9克，淡豆豉9克，黄芩6克，黄连6克，黄柏6克，麻黄9克，可加生姜、大枣、细茶）。

能清热解毒，发汗解表，主治伤寒里热已盛，表证未解者，症见三焦俱热，身目俱痛，壮热无汗，身体沉重拘急，鼻干口渴，烦躁不眠，神昏谵语，发斑，脉搏滑数等。

第二节　解表温里剂

五 积 散

> 五积消滞又温中，麻黄苍芷芍归芎，
> 枳朴肉桂茯苓半，两姜陈草桔梗葱。
> 减桂枳陈余略炒，熟料更增温散功，
> 发表温里活血瘀，寒气食血痰积通。

注

《仙授理伤续断秘方》五积散（麻黄去根节二十四两/6克，苍术去皮米泔浸二十四两/15克，白芷5克，白芍5克，当归去芦5克，川芎5克，炒枳壳去瓤9克，厚朴去粗皮四两/各6克，肉桂去粗皮、茯苓去皮/各5克，半夏洗/5克，生姜三片，干姜四两/各6克，陈皮去白/9克，甘草5克，桔梗去芦头十二两/15克，葱白未注剂量者、古代均为六两）。

能发表温里，顺气化痰，活血消积。

在寒积、气积、食积、血积、痰积这五积中，以寒积为主，因寒是危害人体的大敌。用治外感风寒，内伤生冷，可见身热无汗，头痛身疼、项痛拘急、胸满恶食、呕吐腹痛，以及妇女气血不和、心腹疼痛、月经不调等属于寒性者。

注意：苔黄、口渴、心烦、脉数者为热，应禁用本方。

五积散核心：表寒证＋痰饮证＋血瘀证＋食伤脾胃证。配伍特点是表里同治。治表用麻桂姜。全方用平胃散合二陈汤合四物汤加减而成。病证要点4个：①外感风寒，②内伤生冷痰饮，③痰湿内阻，④气滞血瘀。

现代用五积散治感冒，急性胃肠炎，胃痉挛，风寒性腰腿痛，痛经等。

柴胡桂枝干姜汤

> 柴胡桂枝干姜汤，瓜蒌黄芩牡蛎草，
> 尿难心烦胸胁满，解表温里寒热疗。

注

《伤寒论》柴胡桂枝干姜汤（柴胡15克，桂枝12克，干姜6克，瓜蒌根12克，黄芩9克，牡蛎20克，炙甘草3克）能和解散结，温里祛寒，主治伤寒胸胁胀满微结，症见小便不利，渴而不呕，但头汗出，往来寒热，心烦；还用治疟疾寒多热微，或只寒不热。现用治疟疾，胆囊炎，昼寒夜热症，心动过速或过缓等。

第三节　解表攻里剂

大 柴 胡 汤

大柴解表攻里专，芩枣枳军芍姜半，

阳少呕胀寒热往，胆胃实热便秘喘。

注

《金匮要略》大柴胡汤（柴胡君半斤/24克，黄芩臣三两/9克，炙枳实臣四枚/9克，大黄臣二两/6克，洗半夏佐半斤/9克，白芍佐三两/9克，生姜使五两/15克，大枣使十二个/4个）。

能治少阳、阳明合病，阳明病当下，少阳当和。诸药能外解少阳半表半里证，内泻阳明里实（微祛里湿），使少阳阳明两解，又不违背"少阳禁下"的原则，而使表里兼治。

大柴胡汤能解表攻里，和解少阳，内泻热结，体现了清泻胆胃的法则，用治少阳阳明合病的胆胃实热证，临床表现为阳明与少阳合病，症见呕吐不止、胸胁胀痛，寒热往来，胆胃实热而便秘（胸下硬满不大便而呕吐者）等。

总之，凡肝火上攻的头痛、耳鸣、耳聋、目生云翳或赤眼疼痛、发狂、卒中风、惊悸等兼见两组症状者：胆胃不和的呕吐不止、往来寒热、心下急痛、口苦、胸胁痞硬而痛等为少阳柴胡汤证，另还兼见便结、舌红、苔黄、脉弦数的阳明腑实的承气汤证等，都可用本方。

大柴胡汤合黄连解毒汤治全身寻常性牛皮癣。

大柴胡汤核心：小柴胡汤证＋承气汤证（阳明实证）。配伍特点是：和下并举，辅以内泻阳明。即和解少阳之中，寓内泻阳明之用，使少阳与阳明合病得以双解。邪入少阳当和，用柴芩；阳明已成实证，当下，用大黄枳实。配伍重点是小柴胡汤和小承气汤 两方加减合成。大柴胡汤中白芍柔肝缓急止痛是重点。

现代用大柴胡汤治急性胆囊炎，急性胰腺炎，胆绞痛，胆石症，胆道蛔虫症，胃扭转，胃及十二指肠溃疡，腹膜炎之高热腹痛，多发性细菌性肝脓肿等急腹症，因此有人将此方喻为中医的利胆消炎剂和胃肠动力剂。

大柴胡汤还用治胃肠神经官能症，细菌性痢疾，哮喘，高血脂，肥胖，发热伴淋巴结肿大，迁延性咳嗽，高血压，脑动脉硬化，肾盂肾炎等见大柴胡汤证者。

防 风 通 圣 散

防风通圣硝黄草，归芎栀芍荆薄翘，

芩麻桔姜膏滑术，解表攻下清热娇，

表寒里热里实证，汗下清利疮疡疔。

注

《黄帝素问宣明论方》防风通圣散（防风6克，荆芥3克，连翘6克，麻黄6克，薄荷6克，川芎6克，当归6克，炒白芍6克，白术3克，栀子3克，大黄6克，芒硝后下6克，石膏12克，黄芩12克，桔梗12克，甘草10克，滑石20克，生姜三片）。

能从汗、下、清、利四个方面治疗表里俱实证，能疏风解表，泻热通便，为解表、清热、攻下三法并用之方，此方为发汗不伤表，攻下不伤里，表里气血三焦通治之剂。

防风通圣散主治外感风邪表证未解，热邪入里，内有虚热，表里俱实。症见身热，下利臭秽，肛门有灼热感，胸脘烦热，口干作渴，喘而寒出，苔黄脉数。用治憎寒壮热，头昏目眩，目赤睛痛，口苦口干，咽喉不利，胸膈痞闷，咳呕喘满，涕唾稠黏，大便秘结，小便赤涩。并治疮疡肿毒，肠风痔瘘，痤疮，丹斑隐疹等。

用本方时无憎寒去麻黄，热不盛减石膏，便不结免硝黄。扁平疣加大青叶、板蓝根、苡仁、木贼草、僵蚕等。

防风通圣散核心：表寒证＋里热证＋里实证。病证要点是外感风邪，里有温热。配伍重点是解表，清热，攻下并用。发表用麻薄荆防，清里用军硝滑栀清热利湿，泻火解毒用膏翘芩桔，扶正用归芍芎（养阴活血），益气健脾和中用术草，姜鼓舞胃气以防寒凉伤胃。全方发汗不伤表，攻下不伤里，邪气从上下内外分消而治。

现代用治肥胖症，扁平疣，斑秃，牛皮癣，感冒，哮喘，炎症：化脓性扁桃体炎、急性尿路感染、急性卡他性结膜炎、点状角膜炎、肺炎、支气管炎、急性肾炎、肾盂肾炎、膀胱炎、皮肌炎、脂膜炎等见防风通圣散证者。

疏凿饮子

疏凿饮子商陆姜，腹皮苓皮泽羌槟，
秦艽木通小豆椒，阳水水肿实证良。

注

《济生方》疏凿饮子（商陆君6克，生姜5片，大腹皮15克，茯苓皮15克，泽泻12克，羌活9克，槟榔9克，秦艽9克，木通12克，炒赤小豆15克，川椒9克）。

能泻下逐水，疏风发表，用治水湿壅盛，遍身水肿的实证，现代用治肝硬变腹水等。

厚 朴 七 物 汤

厚朴七物汤大黄，桂草枳实枣生姜，
腹满发热大便结，解表攻里两不忘。

注

《金匮要略》厚朴七物汤（厚朴15克，大黄9克，桂枝6克，甘草6克，枳实9克，大枣4个，生姜12克）。

能解肌发表，行气通便。主治外感表证未罢，里实已成，症见腹满，发热，大便秘结，脉搏浮数者。

现代用此方治胃肠痉挛，胃肠扭转，肠梗阻，胆囊炎，急性阑尾炎，痢疾等。

第八章 补 益 剂

补益剂歌诀

补益气血阴阳虚，气血俱虚要双补，
补阴补阳当平衡，虚实真假与兼顾。
健脾壮胃消胀痞，文火久煎空腹服。

注

补即补充，补益，滋补，陪补。养即营养，滋养，增加。人体虚损不足归纳起来有气虚、血虚、阴虚、阳虚四类虚损病证，因此，补益剂也分为补气、补血、补阴、补阳四种，如气血俱虚者要气血双补，因"气为血帅"。

气虚致血虚者也可用补气剂，此即"阳生阴长"。阴阳俱虚当阴阳双补。

由于人体的阴阳相互资生、相互为用，故常在补阴中兼配补阳、补阳中兼配补阴以达到阴阳平衡的目的。

使用补法应注意两点：一是辨治虚证应辨别真假，二是服补益方剂必须因证制宜，恰当配伍兼顾之品。

还应注意脾胃强弱，健脾理胃，行气和胃，消胀除痞；补益剂多味厚滋腻之品，应文火久煎以提高药效，在空腹或饭前服为佳。

第一节 补 气 剂

补气剂歌诀

肺脾气虚当补气，倦乏短气气促作，
声低懒言脸苍白，食少自汗脉虚弱，
虚汗脱肛子宫垂，渗湿生血养阴酌。

注

肺脾气虚当补气，肺脾气虚则见肢体倦怠乏力，呼吸短气，动则气促发作，声低懒言，脸色苍白，食少，舌淡苔白，脉虚弱或虚大，或虚热自汗，或脱肛、子宫脱垂等。治疗时当酌量配伍行气、渗湿、生血、养阴之品。

四君子汤 六君子汤 香砂六君子汤 异功散

四君人参术苓草，脾胃气虚饮食少，
肢软声低大便溏，脾胃气旺运化好。
六君加陈半生姜，健脾化痰理气疗。

异功加陈能理气，呕泻香砂六君找。

注

《和剂局方》四君子汤（人参君去芦9克，白术臣9克，茯苓佐去皮9克，炙甘草使6克，各等份）。

四君子汤是治脾胃气虚的基础方，是补元气法的代表方。能益气健脾，治疗气虚诸症，用治脾胃气虚，症见面色苍白或萎黄，语声低微，四肢无力，食少或便溏，舌质淡，脉细缓。

四君子汤加陈皮、半夏名六君子汤《医学正传》，除益气健脾外，还能化痰止呕。

四君子汤加陈皮名异功散《小儿药证直诀》能增强理气效果。

六君子汤加木香（或香附）、砂仁名香砂六君子汤《古今名医方论》（人参、白术、茯苓、甘草、陈皮、半夏、生姜、木香、砂仁），能健脾和胃，止呕止泄泻。

四君子汤核心：面色＋语声＋气力＋饮食＋大便及舌脉等都有气虚的表现。苓术为相须配伍，健脾胃之气助运化，四味补中兼行，益气健脾，平补脾胃。配伍重点是平补脾胃。

现代用四君子汤治慢性肝炎，慢性痢疾，消化性溃疡及各种慢性疾病表现为气虚者。

保 元 汤

保元补气又温阳，参芪肉桂草生姜，
虚损劳怯肺心脾，气虚虚劳痘疹方。

注

《博爱心鉴》保元汤（人参3克，黄芪9克，肉桂1.5克，甘草3克，生姜一片，原方无剂量）。

重在补气温阳，主治小儿元气不足，患小儿痘疮阳虚顶陷，血虚浆清，不能发起灌浆者。还治男女虚损劳怯等。

参苓白术散

参苓白术扁大枣，桔莲山砂苡仁草，
脾虚湿盛补脾肺，补脾渗湿吐泻疗。

注

《和剂局方》参苓白术散（人参君去芦两斤/1000克/9克，白茯苓君两斤/1000克/15克，白术君两斤/1000克/15克，白扁豆姜汁浸、去皮、微炒一斤半/750克/12克，桔梗炒令深黄色一斤/500克/9克，莲米去皮一斤/500克/9克，山药两斤/1000克/15克，炒甘草两斤/1000克/10克，砂仁一斤/500克/6克，苡仁一斤/500克/9克，枣汤服下）。

能健脾补气，和胃胜湿，止泻，是很好的健脾补气方。主治脾胃气虚又挟湿者，是健脾祛湿的著名方剂。注意"莲"为莲米。

因补脾又补肺之气，故是培土生金的强效方；症见气短乏力，消瘦，胸脘痞闷，饮食不化，肠鸣泄泻，面色萎黄，舌质淡白，苔白腻，脉虚缓。

参苓白术散核心：脾虚证＋肠鸣泄泻或痰多清稀而白。病证要点是脾虚湿盛（脾虚夹湿）。配伍重点：补消皆行，升降并用，补脾又补气，培土生金。

现代用参苓白术散治小儿慢性消化不良或成人慢性胃肠炎，各型慢性肝炎，肝硬变，肾炎，妇女经行泄泻，小儿腹泻，慢性非特异性溃疡性结肠炎，化疗放疗之胃肠道毒副反应，慢性支气管炎，脾虚湿滞型糖尿病，废用性肌肉萎缩，十二指肠球部溃疡等。

七味白术散

七味白术人参苓，木香藿香草葛根，
发热食少脾胃虚，呕泻频作此方灵。

注

《小儿药证直诀》七味白术散（人参二钱五分/7克，白术五钱/15克，白茯苓五钱/15克，云木香二钱/6克，藿香叶五钱/15克，甘草一钱/3克，葛根五钱、渴者加至一两/15～30克）能健脾止泻，主治脾胃久虚，呕吐泄泻频作不止。

补中益气汤

补中益气芪归陈，参术升柴草眩晕，
虚劳阳虚中气陷，脉虚气虚热甘温。

注

《脾胃论》补中益气汤（黄芪君病甚、劳倦热甚者一钱/18克，人参去芦或党参臣三分/9克，炙甘草臣五分/9克，白术臣三分/9克，当归身佐焙干或晒干、二分/3克，橘皮佐不去白、三分/6克，升麻使三分/6克，柴胡使三分/6克）。

能补中益气，升阳举陷，补气与升提并用，体现了"甘温除热法"，是治劳倦内伤、中气下陷的重要方剂。治疗脾胃气虚，中气下陷，阴火上乘的气虚发热。

主治：1. 脾胃气虚。气虚发热，自汗出，渴喜温饮，少气懒言，体倦肢软。面色㿠白，大便稀薄，脉洪而虚，舌质淡，苔薄白。

2. 气虚下陷。脱肛，子宫下垂，内脏下垂，久泻，久痢，久疟等，以及清阳下陷诸证。

3. 阳虚易外感，经常反复感冒者。

4. 也可用治自汗、倦乏、经常感冒、便血、崩漏、闭经、遗尿、尿不尽或尿不通、尿频、九窍出血、衄血。

注意：阴虚内热者禁用本方。

补中益气汤核心：脾虚证，中气下陷证和气虚发热证。配伍特点是升清配伍，补行并用。配伍重点是甘温除虚热，升柴均为二至三分，起升举中气、升清作用。补气药与升提药同用，既补中气之不足又升举下陷之清阳，使脾健气充，清阳复位，诸症可愈。

现代用补中益气汤治低血压、高血压、滑胎、催产、便秘、产后尿潴留、慢性肝炎、萎缩性胃炎、放射性直肠炎、乳糜尿、精子缺乏症、肿瘤、重症肌无力及神经衰弱的头晕、目眩、失眠等一切清阳下陷者，用途极广。

升 陷 汤

升陷气短不足息，芪柴升麻桔梗知，
健忘陷极气将绝，怔忡脉涩救危急。

注

《医学衷中参西录》升陷汤（生芪六钱/18克，柴胡一钱五分/4.5克，知母三钱/9克，桔梗一钱五分/4.5克，升麻一钱/3克）。

主治陷极，即大气下陷过甚，气短不足以息，或呼吸似喘，或气息将停，危在顷刻，脉搏参伍不调。重用芪柴，配升麻以升阳举陷。

玉 屏 风 散

玉屏风散芪术防，益气固表如屏障，
表虚自汗加牡蛎，易感冒合真武汤。

注

《究原方》，录自《医方类聚》玉屏风散（蜜炙黄芪君各一两/30克，白术臣二两/30克，防风佐使/15克）。

能固表实卫，"补中兼疏、以补为固"，因气虚而卫表不固致自汗，用治表虚自汗以及虚人腠理不固、易感风邪者。自汗加牡蛎最好。因能益气固表，止汗御风有如屏障，珍贵如玉，散剂易带易服，故叫"玉屏风散"。

体虚易感冒者与真武汤合用可从根本上改变体质。

玉屏风散核心：汗出恶风等肺气虚证。病证要点是表虚自汗。配伍特点是补中寓散（补而兼疏），实卫御风，以补为固，培土生金。芪防补中寓散：黄芪得防风可固表不留邪，防风得黄芪可祛风不伤正。

现代用玉屏风散以增强体质、预防感冒，治上呼吸道感染，小儿支气管炎，慢性支气管炎，慢性鼻炎，过敏性鼻炎，隐匿性肾炎，顽固性肌衄等。

生 脉 散

生脉散用参麦味，益气生津止暑淫，
气少汗多口渴倦，气阴两虚病危证。

注

《医学启源》生脉散（人参君五分/9克，麦冬臣五分/9克，五味子佐使七粒/6克）。

能益气生津，敛阴止汗，为治气阴两虚的优秀方。气阴双补，气复津生，汗止阴存，脉得气充则可复，故名"生脉"。此方不是治暑热，而是治暑热耗伤气液及久咳伤肺而气阴两虚，症见倦怠少气，口渴多汗，咽干舌燥，脉虚细；或久咳伤肺，干咳短气，自汗多汗，口渴脉虚。

生脉散核心：自汗体倦，气短等气虚证＋咽干口渴舌红等阴虚证。干咳自汗等属肺的气阴两虚证。病证要点是气阴两虚。配伍特点是一补一润一敛。共成益气养阴，敛阴止汗，生津止渴，补正气鼓舞血脉，滋阴津充益血脉，使脉复生叫"生脉"。配伍重点是补润敛同用。

现代用生脉散治各类休克，心源性休克，急性心肌梗死，冠心病心绞痛，心力衰竭，心律失常，病毒性心肌炎，肺源性心脏病，肺结核，慢性支气管炎，矽肺，传染性单核细胞增多症，缺铁性贫血，视神经萎缩，老年性痴呆，新生儿硬肿症，复发性口疮，神经官能症，肿瘤等见气阴两伤者。

加减补中益气汤

加减补中益气汤，人参术芪升麻柴，

阿胶艾叶陈皮草，止血补气能安胎。

注

加减补中益气汤：人参、白术、黄芪、升麻、柴胡、阿胶、艾叶、陈皮、甘草，能止血补气，能安胎。

举 元 煎 《景岳全书》

举元升麻参草术，黄芪治疗气短促，
气虚下陷亡阳证，崩漏血脱益气除。

注

《景岳全书》举元煎（升麻、人参、甘草、白术、黄芪），治疗气短促，气虚下陷、亡阳证，崩漏，血脱等。

升麻黄芪汤 《医学衷中参西录》

升麻黄芪锡纯创，当归柴胡共一方，
小便不通因气陷，气机升达获安康。

注

张锡纯《医学衷中参西录》升麻黄芪汤：升麻、黄芪、当归、柴胡。可升达气机，主治气虚下陷小便不通。

人 参 蛤 蚧 散

人参蛤蚧肾纳气，喘咳痰血胸中烦，
二母桑皮杏苓草，久咳肺痿虚热犯。

注

人参蛤蚧载《卫生宝鉴》（人参二两/60克，蛤蚧一对尾尖全者酒洗后微火烘脆、阴干、研粉，知母二两/60克，贝母二两/60克，桑白皮二两/60克，杏仁炒、去尖五两/150克，茯苓二两/60克，炙甘草五两/150克）。

能益气清肺，补肾纳气，止咳定喘，用治肺有虚热，久病消瘦、浮肿、咳嗽日久，以气喘、咳嗽、咳唾脓血痰、胸中烦热，身体渐瘦，或面目浮肿，或咳嗽日久成肺痿为本方主证，是治虚热肺痿的良方，用治虚咳气喘的重症。

据此可知：本方主证的病位在肺，病性属虚，是肺虚有热证型。

现代用治肺结核，慢性支气管炎等。

人 参 胡 桃 汤

人参胡桃虚咳喘，再加大枣和生姜，
肺肾两虚喘难卧，补益肺肾喘促良。

注

《济生方》人参胡桃汤（人参8克，胡桃五个，用姜枣水煎。食后温服）用治肺肾气虚，肾不纳气，虚咳气喘的轻证。

第二节 补 血 剂

补血剂歌诀

补血养血治血虚，晕花爪枯血淡宜，
面色㿠白脉细弱，便秘失眠又心悸。

注

凡以补血养血的药物组合治血虚病证的方剂，统称为补血剂，血虚则见头晕眼花，爪甲枯瘪，唇色淡，舌质淡。妇女月经量少而血色淡，面色㿠白，便秘，心悸，失眠，脉搏细弱或细涩。

四物汤 胶艾汤 圣愈汤 桃红四物汤 小荣煎

四物熟地归芍芎，补血活血调经宗。
胶艾四物冲任虚，止血安胎崩漏痛，
圣愈四物加参芪，痉证气血虚弱功。
四物汤内加桃红，活血行血血瘀通。
阴虚血少小荣煎，加枸山草减川芎。

注

《仙授理伤续断秘方》四物汤（酒蒸熟地君15克，酒浸炒当归9克，白芍9克，川芎6克）。

能补血调血即补血和血，调理冲任，是治冲任虚损、补血调经的主方（方中的当归补血活血），是补血法的代表方，是用治血虚的基本方，营血亏虚，血行不畅所致诸证皆宜。

四物汤是治妇女冲任虚损，月经不调，脐腹疼痛，崩中漏下，血瘕硬块，时发疼痛，妊娠中胎动不安，胎漏下血，产后恶露不下，结生瘕聚，少腹坚硬疼痛等妇女经带胎产的通用方。

四物汤还可治营血虚滞，见面色萎黄，头昏心悸，目眩耳鸣、唇爪无华；

四物汤合桃杏二仁汤可治痰瘀互结型顽固性痤疮。

《金匮要略》胶艾汤是四物汤加阿胶、艾叶，治冲任虚损，血虚有寒，崩漏，腹中痛，还治孕妇阴道下血淋漓不止，能止血安胎。

《医宗金鉴》圣愈汤（四物汤加人参或潞党参、黄芪）治月经先期量多色淡，四肢乏力，体倦神衰者。

《医宗金鉴》桃红四物汤（四物汤加桃仁、红花）能养血、活血、逐瘀，用治月经先期量多色紫黯，质黏稠或有血块，腹痛腹胀者。

小荣煎（四物汤减川芎、加枸杞、山药、甘草）用治阴虚血少证。

四物汤核心：面唇甲色淡，头晕心悸，月经不调等血虚证。病证要点：①营血亏虚；②血行滞涩。配伍特点是动静结合，补血不滞血，行血不伤血。配伍重点是芎归胶艾汤减胶艾草而成。是一切血病的通用方。

现代用四物汤治贫血，过敏性紫癜，神经性头痛，先兆流产，习惯性流产，痛经，功能性子宫出血等见血虚证者。

当 归 补 血 汤

当归补血重黄芪，黄芪五份当归一，
血虚阳浮热渴烦，劳伤血虚气无依。

注

血虚气无所依，虚阳浮越的血虚发热。

《内外伤辨惑论》当归补血汤（黄芪君一两/30克，酒洗当归臣二钱/6克）能补气生血，主治劳倦内伤，气血虚弱，血虚气无所依，虚阳浮越的血虚发热证。重用黄芪，是当归用量的五倍。

注意此虚热证似如白虎汤证有肌热面赤，烦渴欲饮，但是脉搏洪大而虚。据此，阴虚潮热者禁用本方。

本方用治妇女经行虚发热之头痛，产后血虚发热之头痛，疮疡久不愈者。

本方重用黄芪5份以补气生血，当归1份。

当归补血汤核心：面赤肌肤热，口渴喜热饮，脉大而虚，重按无力。病证要点是血虚阳浮发热。配伍特点是五比一，芪归"甘温除大热"。

现代用治白细胞减少症，原发性血小板减少性紫癜，月经不调等。当归补血汤是补气生血法的代表方。

归 脾 汤

归脾芪龙草术参，远木二枣姜归神，
脾不统血心脾虚，补血养心通心肾。

注

《重订严氏济生方》归脾汤（黄芪君去芦一两/18克，龙眼肉君一两/18克，当归臣一钱/3克，炙甘草二钱半/6克，白术臣一两/18克，人参臣半两/，蜜炙远志一钱/3克，木香不见火半两/9克、炒酸枣仁臣去壳一两/18克，大枣3~5个，生姜6克，茯神一两/18克）。

能益气补血，健脾养心，佐以安神，即补养心脾，交通心肾（心脾同治，气血并补）。

①主治气血不足、心脾两虚证，见心悸怔忡，健忘失眠，盗汗虚热，食少体倦，面色萎黄，舌淡苔白，脉细缓。

②用治脾不统血证，症见肠风便血及妇女崩漏，月经超前，量多色淡，或淋漓不止或带下。

③用治心血不足型惊悸、怔忡，心脾两虚型不寐、健忘，脾虚气弱之血证，气血两亏型眩晕。

总之，所治之病较多，应抓住它的益气补血、健脾养心的功效而灵活运用。

归脾汤补气补脾与养心安神、交通心肾并用，主治心脾两虚（气血两虚）和脾不统血的心悸怔忡、食少体倦和便血、出血等。补中益气汤是补气补脾与升提下陷之阳气并用，意在补气升提以恢复其升清降浊之功，主治脾胃气虚的发热体倦，少气懒言及气虚下陷的下脱、下垂等。

归脾汤核心：血虚证之心悸失眠健忘等 + 脾虚证之体倦食少、便血、崩漏因气不摄血。病证要点是脾气虚和心血不足。配伍特点是补中有行（木香则补而不滞），心脾同治，气血并补。参芪术草补气而重在补脾补气，归龙眼肉补血。配伍重点是四君子汤合当归补血汤加味。

现代用归脾汤治神经衰弱，贫血，心脏病，功能性子宫出血，血小板减少性紫癜，再生障碍性贫血，视力疲劳症，消化性溃疡，脑外伤后综合征，皮肤瘙痒症等。

桂枝龙骨牡蛎汤

桂枝龙骨牡蛎汤，芍草大枣和生姜，
遗精梦交外阴冷，眼花发落调阴阳。

注

《金匮要略》桂枝龙骨牡蛎汤（桂枝9克，龙骨24克，牡蛎24克，白芍9克，甘草6克，生姜9克，大枣9克）。

能调和阴阳，镇静固涩，主治阴阳两虚证。症见阴阳两虚，遗精梦交，少腹拘急，外阴部冷，眼花，头发脱落，咳喘胃痛。遗精梦交是桂枝龙骨牡蛎汤的主证。

现代用治遗精，早泄，阳痿，性冷淡，不育不孕等见本方证者。

第三节　气血双补剂

气血双补剂歌诀

气血两虚双补佳，眩晕心悸体倦乏，
气短苔白脉虚细，舌质血淡面无华。

注

气血两虚当用气血双补剂。气血两虚症见头晕目眩，心悸气短，肢体倦乏，面白无华，舌质淡，舌苔薄白，脉虚细。

八珍汤　十全大补汤　人参养荣汤

八珍四君四物汤，气血双补健脾方，
再加黄芪和肉桂，十全大补效更强。
若用姜枣陈远味，减去川芎养荣汤，
胸痹心悸补气血，劳积虚损气阴伤。

注

《正体类要》八珍汤由四君子汤合四物汤（熟地君一钱，人参君一钱，当归酒拌一钱，川芎一钱，白芍一钱，白术炒一钱，茯苓一钱（各10克），炙甘草五分/5克，生姜3片，大枣3枚）组成，补益气血，主治气血两虚，兼有养脾胃之功。

四物汤中熟地为君，四君子汤以人参为君，故八珍汤以熟地、人参两药为君。

《和剂局方》十全大补汤为八珍汤加黄芪去芦15克，肉桂去粗皮、不见火8克，能温补气血，治气血不足，虚劳咳嗽，食少遗精，脚膝无力，疮痛不敛，妇女崩漏等。

人参养荣汤为十全大补汤减川芎，加大枣、陈皮、远志、五味子、生姜（即：当归一两/30克，白芍三两/90克，制熟地七钱半/20克，人参一两/30克，白术煨一两/30克，茯苓七钱半/20克，炙甘草一两/30克，生姜三片，大枣二枚，陈皮一两/30克，黄芪一两/30克，肉桂去粗皮一两/30克，炒远志去心半两/15克，五味子七钱半/20克）组成，能益气补血，养心安神，主治心悸，劳积虚损呼吸少气，行动喘息，心虚惊悸，咽干唇燥等。

八珍汤核心是：气虚证＋血虚证。配伍重点是四君子汤合四物汤组成一方。

现代用八珍汤治习惯性流产，席汉综合征，功能性子宫出血，贫血，萎缩性胃炎等。

泰山磐石饮

泰山磐石归芎芩，草术芪断砂芍参，
熟地糯米惯流产，气血双补安胎娠。

注

《古今医统大全》泰山磐石饮（川芎八分/2克，黄芩一钱/3克，炙甘草五分/2克，白术二钱/2克，人参一钱/3克，黄芪一钱/3克，续断一钱/3克，砂仁五分/2克，熟地八分/3克，白芍八分/2克，当归一钱/3克，糯米一撮/2克）。

泰山磐石饮能益气健脾，养血安胎，因可补虚安胎，主治妇女妊娠，气血虚弱，倦乏食少，胎元失养，以致胎动不安，甚或坠胎、滑胎、流产。

泰山磐石饮核心：气虚证＋血虚证＋坠胎滑胎、胎动不安。病证要点是：气血不足，胎元失养。配伍特点是：八珍汤减茯苓加常用安胎药续断（补肾安胎），黄芩（清热安胎），白术（补脾安胎）。

现代用泰山磐石饮治疗孕妇习惯性流产，从妊娠两月起，每周服1剂，连服二至三个月可有效验。

保产无忧散

保产无忧芎黑芥，羌活草姜枳朴贝，
艾芪菟芍归安胎，未产能安临产催。

注

《傅青主女科》保产无忧散（川芎钱半/5克，炒黑芥穗八分/2.5克，羌活五分/1.5克，甘草五分1.5克，生姜3片，面炒枳壳六分/2克，姜厚朴七分/2克，川贝母一钱/3克，炒艾叶七分/2克，炙黄芪八分/2.5克，酒菟丝子一钱四分/5克，酒白芍一钱二分/4克，酒洗当归一钱半/5克）。

保产无忧散能益气养血，理气安胎，顺产。

用保产无忧散治：妊娠腰痛腹痛，势欲小产，或临产时，交骨不开，横生逆下，或子死腹中，能理气顺产，治难产，有未产能安，临产能催之功用。

第四节 补 阴 剂

补阴剂歌诀

补阴方剂阴虚餐，体瘦憔悴口咽干，
舌红少津脉细数，骨蒸盗汗咳少痰，
尿黄便燥烦不寐，梦遗滑精腰膝酸。

六味地黄丸 知柏地黄丸 都气丸
麦味地黄丸 杞菊地黄丸

六味地黄补肾阴，地萸山泽丹皮苓。
肾火尿血知柏地，壮水制火阴火平。
六味丸加五味子，都气肾虚哮喘宁。
麦味地黄治喘哮，肝肾杞菊明目珍。

注

《小儿药证直诀》六味地黄丸（熟地君八钱/24克，山萸肉臣四钱/12克，山药臣四钱/12克，泽泻佐使三钱/9克，丹皮佐使三钱/9克，茯苓佐使去皮三钱/9克）。

六味地黄丸是滋阴补肾的名方，为治小儿"五迟"而设，后世广泛用治肝肾亏虚之各种病证，能填精滋阴补肾，用于肾阴不足证，症见腰膝酸软，头昏头晕耳鸣，口燥咽干，舌红少苔，脉细数，能治肝肾阴虚、阴虚火旺之骨蒸潮热，盗汗遗精，是滋补肾阴的基础方。是补阴法的代表方。

《医方考》六味地黄丸加知母、黄柏，名知柏地黄丸，滋阴泻火之力更大。

《症因脉治》六味地黄丸加五味子名都气丸，可治肾不纳气之虚喘。

《医部全录》六味地黄丸加麦冬、五味子名麦味地黄丸，用治支气管哮喘。

《麻疹全书》六味地黄丸加枸杞、菊花名杞菊地黄丸，用治眼干涩痛，视物昏花，因肝肾不足所致者。

六味地黄丸核心：肝肾阴虚之腰膝酸软，头晕目眩，口燥咽干。病证要点是肝肾阴虚。配伍重点是：三补三泻以补为主，肾肝脾三阴并补，以补肾阴为主。补药四钱，泻药三钱。

现代用六味地黄丸治肺结核，慢性前列腺炎，嗜酸性细胞增生症，男性不育症，白内障，视神经炎，中心性视网膜炎，神经衰弱，消化系统肿瘤，慢性肾盂肾炎，慢性胃炎，糖尿病，高血压病，甲状腺功能亢进症，更年期综合征，功能性子宫出血等具有肝肾阴虚证者。

左归丸 左归饮

左归熟地和枸杞，山药山萸川牛膝，
龟胶鹿胶菟丝子，壮水之主方第一，
左归饮草山萸苓，山药熟地和枸杞，

真阴重亏用丸药，盗汗腰酸滋肾治。

注

《景岳全书》左归丸（熟地君八两/24克，炒山药四两/12克，山萸肉四两/12克，枸杞四两/12克，川牛膝酒洗蒸熟三两/9克，龟胶切碎、炒珠四两/12克，鹿胶敲碎、炒珠四两/12克，制菟丝子四两/12克）。

左归丸能滋阴补肾（滋肾填精，育阴潜阳），填精益髓，寓善"补阴者，必阳中求阴"之意。

用左归丸治真阴不足的重症。症见头目眩晕，腰酸腿软，遗精滑泄，自汗盗汗，口燥咽干，渴欲饮水，舌光少苔，脉细或数。

《景岳全书》左归饮（炙甘草一钱/3克，茯苓一钱半/4.5克，山萸肉一至二钱/3~6克，山药二钱/6克，熟地二至三钱，或加至一至二两/9~30克，枸杞二钱/6克）能补益肾阴，用治真阴不足的轻证，症见腰酸遗泄，盗汗，口燥咽干，口渴欲饮水，舌光红，脉细数。

左归丸核心是肾的真阴不足之头目眩晕，腰酸腿软，舌光少苔。配伍特点：二胶阳中求阴而填精益髓，沟通任督二脉；峻补精髓，纯补无泻。鹿胶阳中求阴。

现代用左归丸治男性不育，肾病综合征，慢性肝炎，骨质增生，足跟痛，糖尿病，萎缩性外阴炎等具有本方证者。

大 补 阴 丸

大补阴丸肝肾阴，阴火咯血盗汗蒸，

龟甲熟地猪脊髓，知柏阳亢遗滑精。

注

《丹溪心法》大补阴丸，原名大补丸（酥炙龟甲君六两/18克，熟地君六两/18克，酒浸炒知母臣四两/12克，炒褐黄柏臣四两/12克，酒蒸猪脊髓佐使适量，蜜佐使适量）。

阴虚火旺证以阴虚为本，火旺为标，往往是阴越虚火越旺，火越旺而阴又更虚损。

大补阴丸是治阴虚火旺、滋阴降火的代表方，是治肝肾阴虚的特效方。主治肝肾阴虚，虚火上炎诸证，症见骨蒸潮热，烦热盗汗，遗精，滑精，咳嗽咯血，心烦易怒，足膝痛热或痿软，舌红少苔，尺脉数而有力。

大补阴丸核心：阴虚火旺之骨蒸潮热，舌红少苔。配伍特点：知柏相须，泻肾火保阴。单用熟地龟甲滋阴则虚火难清，单清热犹恐复发，故培本清源。知柏使阴复阳潜，阴足火旺。猪脊髓和蜜为佐使，既可填精补髓而助滋阴壮水之力，又可制约黄柏之苦燥。

现代用大补阴丸治肺结核大咯血，甲状腺功能亢进，肾结核，糖尿病，神经衰弱，脑萎缩，肌肉萎缩硬化症等具有本方证候者，但脾胃虚弱，食少便溏者慎用。

一 贯 煎

一贯柔肝疏郁方，沙参川楝生地黄，

肝肾阴虚归麦枸，肝郁气滞胁痛尝。

注

《续名医类案》一贯煎（生地黄君六钱至一两五钱/18克，北沙参臣三钱/9克，川楝子使三钱/6克，当归身臣三钱/9克，麦冬臣三钱/9克，枸杞臣三钱至六钱/9克）。

一贯煎能滋阴疏肝，是治肝阴不足，肝气不舒，气郁生热而胁痛的代表方，见胸脘胁痛、吞酸口苦、咽干口燥、舌红脉细及疝气瘕聚者施用。

一贯煎核心：体用结合，滋阴养血药属体，少量川楝子疏肝泄热，理气止痛为用，使滋补不碍气机，疏肝不耗气血。病证要点是肝肾阴虚，肝郁犯胃。治木配伍：生地滋水涵木，沙麦清金制木，培土抑木三法并用，使肝体得养而阴液渐复，肝气得疏而诸病自除。

现代用一贯煎治慢性肝炎，妊娠高血压综合征，慢性胃炎，胃溃疡，慢性睾丸炎等具肝肾阴虚证者。

百合固金汤

百合固金二地黄，芍贝桔草玄麦归，
肺痨肺肾阴虚证，痰血喘咳虚热退。

注

《慎斋遗书》百合固金汤（生地君二钱/9克，熟地君三钱/9克，百合臣一钱/6克，贝母臣一钱/6克，麦冬臣一钱/6克，当归佐一钱/9克，白芍佐一钱/3克，桔梗佐八分/3克，玄参佐八分/3克，甘草使一钱/3克）。

百合固金汤能养阴润肺，化痰止咳，主治肺肾阴虚，虚火上炎，灼津炼液证。症见咳痰带血，咽喉燥痛，手足心热，骨蒸盗汗，舌红少苔，脉细数。

习惯用百合固金汤治肺肾阴亏型肺痨，肺阴虚型虚劳，阴虚火旺型咳血。

百合固金汤核心：肺肾阴虚＋咳血。病证要点：肺肾阴虚，虚火炽盛咳血。配伍特点：滋肾保肺，金水相生。二地同用滋肾凉血。

现代用百合固金汤治肺结核，慢性支气管炎，支气管扩张咯血，咽炎，肺心病，自发性气胸，肺癌等。

益 胃 汤

益胃麦地沙竹冰，阳明温病劫胃阴，
舌红少津口咽干，甘凉清润生胃津。

注

《温病条辨》益胃汤又名生津益胃汤（麦冬君五钱/15克，生地君五钱/15克，沙参三钱/9克，玉竹一钱五分/4.5克，冰糖一钱/3克）。

益胃汤甘凉清润，是清养胃阴的代表方剂。治阳明温病耗劫胃阴。症见口干，咽燥，饥不欲食，舌红少津，大便秘结。

益胃汤核心：胃阴损伤之饥不欲食＋阴虚证。病证要点：胃阴损伤。配伍特点：生地麦冬养阴清热，生津润燥。

两 地 汤

两地地骨生地黄，玄麦白芍阿胶尝，
先期量少血色红，滋阴清热是良方。

注

《傅青主女科》两地汤（地骨皮9克，生地30克，玄参15克，麦冬9克，白芍12克，阿胶12克）。

能养阴清热，治阴虚血热的月经先期证，症见月经先期，量少色红，潮热，头晕，心烦，舌质红，脉虚。

加减清经汤

加减清经白芍丹，生地地骨知柏玄，
先期色紫经量多，滋阴降火虚热安。

注

《中医妇科治疗学》加减清经汤（白芍9克，丹参9克，生地9克，地骨皮15克，知母12克，黄柏6克，玄参12克）。

能滋阴降火，用治肝经血热，月经先期，色紫量多，时挟血块，面红唇赤，口渴喜凉，舌质红绛，脉象弦数。

虎 潜 丸

虎潜肝肾阴亏方，虎骨陈芍归锁阳，
干姜知柏地龟甲，骨蒸髓枯筋痿良。

注

《丹溪心法》虎潜丸（虎胫骨30克，陈皮60克，白芍60克，当归60克，锁阳45克，干姜15克，知母60克，酒黄柏150克，熟地60克，酒龟甲120克）。

从口诀的最后一句可知：虎潜丸能滋阴降火，强壮筋骨，主治肝肾皆热，阴血俱虚之证，症见肝肾不足，阴虚内热，腰膝酸软，筋骨痿弱，腿足消瘦，步履乏力，舌红少苔，脉细弱。

现代用虎潜丸治脑萎缩，肌肉萎缩，肌肉关节硬化症，肺结核等。

虎潜丸加赤芍、石斛、牛膝、丹参治下肢无力，行走困难者。

二 至 丸

二至桑女和旱莲，肝肾阴虚人失眠，
白发遗精眼睛花，头晕腰软补肾肝。

注

《医方集解》二至丸（女贞子不定量、蒸熟阴干研粉，桑椹和旱莲草同煎收膏，（旱莲草不定量、煮三次、取汁，）加蜜为丸，每丸重15克，装瓶。早晚各一丸）。

用二至丸补养肝肾治失眠，遗精，早年白发，腰以下酸软。

研究证实，二至丸具有一定的抗衰老作用。

石斛夜光丸

石斛夜光丸防风，青葙决明二地苁，

杏苓山草枳牛枸，犀羚菊花连二冬，
蒺藜参芎菟丝味，滋阴明目息肝风。

注

《原机启微》石斛夜光丸（石斛半两/15 克，防风半两/15 克，青葙子半两/15 克，草决明七钱半/23 克，生地一两/30 克、熟地一两/30 克、肉苁蓉半两/15 克，杏仁去皮七钱半/23 克，茯苓二两/60 克，山药七钱半/23 克，炙甘草半两/15 克，炒枳壳半两/15 克，酒牛膝七钱半/23 克，枸杞七钱半/23 克，犀角镑半两/15 克，羚羊角镑半两/15 克，甘菊花七钱半/23 克，黄连半两/15 克，天冬焙二两/60 克，麦冬一两/30 克，白蒺藜半两/15 克，人参二两/60 克，川芎半两/15 克，酒菟丝子七钱半/23 克，五味子半两/23 克）。

石斛夜光丸能平肝息风，滋阴明目，为眼科常用良方。

石斛夜光丸治疗凡属肝肾不足，阴虚火旺所致的瞳孔散大，视物昏花，羞明流泪，头晕目眩，以及白内障等。

现代用石斛夜光丸治葡萄膜炎，视神经萎缩，慢性泪囊炎等。

补肺阿胶汤

补肺阿胶汤杏仁，糯米草蒡马兜铃，
肺虚热盛咳痰血，降气生津咳喘平。

注

《小儿药证直诀》补肺阿胶汤（阿胶珠一两五钱/45 克，杏仁去皮、尖七个/6 克，炒糯米一两/30 克，甘草二钱五分/7.5 克，炒牛蒡子二钱五分/7.5 克，焙马兜铃五钱/15 克）。

补肺阿胶汤能养阴补肺，镇咳止血，用治肺虚热盛，见咳喘气喘，咽喉干燥，咯痰不多或痰中带血，脉浮细数，舌红少苔。现代用治肺结核。

据报载马兜铃可引起肾癌，疑此方不宜久服。

补肺阿胶汤核心：肺阴虚热证之干咳咳血。配伍特点：重补肺阴兼补肺气，用药平和，药炒后减少苦寒伤脾胃之弊。阿胶量大重用可滋阴补肺，养血止血。炒糯米补益脾肺以培土生金。

月 华 丸

月华贝苓二地山，阿胶三七和獭肝，
二冬沙参桑菊部，肺痨肾阴痰血安。

注

《医学心悟》月华丸（川贝母去心蒸一两/30 克，茯苓乳蒸五分/15 克，沙参一两/30 克，阿胶一两/30 克，三七五分/15 克，山药乳蒸一两/30 克，獭肝五分/15 克，天冬去心蒸一两/30 克，麦冬去心蒸一两/30 克，生地一两/30 克，熟地九蒸晒一两/30 克，桑叶二两/60 克，白菊花二两/60 克，百部蒸一两/30 克）。

能滋阴润肺，镇咳止血。主治肺肾阴虚所致的久咳或痰中带血及肺劳久嗽。故本方以治咳痰带血为主。

白及枇杷丸

白及枇杷（丸）生地黄，藕节阿胶配伍详，
肺肾阴虚常咳血，滋阴敛肺止血方。

注

白及枇杷丸（白及 30 克，枇杷叶 15 克，生地黄 30 克，藕节 15 克，阿胶蛤粉炒 15 克）为敛肺止血的专方。

补 肺 汤

补肺汤用参味芪，熟地紫菀桑白皮，
肺气亏虚喘嗽汗，益气固表莫迟疑。

注

《永类铃方》补肺汤（人参 9 克，五味子 6 克，黄芪 24 克，熟地 24 克，紫菀 9 克，桑白皮 12 克）。

能益气固表，主治肺气虚损见气喘咳嗽，短气自汗等。

第五节 补 阳 剂

补阳剂歌诀

补阳剂治肾阳损，腰膝酸软肢不温，
阳痿早泄或消渴，腹冷体瘦尿数频，
舌胖齿印脉细弱，面㿠神疲头眩晕。

注

肾阳虚则见腰膝酸软，四肢不温，阳痿早泄，消渴，小腹冷痛，身体消瘦，尿频数，神疲乏力，脸色㿠白，头晕目眩，舌体胖大，舌边有齿印，脉沉细迟弱。

肾气丸 十补丸 加味肾气丸

肾气桂附六味丸，阳虚腰冷阳痿患，
十补丸加鹿茸味，填精补阳沉疴煎。
加味肾气前仁牛，阳虚水肿利小便。

注

肾气丸和右归饮是补阳法的代表方。

《金匮要略》肾气丸又叫八味地黄丸、崔氏八味丸（熟地黄君 24 克，山药臣 12 克，山茱萸臣 12 克，泽泻 9 克，茯苓 9 克，丹皮 9 克，桂枝或肉桂臣 3 克，附子臣 3 克）。

肾气丸能益火之源，水中生火以温煦而消阴翳，是治疗肾阳不足、命门火衰虚劳证的常用方。

肾气丸中大量药物是补精水之品，温药肉桂和附子又少又量轻，只占滋阴药量的十分之一，以它俩的辛热化肾中阴精以益肾气，用意不在补火而在温而不热微微生火，生火即生肾气，故不叫温肾，而叫生肾气。

这种少量配伍温热之品的做法是取"少火生气"之法，合称为"阴中求阳"。方中的桂枝、附子少量以"阴中求阳、少火生气""益火之源，以消阴翳"之用。

凡属肾阳不足、命门火衰则见腰酸脚软，下半身常有冷感，小便不利或小便过多，脉虚弱，以及痰饮、脚气、消渴等证皆宜肾气丸。凡肾阳不足所致的水液失调、性机能减退及其他病变，皆可使用。

《济生方》十补丸是肾气丸的强化方，由本方加鹿茸、五味子组成，所治病种几乎同于肾气丸。作者将肾气丸加黄芪、当归、地龙、益母草、蛇床子、广巴戟、补骨脂，取名增效肾气丸，比原方疗效更好。

《济生方》加味肾气丸由肾气丸加川牛膝 15 克，车前仁 30 克，能温肾化气，利水消肿，治肾阳虚水肿，症见腰脚肿，小便不利。

肾气丸核心：治肾阳不足。配伍重点是阴阳并补，用少量桂附以阴中求阳，少火生气。其中六味地黄丸三补三泻不改。

日本医学界将本方放在"抗衰老方剂"的首位。现代医学研究表明：肾气丸可增进发育、延缓衰老、提高免疫功能、协调内分泌。

故现代用肾气丸治糖尿病，慢性肾炎水肿，哮喘，肺结核，眼病翳障，白内障，老花眼，更年期综合征，白塞综合征，席汉综合征，系统性红斑狼疮，中风后遗症，老年痴呆，脑萎缩，植物人已久，骨质退变，慢性风湿，疮疡久不愈合，尿失禁，尿频，血淋，呕血，糖尿病，妇女白带，慢性支气管炎，肋间神经痛，神经衰弱，神经官能症，醛固酮增多症，前列腺炎，精子缺乏症，慢性睾丸炎，高血压，艾滋病，甲状腺功能低下等与本方病机吻合者均可化裁施用。

右归丸　右归饮

右归君药用附桂，枸萸鹿山仲地归，
阳虚腰冷脉细弱，益火之源壮精髓。
右归饮地草仲枸，山萸山药附片桂，
汤剂更比丸剂强，增养火源阴寒退。

注

《景岳全书》右归丸和右归饮均为肾气丸的强化方，是用治肾阳虚损严重者的良方。右归丸（鹿角胶君炒四两/12 克，附子君从二两渐加至五至六两/60～180 克，肉桂君二两渐加至四两/60～120 克，熟地臣八两/240 克，山茱萸臣微炒三两/9 克，山药臣四两/12 克，枸杞臣四两/12 克，制菟丝子四两/12 克，姜杜仲四两/12 克，当归三两/9 克）。

右归丸能温补肾阳，补血填精益髓，是温阳填精的重剂。鹿胶、附子、肉桂 3 药为君，熟地（全方中用量最大）、山萸肉、山药、枸杞 4 味为臣，以滋阴益肾，养肝补脾，填精补髓，取"阴中求阳"之义。菟仲补肝肾强腰膝，加当归养血兼补肝肾精血，为佐药。全方阴中求阳，纯补无泻，使元阳归原，平衡可期。

右归丸证的病机为元阳不足，要培补肾中元阳，必须"阴中求阳"，就是在培补肾阳之中配伍滋阴填精之品，才可达到培补元阳之效。

注意丸剂与饮剂的不同药物组合。以汤剂疗效更好。

阳虚腰冷脉细弱,益火之源此方魁:阴中求阳,纯补无泻。治肾阳亏虚,命门火衰。症见久病气衰神疲,畏寒肢冷;或阳痿遗精,或阳衰无子;或大便不实,甚则完谷不化;或小便自遗;或腰膝软弱,下肢无力等。

原方注明:"如阳衰气虚,必加人参以为主之"。

右归丸是肾气丸减去"三泻"(泽泻、丹皮、茯苓)加鹿角胶、菟丝子、杜仲、枸杞子、当归诸种补肾阴、益精血之品,组成"纯甘补阳"之方,重在温补肾阳,专治肾阳虚。而肾气丸是属于"少火生气"之方,"三补"配"三泻",从益肾精而化生肾气,故善治肾气虚。

内 补 丸

内补鹿菀苓桂附,桑螵二蒺芪苁菟,
白带晨泻腰痛烈,温肾壮阳功效著。

注

《女科切要》内补丸(鹿茸、紫菀茸、茯苓、肉桂、制附子、桑螵蛸、沙蒺藜、白蒺藜、黄芪、肉苁蓉、菟丝子 各等份)。

内补丸能温补肾阳,治肾阳衰微所致的久年白带、腰痛如折、尿频数、五更泄等。顽固性五更泄用本方合用四神丸疗效特佳;如再斟酌真武汤法还可从根本上改善体质。

现代用内补丸治慢性肠炎,阳痿,不育不孕,遗精,慢性精囊腺炎等。

菟 丝 子 丸

菟丝子丸缩泉疗,五味牡蛎桑螵蛸,
鹿茸苁附鸡内金,温补肾阳止遗尿。

注

《济生方》菟丝子丸(菟丝子60克,五味子30克,煅牡蛎60克,桑螵蛸30克,鹿茸30克,肉苁蓉60克,制附子30克,鸡内金15克,再加缩泉丸即乌药30克,山药30克,益智仁30克)。

菟丝子丸能温肾固涩,治肾气不足,水液失约之尿频、遗尿等,症见肾气不足,神疲怯寒,形体衰弱,头晕腰酸,两足无力,小便淋漓不断,脉象沉细,尺脉细弱。

现代用菟丝子丸治小儿尿床,老年遗尿或多尿,妇女白带,慢性盆腔炎等。"菟丝子丸缩泉疗"之含意为菟丝子丸由口诀中诸药再加缩泉丸组成。

赞 育 丹

赞育阳痿宗筋软,桂附苁蓉巴戟天,
白术蛇床熟地仲,山萸归枸韭二仙。

注

《景岳全书》赞育丹(肉桂60克,制附子60克,肉苁蓉120克,巴戟天120克,白术240克,蛇床子60克,熟地240克,杜仲、山萸肉、当归各180克,枸杞180克,韭子120克,仙茅120克,仙灵脾120克。本方加人参、鹿茸更好)。

能温补下元。用治命门火衰、精气虚寒所致的阳痿精衰,虚寒无子之证,还可治阳明寒湿下注所致宗筋弛纵的痿证。

青 娥 丸

青娥丸内用胡桃，故纸杜仲疗效高，
腰痛绵绵肾阳虚，温补肾阳就见效。

注

《和剂局方》青娥丸（胡桃肉300克，破故纸即补骨脂120克，炒香杜仲240克）。

可治肾阳虚腰痛绵绵，还可治肾结石所致的腰痛。

河车大造丸又名大造丸

河车大造龟甲仲，参牛生地柏二冬，
痨热久嗽肺结核，滋阴泄热潜阳功。

注

《扶寿精方》河车大造丸又名大造丸（紫河车一具/120克，龟甲酥炙120克，杜仲60克，牛膝60克，生地180克，黄柏30克，天冬60克，麦冬60克，人参30克）。

能补肾滋阴，潜阳退蒸；症见咳嗽与虚劳并见，治以滋阴补虚为主。

现代用治肺结核发热，久病后长期低热等。

驻 景 丸

驻景丸是眼科方，菟丝前仁熟地黄，
视物昏花肝肾损，滋阴明目效果彰；
加枸寒味茺三七，木瓜河车楮实酿，
青盲雀目雾移睛，能近怯远昏渺良。

注

《证治准绳》驻景丸（广菟丝子150克，车前仁60克，熟地黄120克）能滋阴明目，治肝肾阴亏之目视昏花怯远等。本方加枸杞60克，寒水石90克，五味子60克，茺蔚子180克，木瓜6克，三七15克，紫河车9克，楮实子240克（蜜丸，每日空心温开水服30克）。

驻景丸能补养肝肾，滋阴明目，可治肝肾亏损，视物昏花，青盲雀目，瞳神干涩，云雾移睛，能近怯远，视瞻昏渺等。

第六节　阴阳并补剂

地 黄 饮 子

地黄饮子山萸斛，巴戟苁蓉苓桂附，
远麦枣菖味薄姜，阴阳精血都不足，
虚阳上浮喑痱证，火归水中水生木。

注

《黄帝素问宣明论方》地黄饮子（熟地君18～30克，山萸肉君、巴戟天君去心、酒肉苁蓉君各9克，肉桂臣、炮附子臣、麦冬臣去心、石斛臣、五味子臣，茯苓佐、菖蒲佐、远志佐去心、薄荷使少量、生姜使、大枣使，各6克）。

地黄饮子治疗阴阳精血都不足，能滋肾阴，补肾阳，开窍化痰，为治疗喑痱证的要方。喑痱证是因下元虚衰，虚阳上浮，痰浊随之上泛，堵塞窍道所致。

喑痱证表现为舌强不能言，足废不能用，口干不欲饮，脉沉细弱。

但肝阳偏亢者不宜用本方，因本方偏于温补。

地黄饮子核心：熟地、山萸肉、巴戟天、肉苁蓉四药为君，补阴补阳配合，标本兼治，上下并治以治下为主。主治下元虚衰，痰浊阻窍。苓菖远化痰开窍。少量薄荷上行开郁。

现代用地黄饮子治中风后遗症，神经衰弱，甲状腺功能亢进，慢性肾炎，不孕症，贫血，三叉神经痛，更年期综合征，脊髓痨，脊髓炎，三期（晚期）高血压病，脑动脉硬化，老年性痴呆，脑萎缩等。

龟鹿二仙胶

龟鹿二仙胶参枸，益气壮阳熬膏优，
滋阴益肾填精髓，任督精血虚极求。

注

李士财《医便》龟鹿二仙胶（龟甲君五斤/2.5克，公斤/2500克，鹿角君十斤/5公斤/5000克，枸杞三十两/900克，人参十五两/450克）。

龟鹿二仙胶能填阴补精，益气壮阳，治肾中阴阳两虚，任督精血不足者，见体瘦腰软，遗精阳痿，眼昏花等。是阴阳并补的常用方，也补气血，能补阴阳气血，即补精气神而可延年益寿。

龟鹿二仙胶核心：真元虚损精血不足，腰膝酸软，两目昏花，阳痿遗精。病证要点：阴阳两虚。配伍重点：峻补阴阳（龟鹿），纯补无泻。先后天同调以补先天为主。

七宝美髯丹

七宝美髯丹首乌，牛苓补骨归枸菟，
筋痿骨软肝肾虚，重在滋水又涵木。

注

《本草纲目》引《积善堂方》七宝美髯丹（首乌君大者、赤白各一斤去皮切片、黑豆拌、九蒸九晒/各500克，当归酒洗八两/250克，枸杞酒浸八两/250克，菟丝子酒浸蒸八两/250克，怀牛膝酒浸、同首乌第七次蒸到九次（如首乌已有制成品则单独取牛膝八两/250克酒拌蒸一小时），赤白茯苓乳拌、或牛乳拌均以1斤/各150克，破故纸即补骨脂用黑芝麻拌炒四两/120克）。

七宝美髯丹能滋肾水，补肝血，乌须发，治肝、肾精血不足，筋痿骨软，齿牙动摇，须发早白，梦遗滑精，腰膝酸软等。

七宝美髯丹核心：肝肾不足之须发早白，脱发齿松，腰膝酸软。配伍重点：是补中有行（赤白茯苓牛归），滋而不腻，平补肝肾。

第七节 气血阴阳并补剂

炙甘草汤

炙甘草麦生地参，阿胶姜枣桂麻仁，
益气养阴补血脉，结代心悸肺痿宁。

注

《伤寒论》炙甘草汤又叫复脉汤（炙甘草四两/60克/12克/9克，麦冬半升/45克/10克，生地君一斤/250克/20克，人参二两/30克/6克，阿胶二两/30克/6克，生姜三两/45克/15克/9克，大枣三十个/30个/10个，桂枝三两/9克，麻仁半升/60克/10克，清酒七升 服一剂停1~2天再续进一剂。现代服法：阿胶化服，一剂煎三次，一天服完）。

炙甘草汤是治心动悸，脉结代的名方。能益气养阴、通阳补血、复脉止悸，用治气血虚弱所致的心律紊乱，脉结或代，心悸气短，舌光色淡、舌燥少津等，还用治虚劳肺痿属气阴两伤，肺失润养而见之干咳无痰或痰少，痰夹血丝，形瘦气短，虚烦眠差，自汗或盗汗，咽干舌燥，大便难，或虚热时发，脉虚数。

炙甘草汤证与阳气和阴血不足有关，所以用滋阴养血、温阳益气法以能异病同治。

方中的桂枝、生姜能通阳复脉。

炙甘草汤加柴胡治视物易色。

炙甘草汤核心：心动悸脉结代。或干咳，自汗盗汗之肺的气阴两虚。配伍特点是补中有通（通者用桂姜酒），补而不滞，滋而不腻。麻仁伍阿胶麦冬大枣滋心阴养心血充血脉。

现代用炙甘草汤治亚急性硬化性脑脊髓膜炎的无热期，风湿性心脏病伴心律不齐，病毒性心肌炎，病态窦房结综合征，冠心病心绞痛，消化性溃疡，甲状腺功能亢进症等见气血虚弱证者。

补充说明：最后的剂量是第九版教材的量。最前面的量是柯学帆先生考证的古时用量，供参考。此方古代用量是据柯雪帆医师考查结果为：古一两相当于今15.625克换算而得，见柯雪帆医师著《医林掇英》。最后斜线后的剂量是第九版所给的量，第九版教材对此方的剂量效果好，还是原方剂量效果好，望中医界验用吧。编者。

加减复脉汤 一甲复脉汤 二甲复脉汤 三甲复脉汤

加减复脉炙甘草，芍地麻仁麦阿胶，
热伤营阴阴血损，阴风滋阴补血疗，
去麻加牡名一甲，二甲牡蛎意义奥，
三甲龟甲鳖甲牡，育阴潜阳息风饶。

注

《温病条辨》加减复脉汤（炙甘草18克，剧者30克，白芍18克，剧者24克，生地18克，剧者24克，麻仁9克，麦冬15克，阿胶9克）。

加减复脉汤能养血敛阴，生津润燥，为纯阴柔润之剂。主治热邪深入，或在少阴，或在厥阴，阴血耗伤之证。

症见：身热面赤，口干舌燥，甚则齿黑唇裂，脉虚大，手足心热甚于手足背热者。

凡心肝阴血耗伤者皆可用治。此为滋阴补血法又叫"甘润存津法"。

此方救逆法是去麻仁加生龙骨12克，生牡蛎24克。脉虚大欲散者加人参。

一甲复脉汤去麻仁加牡蛎30克（炙甘草、白芍、生地、牡蛎、麦冬、阿胶）治下焦温病，大便稀溏者。

二甲复脉汤（加牡蛎15克，生鳖甲24克）治下焦热深，当育阴潜阳者。

三甲复脉汤（加牡蛎15克，生鳖甲24克，生龟甲30克）治下焦温病，心中大动，或憺憺大动，或心中痛者，此乃属育阴潜阳法，长于养血复脉，滋阴潜阳息风。

提示：为确保记忆不混，本书口诀中皆用"龟甲"两字，但"龟鹿二仙胶"是方名，当例外；"当归"则有"归"或"当归"两种写法。

现代用加减复脉汤治心律失常，早搏等见脉搏细弱或结代者。

补天大造丸

补天大造河车参，芪术归远芍山苓，
熟地龟鹿枣仁枸，心悸晕软五脏损。

注

《医学心悟》补天大造方：（紫河车君，甘草水洗一具/一个，人参二两/100克，黄芪蜜炙，白术陈土蒸各三两/各150克，当归酒蒸，枣仁去壳炒，远志去心，甘草水泡，炒白芍酒炒，山药乳蒸，茯苓乳蒸，各一两五钱/各75克，枸杞子酒蒸，大熟地酒蒸、晒，各四两/各200克，鹿角熬膏，一斤/500克，龟甲同鹿角共熬膏、八两/400克。以鹿角胶和药加蜜为丸，每晨开水服四钱/12克。阴虚内热加丹皮二两/100克，阳虚内寒加肉桂五钱/15克。现代用法：蜜丸，每服9克。

专治虚劳，补五脏虚损，补先后天，益精血养气阴。症见气短乏力，心悸头晕，腰膝酸软。

第九章 固 涩 剂

固涩剂歌诀

固涩剂能固涩敛，气血精津滑脱散，
久咳遗泄尿失禁，泻痢带崩自盗汗。

注

固涩剂能固涩收敛，用治气血精津散失之证，症状表现为肺虚久咳，遗精滑泄，小便失禁，久泻久痢，带下崩漏，自汗盗汗等。正虚元气滑脱散失较重者，当"急则治标"，以固涩为要，然后再用补虚之法治其本。

而元气大亏，亡阳欲脱者必用大剂补气回阳以固脱，方可挽救危亡；而固涩剂不堪此任。固涩剂为纯虚无邪者而设。

第一节 固表止汗剂

牡 蛎 散

牡蛎散治表虚证，小麦黄芪麻黄根，
敛汗潜阳固腠理，自汗盗汗惊悸宁。

注

《和剂局方》牡蛎散（牡蛎君米泔浸烧红，浮小麦百粒，黄芪臣去苗土，麻黄根洗，各一两/各15克）。

牡蛎散能固表敛汗。用治诸虚不足，症见阳虚者经常自汗出，又兼阴虚盗汗，夜卧尤其，时久不止，心悸惊惕，短气烦倦。

牡蛎散核心：自汗盗汗＋心阴不足。病证要点是肺气不足和心阴不足。配伍特点是补敛并用，兼潜心阳而益气固表，敛阴止汗。浮小麦能益心气，养心阴，清心热。

现代用牡蛎散治植物神经功能紊乱，活动性结核病的多汗症，更年期综合征等。

桂枝加附子汤

桂枝汤内加附片，过汗亡阳拘急难，
表虚不固调营卫，阳虚又遇中风寒。

注

《伤寒论》桂枝加附子汤能调和营卫，回阳固表，主治发汗太过，四肢拘急难以屈伸，还治伤寒中风兼阳气不足者。再参见前面"桂枝汤"。

第二节　敛肺止咳剂

九 仙 散

九仙肺气阴虚家，粟壳味梅桑冬花，
阿胶人参桔梗贝，不是久咳不用它。

注

《医学正传》九仙散（罂粟壳君蜜炙八两/6克，人参另炖、五味子、乌梅、桑白皮、款冬花、阿胶、桔梗各一两/12克，贝母五分/6克）。

能敛肺止咳，益气养阴。主治久咳不已，而耗散肺气使肺气虚弱，肺阴亏损而气阴两伤，咳甚则气喘自汗，脉虚数。

注意，本方只宜用治久咳不愈的肺脏气阴两虚证。

现用九仙散治支气管炎，支气管哮喘，百日咳等。

九仙散核心：久咳＋肺气虚＋肺阴虚。病证要点是肺气阴两虚久咳。粟梅味敛肺止咳。

第三节　涩肠固脱剂

真人养脏汤

养脏粟壳肉蔻归，参术芍草诃木桂，
虚寒脱肛久泻痢，温补脾肾涩肠魁。

注

《和剂局方》真人养脏汤（蜜炙罂粟壳君去蒂三两六钱/20克，人参六钱/6克，焙白术六钱/6克，肉豆蔻面煨半两/8克，当归去芦六钱/6克，白芍一两六钱/12克，木香不见火一两四钱/3克，炙甘草八钱/6克，煨诃子臣去核一两二钱/12克，肉桂去粗皮八钱/6克）。

真人养脏汤能涩肠固脱，温补脾肾，兼和气血。用治虚寒久泻久痢属脾肾虚寒证。症见大便滑脱不禁，甚则脱肛坠下，腹痛喜温喜按，或下利赤白，或便脓血，里急后重，日夜无度，不思饮食，舌淡苔白，脉沉迟缓。

真人养脏汤将固涩与温补辛散同用，涩肠与止泻而标本皆治，温补脾肾治本虚，涩补之中以治标为主，脾肾同补以补脾为重点。

真人养脏汤核心：脾肾虚寒之久泻久痢＋腹痛喜温喜按。病证要点是脾肾虚寒以脾虚为主。配伍重点：补涩并用。粟诃白芍木香重用。肉桂温补脾肾。

现代用真人养脏汤治慢性结肠炎，慢性痢疾日久不止，溃疡性结肠炎，糖尿病顽固腹泻，小儿寒性久泻者。

四 神 丸

四神阳虚五更泻，遗尿肠炎肠结核，

补骨吴萸肉蔻味，火衰温补脾肾得。

注

《内科摘要》四神丸（补骨脂君四两/12 克，煨肉豆蔻二两/6 克，五味子二两/6 克，吴茱萸浸炒一两/3 克，生姜 大枣）。

四神丸能温补脾肾，涩肠止泻。是治疗五更泄的专用名方。用治脾肾阳虚寒证的肾泄泻、五更泄、不思饮食或久泻不愈，腹痛腰酸肢冷，神疲乏力等因命门火衰，火不暖土，脾肾虚寒，肠道失调之泄泻。

四神丸核心：脾肾虚寒，肾虚为主，兼暖脾涩肠。生姜温胃散寒，大枣滋养脾肾。方中的五味子能收摄浮阳。

现代用本方治非特异性肠炎，慢性肠炎，肠结核，过敏性肠炎，肠易激综合征，肠痉挛，遗尿症等。五更泻又叫肾泻，鸡鸣泄，习惯叫黎明泄。

桃 花 汤

桃花汤用赤石脂，干姜粳米虚寒痢，
涩肠止泻固滑脱，久痢虚寒温寒治。

注

《伤寒论》桃花汤（赤石脂君一斤，一半全用，一半筛末/20 克，干姜臣一两/12 克，粳米佐使一升/15 克）。

能温中涩肠，用治虚寒痢，久痢不愈，便脓血，色暗不鲜，当便不便，腹痛喜温喜按等。此方加参附可增强益气补虚，温肾暖脾之效。

诃 子 散

诃子散用粟壳酿，还有陈皮和干姜，
中焦虚寒泻不止，温中固涩久痢方。

注

诃子散（诃子、罂粟壳、陈皮、干姜）为温中固涩治中焦虚寒的久泻方。

第四节　涩精止遗剂

金锁固精丸　水陆二仙丹

金锁固精盐蒺藜，莲肉须芡龙牡蛎，
补肾涩精樱味菟，失眠滑精与梦遗。
水陆二仙芡实樱，白浊带下遗精止。

注

《医方集解》金锁固精丸（沙苑蒺藜君炒、芡实臣蒸、莲肉臣适量、莲须各二两/各 12 克，龙骨酥炙、牡蛎佐使盐水煮一日一夜、煅粉 各一两/各 6 各）。以莲子粉为糊丸，空腹淡盐汤服下。

金锁固精丸能补肾涩精，用治肾虚精亏，症见：遗精、滑精、梦遗、四肢酸软、腰酸耳鸣、失眠多梦、神疲乏力。肾虚精关不固，莲米补肾。全方体现了"散者收之"和"精病调神"的原则，能秘肾气、固精关，如"金锁"之功，故名"金锁固精丸"。

本方加五味子、金樱子、广菟丝效果更好。

但下焦湿热及相火偏旺者的遗精症不宜用本方。

水陆二仙丹以芡实、金樱子组成，用治带下、白浊、遗精者纯属肾虚不摄者，其补涩力较金锁固精丸为弱。

现代用治重症肌无力，神经官能症，慢性前列腺炎，精囊炎，肺结核，内分泌功能失调，产后泄泻，产后恶露不绝、妇女白带过多，营养缺乏等病症。

桑螵蛸散

桑螵蛸散龟甲参，菖蒲龙骨远归神，
膀胱虚寒遗精尿，涩精止遗补心肾。

注

《本草衍义》桑螵蛸散（桑螵蛸君、菖蒲佐使、远志佐使、人参佐、当归佐、茯神佐、龙骨臣、醋炙龟甲臣各一两/各30）。

桑螵蛸散能补益心肾，涩精止遗，交济上下。主治心肾两虚，水火不交，肾虚不固，膀胱失约而致的遗精、遗尿之证。症见小便频数，或如米泔色，心神不安，心神恍惚，健忘食少，以及遗尿、滑精等。白浊是精遗旁道。

桑螵蛸散合缩泉丸治遗尿效果更好。

但下焦火盛，或湿热困扰所致的遗尿、遗精者不宜用本方。

桑螵蛸散核心：肾虚精关不固。病证要点：心肾不交而遗精。肾虚精关不固＋尿频白浊＋心神不安。配伍重点：桑螵蛸、菖蒲、远志交通心肾。桑螵蛸、龟甲补肾固精，收涩止遗。

现代用治遗尿症，神经性尿频，糖尿病及内分泌失调，神经衰弱，久年子宫脱垂。

缩 泉 丸

缩泉丸用益智仁，乌药山药尿数频，
肾膀虚寒老小病，温肾缩泉遗滑精。

注

《魏氏家藏方》缩泉丸（益智仁君、乌药臣、等份、酒煎，山药末佐使，为糊做丸；各9克）。

能调补心肾，涩精止遗。主治：心肾两虚，小便频数，或如米泔色，心神恍惚，健忘食少，以及遗尿遗精等。肾与膀胱虚寒则尿频尿多遗尿，患者以老人、小儿居多。

固 精 丸

固精鹿茸阳起石，龙骨苁蓉韭巴戟，
石脂附子鹿角霜，肾虚遗精滑精止。

注

《济生方》固精丸（鹿茸、阳起石、龙骨、肉苁蓉、茯苓、韭子、巴戟、赤石脂、附子、鹿角霜各等份)。能补肾固精,是治下元虚损、精关不固而遗精、滑精的良方。

第五节　固崩止带剂

固 冲 汤

固冲术芪龙牡棕,贼味芍茜山萸同,
脾肾亏虚呈崩漏,补气固涩固任冲。

注

《医学衷中参西录》固冲汤(白术君炒一两/30克,生杭白芍四钱/12克,乌贼骨四钱/12克,煅龙骨八钱/24克,煅牡蛎八钱/24克,黄芪君六钱/18克,五倍子五分/1.5克,棕榈炭二钱/6克,茜草三钱/9克,山萸肉去核八钱/24克)。

固冲汤能补气健脾,固冲摄血。主治脾气虚弱,脾不统血,冲任不固所致的血崩或月经过多而见血色稀淡,心悸气短,舌淡脉细弱等。

固冲汤核心:脾气虚不统血之冲脉不固,月经过多+色淡质稀。配伍重点是收涩+补气可急则治标。茜草活血止血不留瘀。

震 灵 丹

震灵朱砂赭余粮,二脂石英没乳香,
冲任虚寒瘀阻宫,止血化瘀崩漏方。

注

《和剂局方》震灵丹(禹余粮火煅醋淬、赭石、赤石脂、紫石英各四两/200克,五灵脂、没药、乳香各二两/100克,朱砂水飞一两/50克)。

能收敛止血化瘀,用治冲任虚寒,瘀阻胞宫者,症见出血不止,血色紫红或紫黑,夹有血块,小腹疼痛拒按,血块排出则痛减,舌质紫黯,脉沉细弦等。

但真元虚衰而无瘀滞者不宜用本方。

口诀中的"二脂"为五灵脂,赤石脂。

易 黄 汤

易黄山药芡实君,银杏黄柏车前仁,
脾虚湿注呈黄带,补脾渗湿显效能。

注

《傅青主女科》易黄汤(炒山药君一两/30克,炒芡实君一两/30克,银杏十枚/1枚,盐黄柏二钱/6克,车前子酒炒一钱/3克)。

是治疗脾肾虚弱,湿热带下的常用方。能补益脾肾,健脾燥湿,清热止带。主治脾肾虚弱,脾虚湿热,带下黄白,稠黏腥臭,腰酸腿软者。

易黄汤核心:脾虚带下+下焦湿热证。山药健脾燥湿止带。

清 带 汤

清带山药海螵蛸，龙骨牡蛎和茜草，
赤白带下清稀多，和营健脾止带疗。

注

《医学衷中参西录》清带汤（生山药君1两/30克，海螵蛸四钱/12克，龙骨六钱/18克，牡蛎六钱/18克，茜草三钱/9克）。

清带汤能健脾止带，专治脾虚带下赤白而清稀量多，在健脾止带之中兼以和营。

比较：完带汤脾虚肝郁之带下，重在补气健脾、疏肝止带。易黄汤治脾虚带下而有湿热，健脾止带之中兼清湿热。清带汤治脾虚带下赤白而清稀量多，健脾止带中兼以和营。

固 经 丸

固经丸用香附椿，龟甲白芍黄柏芩，
阴虚血热呈崩漏，澄本清源又滋阴。

注

《医学入门》固经丸（黄芩、龟甲、白芍各一两/30克，椿根白皮七钱/21克，黄柏三钱/9克，香附二钱半/7.5克）。

固经丸体现了澄本清源的原则。用治阴虚内热。能滋阴清热，止血固经。见经行不止，崩中漏下，血色深红，或夹紫黑瘀块，心胸烦热，腹痛尿赤，舌红，脉弦数者。

固经丸核心：阴虚内热之月经过多或不止+血热证。配伍重点是：收敛与滋阴清热并用。香附调经和血，椿根白皮收涩固精止血。

现代用固经丸治生殖系炎症引起的月经不调，月经先期，月经过多，功能性子宫出血者。

第十章　安　神　剂

第一节　重镇安神剂

重镇安神剂歌诀

重镇安神心阳亢，惊悸怔忡失眠烦，
阳亢耗伤阴血后，配伍滋阴养血煎。

注

重镇安神剂治心阳偏亢，症见惊悸、怔忡、失眠、烦乱。阳亢每多耗伤阴血，因此在这类方剂中应配伍滋阴养血之品以扶阴配阳。

重镇安神剂中多金石贝类药物和滋养安神类药物，宜久煎但不宜久服。如脾胃差者当健脾胃。贝壳类打碎先煎。炮制方法要恰当。

如安神剂中有一定的毒性药物，则不宜过量或长期服用。有毒性之品不可过量与久服。

朱砂安神丸

朱砂安神用黄连，生地归草阴火患，
悸忡懊恼心烦热，泻火养阴治失眠。

注

《内外伤辨惑论》朱砂安神丸（朱砂君五钱/15克，黄连君六钱/15克，生地黄臣一钱五分/6克，当归臣二钱五分/8克，炙甘草使五钱五分/15克）。

朱砂安神丸能镇心安神，泻火养阴，用治心火偏亢（又叫心阳偏亢），阴血不足证，症见心神烦乱，失眠多梦，怔忡惊悸，甚则欲吐不吐，胸中自觉懊恼，舌红，脉细数。

朱砂安神丸核心：阴虚＋心火亢盛之阴虚火旺的失眠。病证要点是心火亢盛，阴血不足。生地滋阴清热使肾水上济于心。朱砂用量大者为半两。

现代用朱砂安神丸治高血压，病毒性心肌炎，早搏，抑郁症，神经衰弱之心烦失眠及梦游症等见心火上炎，阴血不足证者。

磁　朱　丸

磁朱丸用神曲伍，摄纳浮阳又明目，
心悸失眠神烦乱，癫痫鸣聋眼花服。

注

《备急千金要方》磁朱丸（磁石君二两/60克，朱砂一两/30克，神曲四两/120克，蜜丸）能安神明目，摄纳浮阳。本方重镇安神，潜阳明目。用治水火不济之失眠心悸，耳鸣耳聋，视物昏花。亦治癫痫。

磁朱丸核心：肾虚＋心火亢盛之水火不济之失眠。病证要点是心火亢盛，肾水不足。神曲和蜜健脾补中和胃，以防金石药伤胃，还可调和诸药。

生 铁 落 饮

生铁落饮失眠证，二冬南星茯苓神，
橘红菖蒲钩远贝，连翘朱砂玄丹参。

注

《医学心悟》生铁落饮（生铁落、天冬去心、麦冬去心、贝母各三钱/9克，胆南星、茯苓、茯神、橘红、远志、菖蒲、连翘各一钱/3克，钩藤、玄参、丹参各一钱五分/5克，朱辰砂三分/1克）。

能镇心除痰，宁神定志，泻火养阴，主治心火偏亢，心烦神乱，失眠多梦，惊悸怔忡，甚则欲吐不吐，胸中自觉懊憹，舌红，脉细数。或痰火上扰的癫狂证。

生铁落饮安神定志与镇心除痰并用。

珍 珠 母 丸

珍珠母丸归地参，龙犀沉香枣柏神，
朱砂为衣银薄汤，滋阴养血失眠宁。

注

《普济本事方》珍珠母丸（珍珠母君研细粉三分/22.5克，当归一两半/45克，熟地一两半/45克，人参一两/30克，龙齿半两/15克，犀角半两/15克，沉香半两/15克，枣仁一两/30克，柏子仁一两/30克，茯神半两/15克，蜜丸朱砂为衣，如梧桐般大，金银花、薄荷煎汤下）。

珍珠母丸能滋阴养血，镇心安神，用治阴血不足，肝阳偏亢者，症见神志不宁，入夜少寐，惊悸眩晕，脉细弦等。

但痰热、痰火为患所致的惊悸失眠者不宜。

第二节 补养安神剂

滋养安神剂

阴血不足潮热烦，滋养安神治失眠，
梦遗少寐虚阳亢，舌红苔少出盗汗。

注

滋养安神剂治阴血不足，虚阳偏亢的失眠，症见梦遗、少寐、虚烦、盗汗、舌红苔少。

天王补心丹

天王补心治失眠，阴虚血少心悸烦，

枣地远砂味归苓，柏桔二冬人玄丹。

注

《摄生秘剖》天王补心丹（酒洗生地君四两/12克，炒远志去心、朱砂水飞、烘五味子佐、人参佐去芦、微炒丹参佐、微炒玄参臣、白茯苓臣去皮、桔梗使各五钱/各5克，酒洗当归身臣、枣仁臣、炒柏子仁臣、天冬臣去心、麦冬臣去心各二两/9克）

天王补心丹能滋阴养血，补心安神。用治阴血虚少神志不安，虚烦失眠证。症见虚烦少寐，心悸神疲，梦遗健忘，大便干结，口舌生疮，舌红少苔，脉细而数。

天王补心丹中的桔梗为"舟楫之剂"，起到载药上行的作用。

天王补心丹药物滋腻碍消化，胃虚及痰湿者慎用。

天王补心丹核心：阴血亏虚之阴虚证＋心悸失眠。配伍特点：滋阴补血，心肾两顾以补心为主。重用生地上清心火、下滋肾水而补肾养心。桔梗引药上行。

现代用天王补心丹治神经衰弱，脑萎缩，心脏神经官能症，心脏病，精神分裂症，甲状腺功能亢进症，顽固性口疮，慢性低血压，慢性肝炎，慢性荨麻疹等见心肾不足，阴亏血少者。脑力劳动者更宜常服。

柏子养心丸

柏子养心用玄参，枸麦归草菖地神，
虚烦失眠出盗汗，悸忡健忘补肾阴。

注

《体仁汇编》柏子养心九（柏子仁四两/12克，玄参二两/6克，枸杞三两/9克，麦冬一两/5克，当归一两/5克，甘草五钱/5克，菖蒲一两/5克，熟地二两/6克，茯神一两/5克）。

柏子养心九能养心安神，滋阴补肾，主治营血不足、心肾失调所致的精神恍惚，怔忡惊悸，夜寐多梦，健忘盗汗。

枕 中 丹

枕中丹是失眠方，龟甲龙骨远志菖，
宁心益智记忆好，交通心肾又潜阳。
简诀为：枕中龟甲龙远菖，交通心肾又潜阳。

注

《备急千金要方》枕中丹又名孔圣枕中丹（炙龟甲或鳖甲、龙骨、远志、菖蒲 各9克）。

枕中丹能宁心益智，潜镇安神，交通心肾。

孕妇去炙龟甲或鳖甲改用人参、龙眼肉、归身、龙骨、远志、菖蒲各9克。

主治心神不安，健忘失眠，久服此方可令记忆力增强，读书学习繁重者甚宜。

酸枣仁汤

酸枣仁草芎知苓，清热除烦养血神，
胆虚虚劳失眠烦，心肝阴虚阳浮晕。

注

《金匮要略》酸枣仁汤（炒酸枣仁君二升/15克，甘草使一两/3克，川芎佐二两/6克，知母臣二两/6克，茯苓臣二两/6克）。

酸枣仁汤能养血安神，清热除烦，用治虚劳虚烦不得眠，心悸盗汗、头晕目眩，咽干口燥，脉弦细。

酸枣仁汤核心：失眠＋心肝阴血虚证。病证要点是肝血不足，心神失养，虚热内扰而失眠。川芎枣仁养肝血又疏肝。重用枣仁两升。

现代用酸枣仁汤治神经衰弱，自主神经功能紊乱，顽固失眠，高血压，焦虑性神经症，心脑神经官能症，妄想型精神分裂症，肝豆状核变性，早搏，心绞痛，心动过速，心房纤颤，三叉神经痛，小儿夜游症，更年期综合征等见肝血不足，虚热内热证者。

甘麦大枣汤

甘麦大枣郁伤神，心虚脏躁常悲伤，

忧郁悲哭神恍惚，和肝滋脾失眠方。

注

《金匮要略》甘草小麦大枣汤（甘草君三两/9克，小麦一升/15克，大枣10枚）。

甘草小麦大枣汤能养心安神，柔肝和中缓急，补脾气，是心虚肝郁之脏躁的良方。症见精神恍惚，悲伤欲哭，不能自主，心中烦乱，睡眠不安，甚则言行失常，呵欠频作，舌淡红苔少，脉细略数。

甘草小麦大枣汤、桂枝龙骨牡蛎汤都用治抑郁症，桂枝龙骨牡蛎汤还用治脱发、骨关节病者，还用治脑血管意外、木僵的神经症患者、肥胖身困无力"一身尽重不可转侧者"。

甘草小麦大枣汤核心：心的气血两伤之脏躁见精神恍惚，悲伤欲哭。甘草缓肝急养心气，小麦甘寒养心气，养心血安神。

现代用甘草小麦大枣汤治癔病，神经衰弱见心虚肝郁者。

养 心 汤

养心参芪归神苓，参远肉桂柏枣仁，

心悸失眠半味草，心脾宁心又安神。

注

《仁斋直指方论》养心汤（人参君一分/8克，炙黄芪君，半夏曲、当归、白茯苓、茯神、川芎各半两/各15克，远志取肉、姜汁淹、焙肉桂，柏子仁，酸枣浸、去皮、隔纸炒香，北五味子各一分/各8克，炙甘草四钱/12克）。

养心汤能补益气血，养心安神。气血并补，重在益气；心脾同治，重在养心安神。主治心血不足，心神不宁之失眠证。症见：神思恍惚、心悸易惊，失眠健忘，舌淡脉细。

养心汤以宁心安神为主，专治气血不足，心神不宁之神思恍惚，心悸失眠。

定 志 丸

定志二茯参菖远，宁神失眠近视眼，

心胆气虚痰阻窍，补气涤痰又温胆。

注

《医学心悟》定志丸（人参9克，菖蒲10克，姜远志10克，茯苓12克，茯神9克，蜜为丸)。

定志丸能补心益智，镇怯安神。主治心气不足，心肾不交的心怯善恐，夜卧不安，多梦易惊。还治近视眼，癫疾和遗精。

黄连阿胶汤

黄连阿胶鸡子黄，芩芍养阴清热方，
水亏火炽口干燥，心肝血虚失眠良。

注

黄连阿胶汤是清心火法的代表方。《伤寒论》黄连阿胶汤（黄连6克，阿胶12克，黄芩12克，白芍15克，鸡子黄一枚)。

黄连阿胶汤能养阴清热，滋阴宁神，用治心肝阴血不足，阴亏火炽之心烦不眠证，症见心肝阴血不足，夜寐不宁，时而惊悸，头晕眼花，脉细者。

黄连阿胶汤还治全身瘙痒症，干燥综合征。

第十一章 开 窍 剂

第一节 凉 开 剂

凉开剂歌诀

凉开法治热闭证，高热昏谵厥与痉，
中风痰浊感秽浊，昏倒不知为热证。

注

开窍剂用治神昏闭证。用时要辨清病情虚实。本类方剂只适用于邪盛气实之闭证，而汗出肢冷、气微遗尿、手撒口开之虚脱证不宜。

开窍剂里多芳香药物，久服易伤元气。因此，开窍剂多用于急救，中病即止，不可久服。

开窍剂多为丸药、散剂或注射剂，不宜加热煎煮，否则，影响疗效。

凉开法用治温邪热毒内陷心包的热闭证。症见高热，神昏谵语，甚或发作痉厥等。其他如中风、痰厥或感触秽浊之气，卒然昏倒，不省人事，证有热象者也可选用。

开窍药剂都辛散走窜，气味芳香，易耗正气，不可久服，中病即止。孕妇禁慎。

便秘因阳明腑实的神昏谵语，不可使用，只宜下之。

安 宫 牛 黄 丸

安宫牛黄麝犀芩，雄黄郁朱珍珠冰，
连栀金箔热毒闭，心包热毒力强真，
中风偏瘫伴高热，意识障碍颅脑损，
重症肺炎中毒痢，高热惊厥抽搐昏。

注

《温病条辨》安宫牛黄丸（牛黄君一两/30克，麝香君二钱五分/7.5克，犀角君一两/30克，黄芩一两/30克，雄黄一两/30克，郁金一两/30克，朱砂一两/30克，珍珠五钱/15克，冰片二钱五/7.5克，黄连一两/30克、栀子一两/30克，金箔衣）。

安宫牛黄丸是治热毒内陷心包之热闭而当凉开的代表方。

安宫牛黄丸能清热解毒，开窍安神，用治温热邪毒内陷的热入心包、神昏窍闭证。症见高热烦躁、神昏谵语及中风昏迷、小儿高热惊厥属邪热内闭，舌红或绛，苔黄燥，脉数有力者。

以方中的君药牛黄命名。安宫牛黄丸清热解毒的力量强大（力强真）。

安宫牛黄丸为热闭证而设，寒闭证或脱证禁用。

安宫牛黄丸含香窜、寒凉、有毒之品，中病即止，不可过量、久服。孕妇慎用。

因心包为心之宫城，热陷心包，神昏谵语，由此方清解心包热毒，豁痰开窍，心包得安而叫"安宫"。

安宫牛黄丸核心：治温热病之高热＋神昏。病证要点：温热邪毒内陷心包。配伍特点：清热泻火、凉血解毒与芳香开窍并用，以清热解毒为主，意为"使邪火随诸香一并散也"。蜂蜜和中起调和作用。

现代用安宫牛黄丸是传统的中药急救药品，用治中风偏瘫伴高热，因颅脑损伤意识障碍，重症肺炎，中毒性痢疾等伴高热、惊厥、抽搐、神昏，可明显增加脑血流量治疗脑缺血，能解热、镇静、保肝、抗惊厥。

用治流行性脑脊髓膜炎，乙型脑炎，尿毒症，肝昏迷，颅脑外伤，脑血管意外，特发性偏瘫，急性病毒性脑炎，窒息，脑炎后遗症，糖尿病并发高血压动脉硬化及肾功能不全，大脑发育不全，中毒型痢疾，肺性脑病，小儿高热惊厥，有机磷中毒之高热，副鼻窦炎，脊髓灰质炎发热期，流行性出血热等有高热神昏等属热闭心包证者。

清开灵注射液是安宫牛黄丸的现代制剂，因保留了安宫牛黄丸原方的独到疗效，可有效地用治脑血栓形成、脑出血、肝昏迷、急性出血性或缺血性脑卒中等等，均有疗效。

牛黄清心丸

牛黄清心用灯芯，郁金朱砂栀连芩，

清热解毒又开窍，中风惊厥暑厥珍。

注

《温病条辨》牛黄清心丸（牛黄0.75克，灯芯6克，黄连15克，黄芩9克，郁金6克，朱砂4.5克，栀子9克）。

能清热解毒，开窍安神。主治温邪内陷，热入心包的热闭轻证，症见热邪内陷，身热烦躁，神昏谵语，以及小儿惊风，痰涎壅盛，烦躁不安等症。

安宫牛黄丸用治热闭重证。牛黄清心丸治热闭轻证。

紫　雪

紫雪犀羚麝金硝，明粉磁寒滑石膏，

丁沉木朱草升玄，清热息风解痉疗。

注

《外台秘要》紫雪（犀角君三两/150克，羚羊角君五两/150克，麝香君研五分/1.5克，黄金一百两/3000克，火硝精者5000克，玄明粉精者四升/1000克，磁石、寒水石、滑石、石膏各三斤/各1500克，公丁香一两/30克，沉香、青木香各五两/各150克，朱砂飞研三两/90克，炙甘草八两/240克，升麻一斤/200克，玄参一斤/250克）。

紫雪能清热开窍，安神息风，解痉，用治热邪内陷，气血两燔，热闭心包，热盛动风的重证。

症见高热烦躁，神昏谵语，痉厥抽搐，口渴唇焦，尿赤便闭及小儿热盛惊厥。紫雪是治疗热闭心包，热盛动风的常用方。紫雪以清热息风解痉为特长。

过量伤元气，中病即止。脱证、虚风内动、小儿慢惊不宜，孕妇忌用。

热入营血合用清营汤。发斑配用犀角地黄汤。

癫狂伍用清宫汤。痉厥加三甲复脉汤。

气阴两伤以生脉散煎汤送服。

紫雪丹核心：治温热病之高热＋神昏＋惊厥或抽搐。病证要点：温热病邪陷心包，热盛动风。配伍特点是心肝并治，在用清热开窍之中兼息风止痉，开上窍通下窍。配伍重点是重用甘寒的清热药。

现代用紫雪治流行性脑脊髓膜炎，乙型脑炎，斑疹伤寒，痰热瘀血互结型精神分裂症，病毒性急性及亚急性硬化型脑炎，猩红热，小儿麻疹，高热抽搐神昏，高热出血型斑疹等。

小儿回春丹

小儿回春甘草半，贝母白蔻木沉檀，
大黄牛黄天竺黄，胆星朱砂全蝎蚕，
天钩枳壳麝香陈，热痰蒙蔽风惊安。

注

《敬修堂药说》小儿回春丹（贝母、法半夏、陈皮、木香、白蔻、枳壳、沉香、天竺黄、全蝎、僵蚕、檀香各一两二钱半/各40克，牛黄、麝香各四钱/各12克，大黄、胆南星各二两/各60克，钩藤八两/240克，天麻一两二钱半/40克，甘草八钱七分半/25克，朱砂适量。做丸，每丸重0.09克，口服，1岁之内每次1丸，1~2岁每次2丸、每日2~3次。）能开窍定惊，清热化痰。

小儿回春丹主治小儿急惊，痰热蒙蔽。症见发热烦躁，神昏惊厥，或反胃呕吐，夜啼吐乳，痰嗽哮喘，腹痛泄泻等。

注意：对脾肾虚寒之慢惊风则不宜用本方。

小儿回春丹是治小儿急惊风的验方。急惊风的主要特点是起病暴急，症见高热烦躁，神昏惊厥，其病机可归纳为"热、痰、风、惊"四字，本方具有清热、化痰、开窍、息风、定惊的作用。

至 宝 丹

至宝麝香犀牛黄，琥珀冰雄安息香，
金箔银箔朱玳瑁，热毒开窍安神方。

注

《苏沈良方》至宝丹（麝香君研一分/0.3克，犀角君研、牛黄君研各一分/0.3克，琥珀研一两/30克，冰片即龙脑研一分10.3克，雄黄研飞一两/30克，安息香一两半/30克为末、以无灰酒搅澄飞过，滤去砂土，约得尽数一两，慢火熬成膏，金箔研五十片，半入药、半为衣，银箔研五十片，朱砂研飞一两/30克，生玳瑁一两/30克）。

至宝丹能开窍安神，清热化痰解毒，化浊辟秽，用治痰热内闭心包证，症见高热神昏谵语，身热烦躁，邪热内闭，炼液为痰，痰盛气粗，舌红苔黄垢腻，脉滑数，以及小儿惊厥属痰热内闭者。此方以开窍安神为特长。但高热伤阴，阴液枯竭及肝阳上亢发痉者不宜。

至宝丹核心：痰热内闭心包证之高热＋神昏＋痰盛。病证要点：痰热内闭心包。配伍特点：在化浊开窍，清热解毒之中兼用通络散瘀、镇心安神之品，化浊开窍为主，清热解毒为辅。牛黄雄黄帮助豁痰解毒。

比较：安宫牛黄丸、紫雪丹、至宝丹是凉开剂的"凉开三宝方"，都是凉开法的常用方，都能清热解毒，涤痰开窍，镇静安神。三宝方从口诀中可知各有所长：安宫牛黄丸最凉最寒、清热解毒力甚强，用于热毒最盛证；紫雪次凉次寒、息风解痉最好，至宝丹更次凉寒、长于化浊辟秽，而开窍安神第一。

三宝方的功效擅长与区别，从口诀中完全可知，可掌握，易学易记，这是本套四易口诀的特点所在，于临床、于考试最实用，易考易用。

现代用至宝丹治"流脑"、"乙脑"，脑血管意外，中暑，肝昏迷，尿毒症，冠心病心绞痛，癫痫等属热痰内盛者。

抱 龙 丸

抱龙胆南星麝香，朱砂雄黄天竺黄，
热痰内壅儿惊厥，清热豁痰开窍良。

注

《小儿药证直诀》抱龙丸（胆南星君四两/120克，麝香君半两/15克，朱砂水飞半两/15克，雄黄水飞、一钱/3克，天竺黄一两/30克）。

抱龙丸能清热化痰，开窍息风，安神，见小儿痰热内壅，热盛生风。症见小儿急惊，痰热内壅，身热神昏，呼吸气粗，发惊发厥，四肢抽搐等证。

抱龙丸治小儿热痰阻窍，惊厥抽风证。

行 军 散

行军散是痧瘴方，珍珠牛麝冰雄黄，
硼硝金箔共研末，窍闭神昏用此方。

注

《霍乱论》行军散（珍珠、牛黄，麝香、冰片、硼砂各一钱/3克，雄黄飞尽八钱/24克，硝石三分/0.9克，金箔二十页）。

能开窍、辟秽、解毒，用治暑月痧瘴，霍乱等，症见吐泻腹痛，烦闷欲绝，头晕目眩，不省人事，并治口疮咽痛，风热眼障。

犀珀至宝丹

犀珀至宝血竭同，麝羚瑁翘丹皮红，
蟾酥菖郁朱甲挂，中风闭证瘀血通。
合用清瘟败毒饮，能救热毒很深重。
或加导赤泻心汤，瘀热尿毒可收功。

注

犀珀至宝丹（犀角、玳瑁、血竭、麝香、羚羊角、连翘心、丹皮、红花、蟾酥、石菖蒲、广郁金、朱砂、甲珠、桂枝尖）。现代去犀角用牛黄叫牛珀至宝丹，功效似同。

犀珀至宝丹能通瘀开窍，凉血散血，用治瘀热互结，机窍闭阻之中风证。

本方合用清瘟败毒饮，清热解毒的作用更强大，可治疗热毒深重者。

犀珀至宝丹合用导赤泻心汤，可治疗尿毒症属瘀热者。

琥 珀 丸

琥珀丸归熟地芎，桂附参味石斛苁，
木沉阿胶朱砂断，牛膝没药寒瘀通，
欲快送服苏合丸；热陷心包不能用。

注

琥珀丸（琥珀、当归、熟地、川芎、肉桂、附子、人参、五味子、石斛、肉苁蓉、木香、沉香、阿胶、朱砂、续断、牛膝、没药）。

注意：热陷心包致神昏窍闭者禁用琥珀丸。

琥珀丸能温补心肾，活血祛瘀，用治虚寒挟瘀所致的中风闭证，症见心肾虚寒，瘀阻窍隧，卒中神昏，肢体瘫痪，半身不遂，肌肤厥冷，口唇发绀，脉沉涩无力者。

琥珀丸作煎剂，送服苏合香丸取效更快。

第二节 温 开 剂

温开剂歌诀

温开法治寒闭证，突然昏倒牙关紧，
神昏不语脉搏迟，气滞寒疑心腹疼。

注

温开法用治中风、中寒、痰厥等寒闭证者，症见突然昏倒，牙关紧闭，神昏不语，苔白脉迟，及心腹寒痛者。

苏合香丸

苏合冰麝安息香，丁沉檀乳青木香，
荜朱术诃香附犀，闭证寒极温开方。

注

《广济方》苏合香丸（又叫吃力伽丸）（苏合香油君入安息香膏内、冰片君研、各半两/各15克，麝香君，安息香君、别为末、用无灰酒一升熬膏，丁香，沉香，檀香，青木香，香附炒去毛，犀角，荜茇，白术（吃力伽），诃子煨去皮，朱砂研水飞各一两/各30克，乳香半两/15克）。

苏合香丸能温通开窍，化浊醒神，行气止痛，是温开剂的代表方。主治中风、中气或感受时行瘴疠之气，或痰壅气闭，突然昏倒，牙关紧闭，不省人事；或中寒气闭，心腹猝痛，甚则昏厥。

此方既属温开，故暑热夏季不宜。

注意：《广济方》的原方叫吃力伽丸，即白术丸；《苏沈良方》改名苏合香丸。白术丸的命名提示开窍行气之名，不忘补气扶正之意。

辛香之品很多，辛香走窜，不可过量过久服用。孕妇慎用。脱症、热闭忌用。脉弱体虚者用人参汤送服。中风痰壅用姜汁、竹沥送服。癫痫痰迷心窍用菖蒲郁金煎汤送服。

　　苏合香丸核心：瘴疠寒气之中风或中气见寒证＋神昏＋牙关紧闭。病证要点：寒痰，秽浊闭阻清窍而神昏。配伍特点：十香辟秽开窍，行气温中止痛，散收兼顾，补敛同施。诃子收涩敛气；白术益气健脾，燥湿化浊。

　　现代用苏合香丸治寒证的心绞痛，精神病证，癫痫，急性心肌梗死，急性脑血管意外，肝昏迷，癔病性昏迷，有毒气体中毒，流行性乙型脑炎，老年性痴呆症，胆道蛔虫症，颌下腺结石症，痛经等见苏合香丸证者。

冠心苏合丸

冠心苏合丸心痛，檀香乳冰青木香，
芳香开窍疏气机，现代医家常用方。

注

《中国药典》1977年版冠心苏合丸（苏合香油50克，檀香210克，制乳香105克，冰片105克，青木香210克，加炼蜜适量作1000丸，每次一丸，每天1～3次）。

　　能芳香开窍，行气止痛。用治心绞痛的胸部憋闷效果良好。

紫 金 锭

紫金锭用山慈菇，五倍千金和雄黄，
大戟麝香加朱砂，霍乱痧瘴冲米汤。

注

《片玉心书》紫金锭又名玉枢丹（山慈菇三两/90克，五倍子三两/90克，千金子霜一两/30克，雄黄一两/30克，朱砂一两/30克，大戟一两半/45克，麝香三钱/9克研末为丸，米汤冲服）。

　　能化痰开窍，辟秽解毒，消肿止痛，用治感受秽恶痰浊之邪，脘腹胀闷疼痛，呕吐泄泻，小儿痰厥。外敷疔疮疖肿。

　　紫金锭核心：秽恶痰浊致呕吐泄泻＋脘腹胀闷疼痛。病证要点是秽恶痰浊阻滞中焦。配伍重点是山慈菇能化痰散结，千金子和大戟逐痰消肿。

　　现代用紫金锭治流行性脑脊髓膜炎，嗜酸性粒细胞增多症，腮腺炎，萎缩性胃炎，食管癌梗阻，小儿癫痫，中毒性痢疾，月经不调，皮肤软组织急性化脓性感染等。

第十二章 理 气 剂

理气剂歌诀

气滞气逆理气宗，行气降气常合用，
寒热虚实与兼夹，辨清证情可见功。

注

理气剂用治气滞、气逆的病证。气滞以脾胃气滞和肝气郁滞居多，气逆以胃气上逆和肺气上逆常见。

气滞当行气，气逆当降气，由于气机郁结与气逆上冲常相兼为病，故行气与降气常常互相配合使用。使用理气剂时，应辨清病情的寒热虚实及其兼夹，以供配伍用药，取得预期的疗效。

理气剂多用辛燥芳香之品，易伤津耗气，应适当配伍益气滋阴之品以制其偏性。

理气剂中多辛温香燥药，易耗气伤津，助热生火，应中病即止，不宜过量，久服。对年老体弱，气虚阴亏、阴虚火旺，或有出血倾向者，崩漏吐衄者、孕妇宜慎用（芳香药有损胎气）。正值经期妇女均当慎用。

第一节 行 气 剂

行气剂歌诀

气机郁滞胀痞满，行气剂使气机安。
脾胃气滞脘腹胀，食少呕呃又吞酸。
肝郁气滞胸胁胀，疝气痛经月经乱。

注

行气剂能疏畅气机，用治气机郁滞的病证。气滞以脾胃气滞和肝气郁滞为多见。脾胃气滞则见脘腹胀满，食少，呕恶，嗳气吞酸。肝郁气滞则见胸胁胀痛，或疝气痛，或痛经，或月经不调，月经紊乱等。

越 鞠 丸

越鞠丸治六郁侵，气血痰火湿食因，
香附芎苍栀子曲，行气解郁痛闷平。

注

《丹溪心法》越鞠丸又名芎术丸（香附君、川芎、苍术、栀子、神曲各等份/各 6~10 克）。

越鞠丸能行气解郁，疏肝止痛，是治气郁乃至血郁、痰郁、火郁、湿郁、食郁等诸六郁轻证的常用方，症见胸膈痞闷，脘腹胀痛，嗳腐吞酸，恶心呕吐，饮食不消，苔腻脉弦等症。

越鞠丸核心：六郁之胸胁脘腹胀痛＋饮食不消＋苔腻脉弦。病证要点是肝气郁结，脾失健运。配伍重点是分郁论治，五药治六郁。痰郁是气滞湿聚而成痰，有苍术、香附可行气化湿则痰消而治之，故不再用祛痰药。

现代用越鞠丸治胃肠炎，神经衰弱，慢性肝炎，胃肠神经官能症，胃及十二指肠溃疡，胆囊炎，胆石症，肋间神经痛，痛经，慢性克山病，转氨酶增高等。

柴 胡 疏 肝 散

柴胡疏肝肝气郁，陈枳香附芍草芎，
疏肝行气又活血，气郁实证脘腹痛。

注

《证治准绳》柴胡疏肝散（柴胡君二钱/6克，陈皮醋炒二钱/6克，枳壳一钱半/4.5克，香附一钱半/4.5克，白芍一钱半/4.5克，炙甘草五分/1.5克，川芎一钱半/4.5克）。

能行气疏肝，活血止痛。用治肝郁血滞所致的胁痛，寒热往来及痛经等属实证者。

症见胁肋疼痛，胸闷喜太息，情志抑郁或易怒，或嗳气，脘腹胀满，脉弦。是治疗肝气郁滞的代表方，疏肝行气兼活血，以胁肋胀痛，脉弦为辨证依据。

现代用柴胡疏肝散治消化性溃疡，慢性胃炎，胆囊炎，胆石症，心肌缺血，传染性肝炎等。

【注意】 气郁化热者禁用。

金 铃 子 散

金铃玄胡等份研，黄酒调服或水煎，
气逆肝郁火瘀痛，行气活血疏清肝。

注

《太平圣惠方》，录自《袖珍方》金铃子散（金铃子君，延胡索各一两/各9克）。

金铃子散能行气开郁，疏肝清肝，活血止痛。用治气逆肝郁，肝郁化火热，因热致瘀，热瘀则胸腹胁肋疼痛，时发时止，郁热益甚，口苦咽干，舌红苔黄脉弦数者。

金铃子散核心是：肝郁化火之肝热证＋胸腹胁肋疼痛。病证要点是：气郁化火，血行不畅。配伍特点是两药等量使用。

现代用金铃子散治消化性溃疡，慢性肠炎，慢性肝炎，慢性胆囊炎，慢性胰腺炎等因胸胁脘腹气滞血瘀而疼痛者。

瓜蒌薤白白酒汤　瓜蒌薤白半夏汤

瓜蒌薤白白酒汤，胸痹胸阳不振方。
瓜蒌薤白半夏汤，痰结痰饮遏心阳。

注

《金匮要略》瓜蒌薤白白酒汤（瓜蒌实君一枚/24克，薤白臣半升/12克，白酒七升/适量)。

用治胸痹胸阳不振,气滞痰阻较轻者,胸部满痛,甚至胸痛彻背,喘息咳唾,短气,舌苔白腻,脉沉弦或紧。

比较:

枳实薤白桂枝汤的通阳散结力量强,并兼去痰下气消痞满。

《金匮要略》瓜蒌薤白半夏汤(瓜蒌实一枚/24克,薤白三两/9克,半夏半升/12克,白酒一斗/适量)的祛痰散结力更强,用治胸痹痰浊较重者,胸中满痛彻背不能安卧者。

瓜蒌薤白白酒汤的祛痰散结之力最弱。

枳实薤白桂枝汤

枳实薤白桂枝汤,厚朴瓜蒌气上呛,
通阳散结下气痰,胸痹心痛痰结酿。

注

《金匮要略》枳实薤白桂枝汤(枳实四枚/12克,厚朴四两/12克,薤白半升/9克,桂枝一两/3克,瓜蒌一枚/24克)。

枳实薤白桂枝汤能通阳散结,祛痰下气,主治胸痹因胸阳不振,痰浊中阻,气结胸中所致者,症见胸满而痛,甚或胸痛彻背,喘息咳唾,短气,气从胁下向上冲呛胸喉,舌苔白腻,脉沉弦或紧。枳实薤白桂枝汤常与奔豚汤参合使用。

枳实薤白桂枝汤核心:胸阳不振,痰气互结的胸痹胸满而痛+气从胁下向上攻心胸。病证要点是胸阳不振,痰气互结。配伍特点是瓜蒌伍薤白涤痰理气,通阳散结,宣通阴寒痰浊之痹阻。桂枝平喘降逆,恢复气之升降。

现代用枳实薤白桂枝汤治心绞痛,肋间神经痛,非化脓性肋软骨炎,慢性气管炎等见胸阳不振,痰浊中阻,气结胸中所致诸病症者。

半夏厚朴汤 四七汤

半夏厚朴苏苓姜,郁证气滞痰郁方,
梅核琥珀香附草,尿难阴户疼痛尝。

注

《金匮要略》半夏厚朴汤(半夏君一升/12克,厚朴臣三两/9克,茯苓臣四两/12克,紫苏佐使二两/6克,生姜佐使三两/15克)。

半夏厚朴汤能行气散结,降逆化痰,是用治梅核气的良方,症见咽中似物梗阻,有吞之不下,吐之不出之感,胸胁满闷,气急作痛,或湿痰咳嗽或呕吐,舌苔白润或滑腻,脉弦缓或弦滑等。

半夏厚朴汤加琥珀、香附、甘草名四七汤(《直指方》),治妇女小便不利,阴户疼痛者。

半夏厚朴汤加大枣也名叫四七汤(《局方》),其所治病证与半夏厚朴汤相同。

半夏厚朴汤核心:梅核气之咽中似物梗阻+吞吐不得+胸胁满闷。病证要点是肺胃宣降失常和痰气互结于咽喉。配伍重点是半夏、厚朴辛温,辛则行气散结,温则燥湿化痰。

现代用半夏厚朴汤治瘿病,胃肠神经官能症,食道痉挛,慢性喉炎,气管炎等;治急性肠炎与平胃散合用效佳。

枳实消痞丸

枳实消痞白术苓，朴半姜草连麦参，
寒热互结心下痞，行气补气健脾拯。

注

《兰室秘藏》枳实消痞丸（枳实君五钱/15克，炙厚朴臣四钱/12克，干姜一钱/3克，白术以后皆佐二钱/6克，茯苓二钱/6克，半夏三钱/9克，黄连五钱/15克，麦芽曲二钱/6克，人参三钱/9克，炙甘草使二钱/6克）。

枳实消痞丸能行气消痞，补气健脾，故为消中兼补之方，为"寒热并调"之剂，以清热为重，辛开苦降，散结消痞；补泻并用，虚实兼治，具有消痞除满，健脾和胃之功效。

枳实消痞丸主治脾虚气滞，脾失健运，积滞内停，寒热互结；症见心下痞满，不欲饮食，倦怠乏力，大便不调。

这类消导剂有消食化滞和健脾消食2类，可治食积痞块，癥瘕积聚病证。

枳实消痞丸核心：脾虚气滞＋寒热互结之心下痞满。配伍特点：用枳术汤、四君子汤和半夏泻心汤加减化裁而成。重用枳朴可行气消痞，黄连用量大于干姜以治热多寒少。故枳实消痞丸中消重于补。枳术汤和半夏泻心汤的补重于消。

现代用枳实消痞丸治慢性胃肠炎，慢性支气管炎，胃肠神经官能症，糖尿病胃轻瘫，胆囊炎及胆汁反流性胃炎等属脾胃气滞，寒热互结者。

枳术丸　橘半枳术丸　香砂枳术丸

枳术丸是消补方，除痞散满是专长，
健脾化痰加橘半，消食化滞砂木香。

注

《内外伤辨惑论》引张元素方枳术丸（白术君二两/60克，麸炒枳实臣一两/30克共为末，为开养脾胃清气而当以荷叶裹米饭烧制为丸）。

枳术丸能健脾行气消痞，用治脾虚气滞，饮食停聚之痞证，症见胸脘痞满，不思饮食。

现代用枳术丸治消化不良，慢性胃炎，胃下垂，胃神经官能症等。

《金匮要略》枳术汤（枳实七枚/12克，白术二两/6克）煎服。能行气消痞，治气滞水停。心下坚，大如盘，边如旋盘。

枳术丸加橘皮、半夏名橘半枳术丸，能健脾化痰，理气消痞，用于饮食伤脾，停积痰饮，心胸痞闷。

枳术丸加砂仁、木香名香砂枳术丸，能健脾行气，消食退滞，用于脾虚食少，或宿食不消，胸脘痞闷。

厚朴温中汤

厚朴温中汤木香，草蔻草苓陈干姜，
脾胃虚寒脘腹胀，温中行气寒湿尝。

注

《内外伤辨惑论》厚朴温中汤（姜厚朴君、陈皮去白佐使各一两/各15克，炙甘草佐使、茯苓佐使去皮、木香佐使、草蔻仁臣各五钱/各8克，干姜佐使七分/2克）。

厚朴温中汤能温中行气，燥湿除满，主治寒湿伤害脾胃，脘腹胀满或疼痛，不思饮食，四肢倦怠。

厚朴温中汤核心：脾胃寒湿气滞之脘腹胀痛＋苔白腻。病证要点是：寒湿困阻脾胃，气机阻滞。配伍重点是行气并行。

现代用厚朴温中汤治慢性胃炎，慢性肠炎，消化不良性腹泻等。但实热所致的脘腹胀满或疼痛者不宜用本方。

良 附 丸

良附丸治胃实寒，米汤姜汁加食盐，
肝气寒邪胃脘痛，温胃疏肝呕吐煎。

注

《良方集腋》良附丸（良姜、香附）。

良附丸能行气开郁疏肝，祛寒止痛，治肝气或客寒犯胃，脘痛呕吐，或连胸胁胀痛等，良附丸功专温胃又疏肝则诸症可平。

区别：胃实寒用良附丸，胃实热用清胃散，脾胃虚寒用理中丸，脾胃虚热用玉女煎或琼玉膏。

天 台 乌 药 散

天台乌药茴良姜，巴豆川楝木青槟，
行气疏肝小肠疝，肝经寒凝疼痛当。

注

《圣济总录》天台乌药散（乌药君半两/15克，小茴香臣半两/15克，高良姜臣半两/15克，木香臣半两/15克，青皮臣半两/15克，槟榔佐使9克，巴豆佐使七十粒/12克，川楝佐使15克）。

天台乌药散能行气疏肝，散寒止痛。主治肝经寒凝气滞，小肠疝气，少腹引及睾丸而痛，偏坠肿胀。方中的巴豆与川楝子同炒后去巴豆，将川楝子入药同煎，意在增强川楝子行气散结之力。

天台乌药散核心：肝经寒凝气滞之少腹痛引睾丸＋苔白、脉沉弦。病证要点是寒凝肝脉，气机阻滞。配伍重点是川楝子与巴豆和麸同炒以去川楝子之寒而增强行气散结之效。炒后去巴豆和麸皮。

现代用天台乌药散治睾丸炎、附睾炎，前列腺炎，胃炎、痛经等见寒凝肝脉，气机阻滞证者。

橘 核 丸

橘核丸治睾丸肿，楝桂木香桃枳通，

朴延昆藻囊溃烂，气郁血滞癞疝痛。

注

《济生方》橘核丸（炒橘核、川楝子去肉炒、海带、昆布、海藻洗、桃仁麸炒各一两/30克，枳实麸炒、姜厚朴、木通、延胡炒去皮、桂心不见火、木香不见火各半两/15克）。

橘核丸能行气止痛，软坚散结。主治：癞疝，寒湿疝气，睾丸肿胀偏坠，或坚硬如石，或痛引脐腹。橘核丸是治睾丸诸疾的良方。

橘核丸核心：寒湿疝气之睾丸硬肿胀痛。病证要点是：寒湿内阻肝脉和气血瘀滞。配伍特点：软坚散结，气血并行。

现代用橘核丸治睾丸肿痛，阴囊溃烂，癞疝，阴部顽痛，睾丸鞘膜积液，睾丸炎，副睾炎，阴囊痛，阴囊痛性结节，精囊炎，精索炎等。

加味乌药散

加味乌药散香附，砂仁木香草玄胡，
疏肝理气调月经，月经胀痛寒疝图。

注

《奇效良方》加味乌药散（香附君二两/9克，乌药一两/6克，砂仁一两/6克，木香一两/6克，甘草一两半/9克，延胡索一两/6克）。

加味乌药散能行气活血，调经止痛，用治肝郁气滞之痛经。症见经前、经初少腹疼痛、胀痛，胀比痛更严重，或痛连胸胁，乳房胀痛，舌淡苔薄白，脉弦紧。

加味乌药散核心：肝郁痛经＋少腹、胸胁、乳房胀痛。配伍特点：以香附为君即以疏肝气为主，兼活血止痛。

加减瓜蒌薤白汤

加减瓜蒌薤白汤，香附桃红郁金尝，
胸阳不通用桂枝，胸痹活络又通阳。

注

加减瓜蒌薤白汤是行胸气法的代表方。《中医研究院方》加减瓜蒌薤白汤（瓜蒌壳24克，薤白15克，醋香附12克，桃仁9克，红花9克，郁金9克，桂枝9克）。

加减瓜蒌薤白汤能宣痹通阳，化瘀通络，体现了通络与祛瘀并用的原则，揭示了胸痹疼痛与瘀血、气滞、痰浊阻痹都有关。主治胸阳不通，心前区或胸骨后刺痛，闷痛，心悸不宁，甚至面青、唇口爪甲青紫，四肢发凉，舌质紫黯，脉细。

根据寒热虚实辨证加减后，可用治心肌梗死、心绞痛。

延胡索散

延胡索散肉桂姜，赤芍乳没云木香，
姜黄蒲黄甘草归，血气刺痛七情伤。

注

《济生方》延胡索散（当归去芦酒浸 炒去皮延胡索、炒蒲黄、赤芍、肉桂不见火各半两/15克，姜黄、乳香、没药、云木香不见火各三钱/9克，炙甘草二钱半/7克，生姜七片）。

能行气活血，调经止痛，用治妇人室女七情伤感致气与血并，心腹刺痛等一切血气疼痛证。

导 气 汤

导气汤用云木香，川楝吴萸小茴香，

寒凝气滞水煎服，小腹寒疝疼痛良。

注

导气汤由云木香，川楝，吴萸，小茴香组成，主治寒疝小腹疼痛。

木香蜈蚣散

验方木香蜈蚣散，睾丸肿大行气安。

注

木香蜈蚣散主治睾丸肿大。

第二节 降气剂

降气剂歌诀

肺胃气逆降气安，肺气逆则咳痰喘，

胃气逆见噫呃呕，病因肝郁湿食痰。

注

降气剂治肺胃气逆。肺气上逆则咳痰，咳喘。胃气上逆多因肝郁、湿、食、痰导致中焦气滞而致噫气、呃逆、呕吐。肝郁气滞上逆者应肝脾同治，湿停气滞者加淡渗芳化药，食积气滞者加消导药，痰阻气滞者加祛痰药。

苏子降气汤

苏子降气草半归，前胡大枣朴姜桂，

上实下虚气逆喘，寒痰满闷浮肿魁。

注

《和剂局方》苏子降气汤（紫苏子君、半夏臣汤洗七次各二两半/9克，苏叶五片，当归佐去芦两半/6克，前胡臣去芦/6克、大枣使一个，炙甘草使二两/6克，姜厚朴臣、去粗皮一两/6克，生姜二片，肉桂佐、去皮一两半/3克）。

苏子降气汤是降肺气上逆法的代表方。注意方中有苏子和苏叶，且苏子是君药。

苏子降气汤能降气平喘，祛痰止咳。用治上实（盛）下虚之喘咳证，气逆作喘之证，见痰涎壅盛、喘咳短气、胸膈满闷，或腰痛脚弱，肢体倦怠，或肢体浮肿，舌苔白滑或白腻等。病因是痰涎壅肺，肾阳不足；病机是上实（盛）下虚。

苏子降气汤核心：上实下虚之肺脏气滞痰阻＋肾虚水泛证。病证要点是痰涎壅盛于肺，肾阳不足。配伍重点是苏叶生姜宣肺散寒，当归肉桂温补下元。

现代用苏子降气汤治慢性支气管炎，支气管哮喘，轻度肺水肿，百日咳等。但肺肾两虚无邪的喘咳及肺热痰喘者不宜用本方。

定 喘 汤

定喘白果麻半夏，苏杏桑草芩冬花，
痰热内蕴受风寒，宣肺降气痰喘佳。

注

《摄生众妙方》定喘汤（白果君、去壳炒黄二十一枚/9克，麻黄君三钱/9克，半夏臣三钱/9克，款冬花臣三钱/9克，苏子臣二钱/6克，杏仁臣、去皮尖一钱五分/4.5克，桑白皮佐蜜炙三钱/9克，黄芩佐、微炒一钱五分/4.5克，甘草使一钱/3克）。

定喘汤能宣肺降气，祛痰平喘。以哮喘和痰稠色黄为肺热症状的特点。

白果伍款冬花治喘。

定喘汤主治风寒外束，痰热内蕴。症见痰多气急，痰稠色黄，哮喘咳嗽，微恶寒，舌苔黄腻，脉滑数者。

但新感风寒的咳喘和咳喘无内热者，不宜用本方。

定喘汤核心：外有风寒、内有痰热之哮喘咳嗽、痰稠色黄＋微恶寒。配伍特点是：收敛并用。麻黄宣肺平喘，白果敛肺定喘。定喘汤的半夏用甘草水泡七次，去半夏脐，再用酒炒半夏后入药。

现代用定喘汤治慢性喘息型支气管炎，急性毛细支气管炎，支气管哮喘等。

四磨汤 五磨饮子

四磨汤治七情伤，乌药人参沉香榔，
气逆痞满喘胸闷，宽胸散结降逆良。
五磨减参加香枳，气郁暴厥胀痛方。

注

《济生方》四磨汤（乌药君6克，人参6克，沉香6克，槟榔9克）。

四磨汤能行气降逆，宽胸散结。主治七情所伤，肝气郁结所致之气滞于肠道诸疾。症见胸膈烦闷，上气喘急，心下痞满，不思饮食。

实证用五磨饮子减去人参，加枳壳、木香，有更强的行气降逆之效，力量猛峻，用治身体壮实而气结较严重者。

现代用四磨汤治支气管哮喘，小儿胎粪所致的肠梗阻，小儿消化不良。

旋覆代赭汤 干姜人参半夏丸

旋覆代赭生姜枣，人参半夏炙甘草，
胃气虚弱痰浊阻，痞呕嗳气视物倒。
干姜人参半夏丸，妊娠恶阻呕吐少。

注

《伤寒论》旋覆代赭汤（旋覆花君三两/9克，代赭石臣一两/3克，生姜佐五两/15克，大枣使十二枚/4 枚，人参佐二两/6 克，半夏佐、洗半升/9 克，炙甘草三两/9 克）。

方中的旋覆花为下气消痰之用。

旋覆代赭汤能降气化痰，益气和胃。是用治胃气虚弱、痰浊内阻，气逆不降的代表方，症见心下痞硬、噫气不除者。或用治呃逆，症见呃声连连，呃出为快，苔薄或苔腻，脉弦滑者。

但胃肠积滞而浊气上逆致呃逆呕吐者不宜用旋覆代赭汤。

旋覆代赭汤化裁治视物颠倒，视正反斜或重影。

干姜人参半夏丸能温中补虚，降逆止呕，主治妊娠及脾胃虚寒的呕吐。

旋覆代赭汤核心：胃虚、痰阻气逆之心下痞硬＋呃气频作或呃逆呕吐。病证要点：①胃气虚弱，②痰浊中阻，③胃气上逆。配伍特点：赭一旋三姜五两，降逆止呃呕。

现代用旋覆代赭汤治急慢性胃炎，胃神经官能症，胃扩张，胃及十二指肠溃疡，幽门不完全梗阻，支气管扩张咯血以及美尼尔综合征，高血压，癔病，脑膜炎后遗症，尿毒症，阻塞性黄疸，晚期肝癌，妊娠等所致的呕吐，眩晕及消化道肿瘤等。

橘皮竹茹汤　人参竹茹汤

橘皮竹茹呃逆尝，参草大枣和生姜，
胃虚有热气上逆，清补调和降逆方；
减枣加半一切呕；干呕陈皮和生姜。

注

《金匮要略》橘皮竹茹汤（橘皮君二斤/12 克、竹茹君二升/12 克、人参臣一两/3 克、生姜臣半斤/9 克、甘草佐使五两/6 克、大枣佐使三十个/5 枚）。

橘皮竹茹汤是降胃气上逆法的代表方。橘皮竹茹能降逆止呕，益气清热。主治胃虚有热，气逆不降，症见呃逆或干呕，舌红嫩，脉虚数。

橘皮竹茹汤减大枣加半夏名人参竹茹汤，可治一切呃逆呕吐。若晨起、刷牙、吃馒头见干呕者用陈皮、生姜煎饮可愈。

区别：干姜人参半夏丸治虚寒呕吐（孕妇可用），柴胡桂枝汤治微呕，小柴胡汤治心烦喜呕，大柴胡汤治呕吐不止其严重呕吐是热所致，大黄甘草汤治食毕即呕，大半夏汤治反胃的朝食暮吐，暮食朝吐。

橘皮竹茹汤核心：胃虚有热之呃呕＋舌红嫩脉虚数。病证要点：胃虚有热，胃气上逆。配伍特点是：竹茹橘姜祛邪不伤正，扶正不留邪。生姜重用半斤。

现代用橘皮竹茹汤治胆汁反流性胃炎、反流性食管炎、急慢性胃炎、胃神经官能症、妊娠恶阻的呕吐呃逆等，但实热和虚寒呃逆者不宜橘皮竹茹汤。

丁香柿蒂汤　柿蒂汤

丁香柿蒂人参姜，胃气虚寒呃逆狂，
胸痞呃逆脉搏迟，益气降逆温中阳。
《济生》去参仅三味，胸满呃逆宜煎尝。

注

《证因脉治》丁香柿蒂汤（丁香君 6 克、柿蒂 9 克、人参③生姜 6 克　原书无剂量）能温中益气，降逆止呃。主治胃气虚寒，症见胸痞、呃逆、脉沉迟。

如呃逆频频发作者，本方加竹茹、橘皮。但气虚呃逆者当以补气虚为主，故不宜用本方。

《济生》柿蒂汤减去人参，用治胸满呃逆。

丁香柿蒂汤核心：胃气虚寒之呃逆不止＋脉沉迟。病证要点是：胃气虚寒，胃气上逆。

丁香柿蒂降逆止呃呕，温中和胃（降逆和胃）。

现代用丁香柿蒂汤治胆汁反流性胃炎，贲门痉挛及癌症晚期者的呃逆不止等。

第十三章 理 血 剂

理血剂歌诀

理血活血或止血，用治血瘀与出血。
当辨寒热和虚实，轻重缓急病因别。
止血防瘀要牢记，活血坠胎又动血。

注

理血剂具有活血调血或活血止血的作用，用于治疗血行不畅、血瘀或出血证。血证当辨寒热虚实、标本缓急，还应辨清致病原因。分清标本缓急，做到急则治标缓则治本，或标本兼顾。

理血剂破泄，易于动血伤胎，故妇女经期、月经过多及孕妇，均当慎用或忌用。

止血过急滞留瘀血，故用止血剂要注意"止血防瘀"，应适当加行血化瘀之品，使止血不留瘀。

活血药多有破性，活血逐瘀药能促血行，易动血、坠胎，故孕妇及月经过多者慎用。

第一节 活血祛瘀剂

活血祛瘀剂歌诀

活血祛瘀配理气，治疗蓄血瘀血证，
瘀久正虚补气血，寒宜温散热当清。

注

活血祛瘀剂常配伍理气药，治疗蓄血证及瘀血证（如瘀积肿痛，外伤瘀肿，瘀阻经脉之半身不遂，瘀血内停之胸腹诸痛，痈肿初起，以及闭经、痛经、产后恶露不行等）。瘀久正虚者当与补养气血的药物同用。瘀兼寒者当温经散寒，瘀血化热者当用荡涤清除瘀热的药物。

桃核承气汤 下瘀血汤 抵当汤

桃核承气军桂枝，芒硝甘草热瘀滞，
瘀热互结小腹胀，下焦蓄血发狂医。
下瘀血汤桃䗪军，产后腹痛逐瘀滞。
抵当蛭虻大黄桃，蓄血硬满尿自利。

注

桃核承气汤是治瘀血重证法的代表方，瘀血轻证是膈下逐瘀汤为代表方。

《伤寒论》桃核承气汤（桃仁君去皮尖 50 个/12 克、大黄君四两/12 克、桂枝臣二两/6

克、芒硝臣二两/6克、炙甘草佐使二两/6克）。

桃核承气汤能血下瘀，体现了"清法与祛瘀并用"及"上病下取"的原则，主治下焦蓄血证。症见少腹拘急，硬满而痛有瘀血，小便自利，谵语烦渴，至夜发热，甚则其人如狂。

注意体虚者及孕妇忌用桃核承气汤。

桃核承气汤用途较广，可用治月经不调，先期作痛，血瘀闭经痛经，产后恶露不下，脐腹大痛，跌打损伤后疼痛，火热上攻之目赤、齿痛、头痛、吐血、衄血，用治腰部损伤后的二便失调疗效尤佳。

《金匮要略》下瘀血汤（桃仁20枚/9克，䗪虫熬、去足20个/9克，大黄三两/9克）能破血下瘀，主治产妇腹痛，因干血内结于脐下者，还治血瘀而致经水不利之证。用治妇女产后瘀血阻滞的少腹疼痛。

《伤寒论》抵当汤（水蛭熬，虻虫去翅熬各三十个/各6克，桃仁去皮尖二十个/5克，大黄酒洗，三两/9克）能破瘀下血，用治下焦蓄血证。症见少腹硬满，小便自利，善忘，如狂或发狂，大便色黑易解，闭经，少腹硬满拒按。

桃核承气汤核心：下焦蓄血之少腹急结＋小便自利。病证要点是：瘀热互结下焦。配伍重点是：桂枝伍硝黄。桂枝得硝黄温通而不助热，硝黄得桂枝则寒下而不凉遏。

现代用桃核承气汤治精神分裂症，急性坏死性肠炎，急性盆腔炎，胎盘滞留，附件炎，肠梗阻，泌尿系统结石，肾绞痛，慢性肾功能衰竭（尿毒症），血卟啉病，高脂血症，非胰岛素依赖性糖尿病，外伤性头痛，手术后并发症及多种皮肤病等见下焦蓄血证者。

血府逐瘀汤

血府桃红地归芎，芍柴牛草枳桔同，
胸痹气滞血瘀证，祛瘀又补又止痛。

注

《医林改错》血府逐瘀汤（桃仁君四钱/12克，红花君三钱/9克，当归三钱/9克，川芎一钱半/4.5克，生地三钱/9克，赤芍二钱/6克，枳壳二钱/6克，桔梗一钱半/4.5克，甘草二钱/6克，柴胡一钱/3克，牛膝三钱/9克）。

血府逐瘀汤能活血祛瘀，行气止痛，祛胸中血瘀，体现了"气行则血行"，祛瘀与补法同用的配方法度，方中桃仁四物汤活血祛瘀，再加行气止痛的四逆散：赤芍易白芍、枳壳易枳实组成，牛膝以通利血脉引血下行，能活血祛瘀、行气止痛。

主治胸中血府血瘀，气机郁滞证。症见胸痛，头痛，痛如锥刺、痛有定处，心前区憋闷，失眠，胁痛，腹痛，痛经，闭经，心悸怔忡，急躁易怒，舌黯红或有瘀斑。注意孕妇慎用。

血府逐瘀汤核心：治胸中血瘀症之胸痛＋痛有定处＋舌黯红或有瘀斑。病证要点是：血瘀阻胸，气机郁滞。配伍重点是：气血并行，养活结合，升降同施。桔梗升而使肺气开宣，牛膝降而能引血下行。

现代用血府逐瘀汤治心绞痛，三叉神经痛，急性弥散性血管内凝血，高脂血症，黄褐斑，粘连性肠梗阻，更年期综合征，脑震荡后遗症的头痛，健忘，失眠等证；眼科前房瘀血，眼底出血等见胸中血瘀症者适合使用。

通窍活血汤

通窍活血用麝香，桃红芎芍枣葱姜，
瘀阻头面头身痛，癫痫脑炎脑震荡。

注

《医林改错》通窍活血汤（麝香五厘/0.15克，桃仁三钱/9克，红花三钱/9克，川芎一钱/3克，赤芍一钱/3克，大枣七个去核/5克，老葱三根/6克，生姜9克，黄酒250克）。

通窍活血汤能活血通窍，体现了"通络与祛瘀"并用的原则，用治瘀阻头面的瘀证和瘀血性头痛头昏头晕，或耳聋年久或头发脱落，面色青紫，或酒渣鼻，或白癜风，以及妇女干血痨，小儿疳积而见肌肉消瘦、腹大青筋暴露、潮热等。

现代用通窍活血汤治血络瘀阻的头痛、癫痫、脑炎后遗症的痴呆、脑震荡及其后遗症、耳聋、鼻窍不通，若配伍消退脑水肿的药物可治脑损伤、煤气中毒等所致植物人的脑水肿阶段。通窍活血汤主治瘀血阻于头部。

膈下逐瘀汤

膈下逐瘀桃芍红，香附玄胡草枳芎，
灵脂丹皮乌药归，疼痛痞块血瘀通。

注

《医林改错》膈下逐瘀汤（桃仁三钱/9克，赤芍二钱/6克，红花三钱/9克，香附一钱半/4.5克，玄胡一钱/3克，甘草三钱/9克，枳壳一钱半/4.5克，川芎二钱/6克，五灵脂二钱/6克，丹皮二钱/6克，乌药二钱/6克，当归三钱/9克）。

能活血祛瘀，行气止痛。体现了"气行则血行"的配伍法则。

主治瘀在膈下，形成痞块；或小儿痞块；或肚腹疼痛，痛处不移，或卧则腹坠似有物者。

膈下逐瘀汤用治气滞血瘀型积聚，瘀结于腹型瘀证，瘀血停积型黄疸，是治瘀停腹内的代表方。

现代用膈下逐瘀汤治妇女瘀血闭经，痛经，不孕，子宫肌瘤，卵巢囊肿，多囊卵巢综合征，肝硬变及顽固头痛，胁痛，腹痛等。膈下逐瘀汤治两胁积块，痛处不移。

少腹逐瘀汤

少腹逐瘀桂茴香，玄没赤芍归芎姜，
灵脂蒲黄痛经冷，肝寒瘀血温经良。

注

《医林改错》少腹逐瘀汤（炒小茴香七粒/1.5克，延胡索一钱/3克，当归三钱/9克，川芎一钱/3克，炮姜二分/3克，赤芍二钱/6克，五灵脂二钱/6克，蒲黄三钱/9克，官桂一钱/3克，没药9克）。

能温经逐瘀，体现了"温法与祛瘀"并用的配方法度。

主治少腹瘀血积块疼痛或不痛，或痛而无积块，或少腹胀痛，或行经期少腹冷痛且痛势如绞、腰酸胀痛，或月经一月来三五次，接连不断，断而又来，经色或紫或黑，或有瘀块，或崩漏兼少腹疼痛等症。故能调经种子。

现代用少腹逐瘀汤治痛经，子宫内膜异位症，子宫内膜异常增生症等。

身痛逐瘀汤

身痛逐瘀归桃红，秦艽灵脂羌活芎，
牛龙香附没药草，痹阻气滞血瘀痛。

注

《医林改错》身痛逐瘀汤（当归三钱/9克，桃仁三钱/9克，红花三钱/9克，秦艽一钱/3克，炒五灵脂二钱/6克，羌活一钱/3克，川芎二钱/6克，牛膝三钱/9克，地龙二钱/6克，香附一钱/3克，没药二钱/6克，甘草二钱/6克）。

身痛逐瘀汤能活血行气，祛瘀通络，通痹止痛。重在止痛。

身痛逐瘀汤用治气血瘀滞痹阻经络所致的肩痛、臂痛、腰痛、关节痛、腿痛，或全身疼痛等经久不愈者。

补阳还五汤

补阳还五黄芪芎，地龙赤芍归桃红，
半身不遂言謇涩，补气活血通络攻。
通经逐瘀脉内瘀，麝香桃仁赤芍红，
连翘大黄皂角刺，再加甲珠和地龙。

注

王清任《医林改错》中的补阳还五汤（生黄芪君四两/30～120克，当归尾臣二钱/6克，赤芍佐一钱半/5克，川芎佐一钱/3克，桃仁佐一钱/3克，红花佐一钱/3克，地龙使一钱/3克）。

补阳还五汤治气滞血瘀，脉络不畅，能补气活血通络，体现了通络与祛瘀并用的原则，用治因气虚致血瘀的瘀证及中风瘫痪之后遗症由气虚血滞所致的半身不遂，口眼歪斜，四肢麻木，酸胀重着，脉缓无力。能补气，活血，通络，是治中风后遗症的良方，其君药黄芪重用四两以补气行血，取其气旺血行、瘀祛络通之意，用治瘫痪疗效显著。

语言不利，补阳还五汤加菖蒲、远志。

补阳还五汤伍牵正散治口眼歪斜。

补阳还五汤加麻仁、杏仁、酒军，治瘫痪兼便秘者。

补阳还五汤加熟地、山萸肉，治瘫痪兼尿失禁。

新瘫邪气盛者重用地龙，加川牛膝、白芍。上肢瘫者加桑枝、桂枝，下肢瘫者加牛膝、续断、桑寄生。

注意：使用补阳还五汤以血瘀为标，气虚为本，应重用黄芪，从30～60克始用，逐渐加量，病愈后还该续服，以防复发而再次中风。方中活血药量较轻，可据病情酌的加量。本方加杜仲、天麻、钩藤、制半夏、白附子、制南星、远志、石菖蒲能益气活血通络，化痰宁心开窍，滋肾平肝醒脑，对脑梗死之偏瘫、眩晕、记忆力衰退疗效佳。

麻木酸胀：麻为气能过来而血过不来。麻得厉害为木，是血和气都过不来了。酸表明经络是通的但气血不足。胀是气很足，但不通畅因堵而胀。

补阳还五汤核心：治因气虚气滞血瘀之半身不遂＋口眼歪斜＋脉缓无力。病证要点是：正气不足，瘀血阻络。配伍特点是：重用补气药黄芪四两，配伍活血药，地龙通络活络。

现代用补阳还五汤治脑血栓形成，脑血管意外后遗症，冠心病，小儿麻痹后遗症，风湿性心脏病，高血压病合并四肢麻木症，慢性肾炎，糖尿病，高原性红细胞增多症，风湿性关节炎，坐骨神经痛，多发性神经炎，雷诺综合征等见气虚为本、血瘀为标者。

复元活血汤

复元活血大黄柴，归草桃红粉甲珠，
瘀停胁下活血瘀，清法祛瘀止痛著。

注

《医学发明》复元活血汤（酒大黄君一两/18克，柴胡君半两/15克，当归臣三钱/9克，桃仁臣酒浸去皮尖50个/9克，红花臣二钱/6克，（栝楼根）天花粉佐三钱/9克，炮甲珠佐二钱/6克，甘草使二钱/6克）组成，能活血祛瘀，疏肝通络，体现了"清法与祛瘀并用"的原则，祛瘀止痛的力量强大，主治跌打损伤之瘀血疼痛。

复元活血汤合用仙方活命饮加减可治肝脓肿。

但孕妇忌用本方。

复元活血汤核心：跌打损伤，瘀血阻滞胁下之胁肋瘀阻疼痛，痛处不移。配伍重点是：大黄引血下行，为荡涤败血之用；天花粉活血化瘀，为清热润燥、消瘀散结之用；柴胡疏肝理气。

现代用复元活血汤加减治肋间神经痛，筋膜间隔区综合征，冠心病，胸膜壁的血栓性静脉炎，乳腺增生症，关节损伤，肋软骨炎等病属血瘀血滞者。

七 厘 散

七厘散乳没冰儿茶，血竭朱砂麝红花，
跌打肿毒烧烫伤，止血活血行气佳。

注

《同寿录》七厘散（血竭一两/30克，乳香一钱五分/4.5克，没药一钱五分/4.5克，冰片一分二厘/0.36克，儿茶二钱四分/7.2克，朱砂一钱二分/3.6克，麝香一分二厘/0.36克，红花一钱五分/4.5克）。

七厘散是伤科名方，能活血散瘀行气，止血消肿止痛。

七厘散主治跌打损伤，筋断骨折之血瘀气滞疼痛，或刀伤出血，并治一切无名肿毒，烧伤烫伤等，即可内服又可外敷。

本方加三七、海马、土鳖虫、自然铜、制马钱子后的活血止血、接骨止痛的疗效更强。

七厘散核心：擅治跌打损伤，瘀血肿痛或出血，还可止血生肌。朱砂定惊清热泻火，儿茶收敛止血。配伍特点是：化瘀止血并用。

现代用七厘散治肋间神经痛，胸背部软组织损伤，陈旧性胸胁痛，中毒性心肌炎，冠心病，带状疱疹，肝炎之瘀血胁痛。

温 经 汤

温经吴桂归芍芎，丹胶姜半草参冬，
不孕闭经胞宫寒，温经散寒血瘀通。

注

《金匮要略》温经汤（吴茱萸君三两/9克，桂枝君二两/6克，当归臣二两/6克，白芍臣二两/6克，川芎臣二两/6克，丹皮臣二两/6克，阿胶佐二两/6克，人参佐二两/6克，麦冬佐去心一升/9克，半夏佐半升/6克，生姜二两/6克，甘草使二两/6克）。

温经汤能温经散寒，祛瘀养血，体现了温经与祛瘀并用的原则，是治疗妇女冲任虚寒，瘀血阻滞证之月经不调的名方。表现为月经漏下不止和血色黯黑有血块，淋漓不畅等有瘀血证候。

可用温经汤治血寒闭经，宫寒不孕、月经先后期、或一月再行，或经停不至。或虚寒痛经、小腹冷痛，漏下不止，淋漓不畅，血色暗有瘀块，而见少腹里急，腹满，傍晚发热，手心烦热，唇干口燥，舌质暗红，脉细而涩等见冲任虚寒，瘀血阻滞证者。

但阴虚火旺者不宜用本方。

《妇人大全良方》的温经汤（当归、川芎、桂心、醋莪术、牡丹皮、芍药各半两/各3克，人参 牛膝 甘草各一两/各6克）能温经补虚，化瘀止痛，主治血海虚寒，气血凝滞之月经不调，脐腹作痛，脉沉紧。重在活血祛瘀止痛。

温经汤核心：治妇女冲任虚寒，瘀血阻滞证之月经不调见小腹冷痛＋经血夹有瘀块＋时有烦热。病证要点：①瘀血阻滞，②冲任虚寒，③郁而化热，④热伤阴血（即寒虚瘀热并见）。半夏吴桂大队温药祛寒，防过温加少量寒凉药。温清消补并用，为妇科调经常用方，重点在温经散寒养血。

现代用温经汤治功能性子宫出血，慢性盆腔炎，子宫发育不良引起的不孕症，月经不调，卵巢囊肿，子宫肌瘤，多囊卵巢综合征，乳房发育过小，手掌角化症，色素沉着等。

生 化 汤

生化汤宜产后尝，归桃草芎酒便姜。
恶露瘀血少腹痛，寒凝血瘀温通方。

注

《傅青主女科》生化汤（当归君八钱/25克，桃仁臣去皮尖14个/6克，川芎臣三钱/9克，炮姜佐五分/2克，童便、黄酒佐各半，炙甘草使五分/2克）。

生化汤能活血化瘀，温经止痛治血虚寒凝，瘀血阻滞之证。体现了"温法与祛瘀并用"的法则。

生化汤中的当归能补血活血，化瘀生新。用治产后血虚受寒而小腹冷痛，产后血瘀发热，产后血瘀腹痛，产后血瘀恶露不尽等。

产后乳汁少或缺乳汁可用生化汤加通草炖猪蹄。

但产后受热而有瘀滞者不宜用本方。

生化汤核心：血虚寒凝、瘀血阻滞之产后恶露不行＋小腹冷痛。病证要点：①产后血虚，②寒瘀阻胞宫。配伍重点是：重用当归重点补血。童便益阴化瘀使败血下行。

现代用生化汤治盆腔炎，产后子宫复原不良，宫缩痛，胎盘滞留，产后调理，子宫肌瘤，子宫肥大症等。

桂枝茯苓丸

桂枝茯苓丸牡丹，桃芍缓消癥块犯，

温法祛瘀相并用，改用汤剂催胎产。

注

《金匮要略》桂枝茯苓丸（桂枝君、茯苓、丹皮、桃仁、赤芍各等份蜜丸）。

桂枝茯苓丸能活血化瘀，缓消癥块。体现了温经祛瘀，即温法与祛瘀并用的法则，用途很广，是疏通全身血液循环障碍而引起痰瘀阻滞而痰瘀同治的代表方。

用桂枝茯苓丸治瘀血留结胞宫，妊娠胎动不安，漏下不止，血色紫黑晦暗，腹痛拒按等，可治痛经、闭经、月经量少、难产、死胎不下、产后阴户不闭、产后恶露不行及腹中胀痛、产后败血上攻、产后气喘等。

服法是兔屎般大的蜜丸在食前服一丸，用量极轻，觉得无不适再渐进加服至三丸。

桂枝茯苓丸加大黄可增强逐瘀效果。

桂枝茯苓丸合黄芪桂枝五物汤治糖尿病。

桂枝茯苓丸合大柴胡汤治支气管哮喘。

桂枝茯苓丸合柴胡龙骨牡蛎汤治高血压，脑梗死。

桂枝茯苓丸加大黄、苡仁能美手并治掌趾脓疱病。

本方合小柴胡汤治慢性乙型肝炎效果良好。

注意歌诀中的"缓消癥块"之意为祛瘀而不伤胎气，故孕妇可服。本方如改用汤剂可用于催产。

桂枝茯苓丸核心：瘀阻胞宫之少腹有癥块＋血色紫黑晦暗＋腹痛拒按。病证要点是：①癥块瘀阻胞宫，②胞宫内孕育着胎儿。配伍重点是：寒温并用。白蜜甘缓而润，缓和诸药破泄之力而不伤胎元。

现代用桂枝茯苓丸治子宫肌瘤，功能性子宫出血，子宫内膜异位症，慢性附件炎，卵巢囊肿，血栓性静脉炎，急慢性盆腔炎，习惯性流产，经期综合征，经前紧张症，人工流产后恶露不绝，子宫息肉，慢性输卵管炎等。

失笑散 手拈散

失笑蒲黄五灵脂，血瘀散结止痛医。

手拈散用延胡索，没药灵脂加草果，

温寒理气热酒服，肝脾瘀痛可调和。

注

《和剂局方》失笑散（五灵脂酒研，淘去沙土 蒲黄炒香，各等份（各6克）。

失笑散能活血祛瘀，散结止痛，主治一切瘀血积滞作痛，如胃痛、痛经等，尤其以肝经血瘀者最为宜。症见心腹刺痛，脘腹疼痛，或产后恶露不行，或月经不调，少腹急痛。

为加强行气止痛的效果，常将失笑散合用金铃子散。

失笑散核心：治瘀血停滞之心腹刺痛。或妇女月经不调＋少腹急痛。配伍特点是：活血与止痛等量并用。

现代用失笑散治心绞痛及宫外孕等病属瘀血停滞者。手拈散（玄胡、五灵脂、没药、草果各等量）能活血祛瘀，行气止痛。主治肝脾不和，气血凝滞之脘腹疼痛者。

丹 参 饮

丹参砂仁与檀香，胸痹心胃诸痛方，
气滞血瘀两相结，瘀散气顺保安康。

注

《时方歌括》丹参饮（丹参一两/30克，砂仁、檀香各一钱半/6克）。

丹参饮能活血祛瘀，行气止痛。用治气滞血瘀引起的心腹诸痛。

现代用丹参饮治慢性胃炎，胃及十二指肠溃疡，胃神经官能症，慢性胰腺炎，冠心病心绞痛，痛经，肝脾肿大等。

活络效灵丹　宫外孕Ⅰ号方　宫外孕Ⅱ号方

活络效灵丹当归，乳香没药加丹参，
癥瘕积聚腹中痛，跌打疮疡瘀血珍。
宫外Ⅰ号桃丹芍，不稳定型宫外孕，
Ⅱ号Ⅰ号加棱莪，包块型的宫外孕。

注

《医学衷中参西录》活络效灵丹（当归五钱/15克，乳香五钱/15克，没药五钱/15克，丹参五钱/15克）。

活络效灵丹能活血祛瘀、通络止痛。用治气血凝滞，症见心腹疼痛、腿痛臂痛、跌打瘀肿、内外疮疡、癥瘕积聚等。

宫外孕Ⅰ号方（桃仁三钱/9克，赤芍五钱/15克，丹参五钱/15克）治疗不稳定型宫外孕。宫外孕Ⅱ号方（桃仁、赤芍、丹参、三棱、莪术）治疗稳定型宫外孕。休克型的宫外孕应中西医结合进行抢救。

现代用活络效灵丹治冠心病、心绞痛、宫外孕，脑血栓形成，坐骨神经痛，肋间神经痛，缺血性中风，血栓闭塞性脉管炎，子宫肌瘤等有血瘀气滞者。

大黄䗪虫丸

大黄䗪虫瘀血方，干漆蛴螬水蛭虻，
生地芩芍草桃杏，活血祛瘀消癥强。

注

《金匮要略》大黄䗪虫丸（蒸大黄君十分/7.5克，䗪虫君半升/3克，干漆臣一两/3克，蛴螬臣一升/6克，水蛭臣百枚/6克，虻虫臣一升/6克，生地佐十两/30克，黄芩佐二两/6克，赤芍佐四两/12克，甘草使三两/9克，桃仁臣一升/6克，杏仁佐一升/6克）。

大黄䗪虫丸能活血消癥祛瘀生新，是用治五劳虚极，而有瘀血干结之证的名方。瘀血成痨者症见形体羸瘦，腹满不能食，肌肤甲错，两目眶缘黯黑等。

注意：瘀血成痨者孕妇不宜；服用本方之初见腹泻者不必担心，续服一定时日即止。

大黄䗪虫丸核心：正气虚损，瘀血内停之干血痨见少腹有癥块＋血色紫黑晦黯，腹痛拒按。病证要点：①久瘀内阻，②阴血耗伤。配伍重点是：养活结合使养血不留瘀，活血祛瘀不伤正。黄芩苦寒治瘀久化热，杏仁降利肺气。杏仁伍大黄引瘀血下行。

现代用大黄䗪虫丸治肝硬变，慢性活动性肝炎，肠粘连合并肠梗阻，慢性胆囊炎，周围血管疾病，子宫内膜结核，子宫肌瘤，慢性肾炎，高脂血症，牛皮癣等见瘀血成痨证者。

鳖 甲 煎 丸

鳖甲煎丸化癥方，䗪虫桂芍桃硝黄，

朴柴丹皮凌霄射，蜂房地虱半蜣螂，

瞿韦参芩姜葶苈，阿胶肝脾肿大尝。

注

《金匮要略》鳖甲煎丸（炙鳖甲十二分/90 克，桃仁二分/15 克，芒硝十二分/90 克，丹皮五分/37 克，芍药五分/37 克，䗪虫五分/37 克，炙蜂房四分/30 克，半夏一分/7.5 克，柴胡六分/45 克，蜣螂六分/45 克，人参一分/7.5 克，葶苈子一分/7.5 克，桂枝、厚朴、瞿麦、石韦、凌霄花即紫葳、地虱即鼠妇、射干、大黄、黄芩、干姜、阿胶各三分/22.5 克）。

鳖甲煎丸能行气、活血、祛痰、利水，是寒热并用、攻补兼施、理气活血、祛痰行水等诸法兼具的大方，故能消癥化积；是消法的消癥化积的代表方。主治气滞血瘀、痰水壅阻之疟母、癥瘕等。

现代用鳖甲煎丸治肝脾肿大。简言之：鳖甲煎丸行气破血、祛湿化痰，重在软坚消癥。

艾 附 暖 宫 丸

艾附暖宫治虚寒，四物吴萸桂芪断，

米醋为丸醋汤下，宫冷带下腹冷研。

注

《仁斋直指》艾附暖宫丸（艾叶去梗三两/90 克，醋香附六两/180 克，川芎三两/90 克，酒白芍三两/90 克，酒生地一两/30 克，酒当归三两/90 克，吴茱萸三两/90 克，肉桂五钱/15 克，黄芪三两/90 克，续断一两五钱/45 克）。

艾附暖宫丸能暖宫温经、养血活血，用治妇女子宫虚寒而久不孕育，带下白淫，面色萎黄，四肢疼痛，肚腹寒冷时痛，倦怠无力，饮食减少，月经不调。

跌 打 丸

跌打丸归血竭芎，乳没土鳖自然铜，

重用麻黄开腠理，再加麝钱力更雄。

注

《全国中成药处方集》跌打丸（当归30 克，血竭30 克，川芎30 克，乳香90 克，没药30克，土鳖虫30 克，自然铜30 克，麻黄60 克）。

跌打丸能活血化瘀，消肿定痛，体现了"接骨续筋与祛瘀并用"的原则，是和营止痛治跌打损伤的伤科名方。治跌打损伤，或扭挫之肿胀疼痛，痛有定处。

若加镇痛的马钱子，香窜的麝香，则消肿止痛力量更强。

接 骨 丸

接骨丸归木丁香，血竭苓草熟大黄，
儿茶莲米丹皮红，然铜土鳖成新方。

注

《成都体育医院方》接骨丸（木香、丁香、血竭、自然铜、土鳖、熟大黄、儿茶、红花各30克，茯苓、当归、莲米各60克，丹皮15克，甘草9克）。

接骨丸能接骨续筋，促进骨折愈合。在筋骨损伤后，肿痛减轻，被损筋骨已经用手法理顺或已接正者服用。

舒筋活血汤

舒筋活血汤红花，杜仲牛归断五加，
荆防二活青皮枳，屈伸不利服后佳。

注

《伤科补要》舒筋活血汤（红花6克，杜仲15克，续断15克，牛膝12克，当归12克，五加皮12克，枳壳12克，荆芥9克，防风9克，独活9克，羌活9克，青皮9克）。

能舒筋活络，用治伤后瘀血凝滞，筋膜粘连，局部出现筋肉挛缩僵直、屈伸不利等。

活 血 酒

活血酒麝甲乳没，虎竭归芎荆棒独，
羌芷二乌木瓜贝，香附断铜木茴朴。

注

《成都中医学院附院方》活血酒（麝香1.5克，乳香、没药、虎骨、当归、川芎、紫荆皮、安桂、独活、羌活、木瓜、贝母、香附、续断、自然铜、云木香、炒小茴香、厚朴各9克，甲珠6克，血竭6克，白芷3克，制川乌3克，制草乌3克）。

能活血行气，祛风活络。用治气滞血瘀，风湿为患。症见伤后加感风湿，被损伤的筋骨关节隐隐作痛，或酸软痛，遇雨加重，得热则减。

第二节 止 血 剂

止血剂歌诀

止血剂治血妄走，吐衄咳便血崩漏，
血热当凉虚宜补，阳气虚弱温阳优，
上部出血引下行，下部出血升提收，

气随血脱补元气，出血兼瘀活血救。

不要见血就止血，审因论治标本求。

注

止血剂治血液离经妄行而出现的吐血、衄血、咳血、便血、崩漏等各种出血证。止血应治本，在止血的基础上根据出血的原因适当配伍，不可只止血，即遵古训"见血休止血"，必须审因论证，灵活施治方可获得良好疗效。

如血热妄行者当凉血止血。冲任虚损者宜补血止血。阳气虚弱不能摄血者应温阳益气摄血。

上部出血者宜引血下行而禁用升提药，下部出血者应稍加升提药而忌用沉降药。

慢性出血当着重治本或标本兼顾。突然大出血者需急则治标重在止血。气随血脱者急补元气以挽救气脱危证。出血兼有瘀滞者应止血再配活血祛瘀之品等。

十 灰 散

十灰散二蓟白茅根，茜草侧柏丹皮军，

热盛栀荷棕榈皮，上焦内外失血斟。

注

十灰散是止出血血色鲜红的清热止血法的代表方。《十药神书》十灰散（大蓟君、小蓟君、白茅根、茜草根、侧柏叶、牡丹皮、大黄、山栀子、荷叶、棕榈皮各等份／各9克，均烧炭存性用，或研为极细粉末叫"十灰散"。用萝卜汁或藕汁磨京墨半碗，调服五钱。如作煎剂调整剂量）。

十灰散能凉血止血，以出血和热证并见为特征；用治血热妄行，可内服止血，也可外用止血，是出血的治标之剂。

广泛用十灰散治上部出血证：消化道出血，呼吸道出血及子宫出血属血热炽盛而呕血、吐血、咯血、嗽血者。

注意：本方为止血的治标之剂，不宜久服；虚寒性出血者不宜用本方。

十灰散核心：治血热妄行之各种上部出血＋火热证。病证要点：肝胃火盛，迫血妄行。配伍特点是：散瘀与止血并用。烧灰存性。大黄牡丹皮导热下行，活血散瘀。

咳 血 方

咳血方用青黛栀，蒌仁诃子海浮石，

支扩咯血肝火犯，泻肝宁肺咳血止。

注

《丹溪心法》咳血方（青黛君水飞6克，栀子君炒黑9克，海浮石臣9克，瓜蒌仁臣去油9克，诃子佐6克，原方无剂量）。

能清肝火、化肺痰，敛肺止咳（寓止血于清热泻火之中），是用治肝火犯肺咳血的良方。以肝火旺盛为特征。

但肺寒咳嗽及脾虚便溏者忌用本方。

咳血方能清肝宁肺，凉血止血，症见咳嗽痰稠带血，咯吐不爽，或心烦易怒，胸胁刺痛，颊赤，便秘，舌红苔黄，脉弦数。

咳血方核心：肝火犯肺之咳痰带血＋胸胁疼痛。病证要点：①肝火亢盛，②肺络受损。配伍重点是：寓止血于清热之中。治出血证而无止血之药。以青黛、栀子为君，以清热泻火，凉肝止血。海浮石清肺降火，软坚化痰。青黛清肝泻火，凉血止血。诃子清降敛肺，化痰止咳。

现代用咳血方治支气管扩张咯血，肺结核咯血等。

小蓟饮子

小蓟饮子归蒲黄，木通竹叶生地黄，
藕节栀子滑石草，血淋泻火尿道畅。

注

《济生方》，录自《玉机微义》小蓟饮子（小蓟君半两/9克，酒当归半两/9克，炒蒲黄半两/9克，木通半两/9克，淡竹叶半两/9克，生地黄四两/9克，藕节半两/9克，栀子半两/9克，滑石半两/9克，甘草使半两/9克，余为臣）。

小蓟饮子能凉血止血，利水通淋，以下焦热结之血淋、尿血和膀胱湿热证为特征。但本方药物性寒通利，血淋日久正虚者不宜用本方。

用小蓟饮子治下焦瘀热而致血淋，尿血，症见尿中带血、小便频数、赤涩淋痛，或尿血，舌红，脉数等。

小蓟饮子加荷叶治肾炎蛋白尿有较好疗效。

小蓟饮子核心：下焦瘀热之尿中带血＋小便赤涩而痛。病证要点：①瘀热互结膀胱血络受损，②膀胱气化失司。归地清利中养阴，利水而不伤正。

现代用小蓟饮子治急性泌尿系感染、肾结核之血尿、蛋白尿、尿道结石等。

槐 花 散

槐花散能治肠风，大便下血色鲜红，
侧柏枳壳荆芥炭，肝热肠热凉血攻。

注

《普济本事方》槐花散（炒槐花君，焙侧柏叶臣，荆芥穗炭臣，枳壳佐使，麸炒各等份/各9克）。

能清肠止血，疏风行气。

用槐花散治肠风脏毒下血。症见风热湿毒，壅遏肠道，损伤血络之便前或便后出血，或粪中带血，或痔疮出血，血色鲜红或晦暗。

但便血日久而气虚或阴虚者不宜本方。本方药性寒凉，不宜久服。

槐花散核心：便血且血色鲜红。病证要点：风热湿毒壅阻肠道而损伤血络。配伍重点：枳壳行气宽肠。荆芥穗炭疏风，炒用入血分而止血。

黄 土 汤

黄土温阳摄血汤，术草胶附芩地黄，
中焦虚寒出血证，养血止血温脾阳。

注

黄土汤是治虚寒出血的"温阳摄血"法的代表方。《金匮要略》黄土汤（灶心土君半斤/30克，白术臣、附子臣、阿胶佐、黄芩佐、生地黄佐、甘草使各三两/9克）。

黄土汤能温阳健脾，养血止血，体现了"温阳摄血"法。方中的生地、黄芩均为佐药，可清肝热，有相反相成的止血效果。

黄土汤主治脾阳不足，中焦虚寒，脾虚不统血之统摄无权而引起的出血证，如便血、吐血、衄血、崩漏等，治当温阳止血。症见大便下血，或吐血，衄血及妇人崩漏血色暗淡，四肢不温，面色萎黄，舌淡苔白，脉沉细无力等以脾阳不足证为特征者。

但血热者忌用本方。

黄土汤加白及、海螵蛸为基本方治疗上消化道出血，包括十二指肠球部溃疡合并贲门癌、球部溃疡合并胃下垂，小弯溃疡，幽门前区小溃疡、贲门癌、十二指肠憩室、胃下垂、慢性胃炎等有黑便者，均有良好的止血效果。

黄土汤核心：便血崩漏＋血色黯淡＋脉沉细无力。病证要点：①脾阳不足，②统摄无权。配伍特点：寒热并用，温补并行。灶心土温中收敛止血。白术健脾摄血。黄芩苦寒止血，佐制辛热之品动血。

现代用黄土汤治上消化道出血、急性坏死性肠炎、小儿腹泻、鼻衄、痔疮出血、功能性子宫出血、子宫肌瘤等属阳虚出血证者。

槐 角 丸

槐角丸用当归防，地榆枳壳黄芩当，
便血血热清凉止，善治肠风与脱肛。

注

槐角丸由当归 防风 地榆 枳壳 黄芩组成，能清热凉血止血，善治肠风，便血与脱肛。

四生丸 茜根散

四生侧柏荷叶艾，生地入营凉血热，
吐血衄血血热起，凉血止血能宁血。
茜根散治阴火血，阿胶生地草芩侧。

注

《妇人大全良方》四生丸（生侧柏叶君9克、生地臣9克、生荷叶佐使9克、生艾叶佐使9克、各等份）。

四生丸能凉血止血，用治火热证之血热妄行，标本兼顾，症见吐血、衄血、血色鲜红，口干咽燥，舌红或绛，脉弦数。

茜根散（茜草根12克、阿胶10克、生地黄15克、甘草6克、黄芩12克、侧柏叶9克）治阴火出血，见出血，舌质淡红，脉细数。

四生丸核心：治血热妄行之吐血、衄血＋火热证。配伍特点是：寒温并用，均生用。艾叶辛苦温，祛瘀止血，温而不燥，防他药寒凉太过而止血留瘀。

现代用四生丸治支气管扩张咯血，肺结核咯血，功能性子宫出血，溃疡病出血等。

清经止血汤

清经止血汤蒲黄，芩柏地榆生地黄，
茅根益母丹皮棕，收缩子宫止血良。

注

《中医妇科治疗学》清经止血汤（炒蒲黄15克，益母草15克，黄芩15克，黄柏12克，地榆30克，生地30克，白茅根30克，丹皮9克，棕榈炭24克）。

清经止血汤能清热止血，体现了"塞流止血"的法则，治血热妄行所致的经血暴下。症见烦热口渴，舌红脉数。

据现代药理研究，本方能收缩子宫达到压迫止血的目的。

清热止崩汤

清热止崩汤黄柏芩，龟甲芍栀侧柏椿，
丹皮地榆生地黄，凉血清热宫血崩。

注

《中医妇科治疗学》清热止崩汤（黄柏9克、黄芩炭15克、煅龟甲15克、白芍30克、栀子9克、侧柏叶炭30克、椿根白皮30克、丹皮9克、地榆24克、生地24克）。

清热止崩汤能清热止血，体现了"既澄本清源又塞流止血"的法则，主治肝经血热，迫血妄行，血崩，出血量多色红，口燥唇焦，苔黄脉数。

常用清热止崩汤治子宫出血崩漏属血热所致者。

胶 艾 汤

胶艾四物甘草施，崩中胎漏冲任虚，
流产宫血宫外孕，补血安胎调经医。

注

《金匮要略》胶艾汤（阿胶君二两/6克，艾叶君三两/9克，白芍臣佐四两/12克，干地黄臣佐六两/15克，当归臣佐三两/9克，川芎臣佐二两/6克，甘草使二两/6克，清酒三升）。

胶艾汤能补血止血，调经安胎。用治妇女冲任虚损并血虚兼寒，症见崩中漏下，淋漓不止，月经过多，胎漏胎动，或半产后下血不绝，或妊娠下血，腹中疼痛者。

现代用胶艾汤治功能性子宫出血、宫外孕、先兆流产等。但血热妄行之月经过多，崩漏下血者忌用。

郁 金 散

郁金散载总录篇，青黛甘草配伍全，
衄血汗血因肝热，肝热清时脉不弦。

注

《圣济总录》郁金散（郁金、青黛、炙甘草）能凉肝止血，用治肝热引起的鼻衄、毛孔出血等。

四号溃疡丸

四号溃疡丸地榆，花蕊龙牡贼白及，
十二指肠胃溃疡，收敛止血又生肌。

注

《经验方》四号溃疡丸（地榆、花蕊石、龙骨、牡蛎、乌贼骨、白及）是典型的收敛止血方剂，治复合性溃疡出血。

生蒲黄汤

生蒲黄汤用丹参，旱莲丹皮和郁金，
生地川芎荆芥炭，眼底出血止血珍。

注

《眼科六经法要》生蒲黄汤（生蒲黄、丹参、旱莲草、丹皮、郁金、生地、川芎、荆芥炭）。

生蒲黄汤能凉血散瘀，活血止血。主治血分有热，眼底出血，眼前感觉有红色或暗红色，视力随之模糊，甚至失明者。

现代用生蒲黄汤治视部血管萎缩或出血等。兼有冠心病而脉结代者，可用本方合炙甘草汤化裁。

甘草干姜汤

甘草干姜仲景方，阳虚失血宜煎尝，
肺痿吐血吐唾沫，肺脾虚寒温散良。

注

《金匮要略》甘草干姜汤简廉，但可治肺痿大病。

柏叶汤

柏叶汤是仲景创，艾叶童便和干姜，
吐血不止因中寒，温经止血是奇方。

注

《金匮要略》柏叶汤由柏叶、艾叶、童便、干姜组成，能温阳止血，用治中气虚寒，不能统血者。

温经摄血汤

温经摄血崩漏方，吴萸参术草炮姜，
艾叶中焦虚寒证，怕冷便溏温中阳。

注

《中医妇科治疗学》温经摄血汤即理中汤加吴茱萸、艾叶而成（红参 10 克，白术 10 克，炮姜 10 克，炙甘草 3 克，吴茱萸 3 克，焦艾叶 10 克，血多加乌贼骨 16 克，漏下者加玄胡炭 6 克）。

温经摄血汤是治脾阳虚弱型崩漏的主方。症见脾阳虚弱，暴崩或漏下，色淡清稀如水，少腹胀痛，觉有冷感，喜热熨，食少便溏，舌淡苔白脉虚迟。

第十四章 治风剂

治风剂歌诀

风剂内风外风犯。内风平息外辛散。
外风肌肉经络骨，结合燥湿与热寒。
内风内脏病变生，肝风热风阴血变。
首辨外风或内风，再将寒热虚实辨，
寒热湿痰孰兼夹，两风相挟互为患。

注

凡是运用辛散祛风或息风止痉的药物所组成，具有疏散外风或平息内风作用，治疗风病的方剂，统称治风剂。风病的范围虽很广，但概言之，可分为"外风"和"内风"两大类。内风当平息而禁辛散，外风当辛散而禁平息。

外风是风邪侵入人体，留于肌表、筋内、经络、骨节等所致，风邪常与寒、热、燥、湿结合为患，故其证型有风热、风湿、风寒等区别。

内风多是由内脏病变所致的风，其病机有肝风上扰，热盛动风、阴虚风动及血虚生风等。

运用治风剂时，首先必须辨别风病的属内、属外，再别其寒、热、虚、实。如风邪夹寒、夹热、夹湿、夹痰者，则应与祛寒、清热、除湿、化痰等法配合。

外风与内风两风之间，亦可相互影响，外风可引动内风，内风又可兼夹外风，这种错综复杂的症候，立法用方，应分清主次，全面照顾以治之。

第一节 疏散外风剂

疏散外风剂歌诀

外风头痛恶风感，关节不利麻木挛，
角弓反张口眼歪，眩晕言謇关节酸，
四肢拘急破伤风，角弓反张口噤严。

注

疏散外风法适用于外风所致诸病。若人体正气不足，腠理疏松，则易于感受外界风邪，发生风病。

外感风邪，病在肌表而见表证者用解表剂（见前已述）。此诀所生为外感风邪侵入肌肉、筋骨、经络、关节等部位，症见头痛、恶风、肌肤瘙痒（风疹、湿疹等）、关节屈伸不利、麻木不仁、四肢拘急痉挛，角弓反张等。

常用辛散祛风的药物组方施治。现用本法治疗有风证表现的破伤风。

川芎茶调散　菊花茶调散　苍耳子散

川芎茶调散荆防，细辛甘草薄芷羌，
目眩鼻塞感风寒，多种偏正头痛良。
头痛偏热菊花蚕，清热力量可更强。
苍耳散芷辛夷薄，鼻渊前额头痛汤。

注

《和剂局方》川芎茶调散（川芎君四两/12克，白芷二两/6克，羌活君二两/6克，荆芥臣去梗四两/12克，防风臣去芦一两半/4.5克，细辛臣去芦一两/3克，薄荷臣八两/12克，甘草佐使二两/6克，清茶佐使）。

川芎茶调散的组方依据是"巅顶之上，唯风可到"，能疏风止痛，是治外感头痛的良方。

用川芎茶调散治外感风寒头痛，偏头痛，头风头痛，神经性头痛及慢性鼻炎，鼻窦炎，脑外伤后遗症等诸种头痛偏寒者。

川芎茶调散加僵蚕、菊花名菊花茶调散《丹溪心法附余》，用治偏正头痛及眩晕之偏于风热者。

苍耳子散（苍耳子、白芷、辛夷花、薄荷）能祛风通窍，用治鼻渊，前额头痛，鼻流浊涕。

川芎茶调散核心：外感风寒之偏正头痛或巅顶头痛＋表证恶寒发热。病证要点：风邪侵袭。配伍特点是芎芷羌三药为君。配伍重点是分经论治，用各经引经药。薄荷重用祛风散热，清利头目，还佐制其他辛温药。茶叶苦凉上清头目佐制风药之温燥升散太过，使降中有升。

大秦艽汤

大秦艽汤二活防，芎芷细芩二地黄，
膏芍归草姜术苓，经络空虚中风伤。

注

《素问病机气宜保命集》大秦艽汤（秦艽君三两/9克，羌活一两/30克，独活二两/6克，防风一两/3克，川芎二两/6克，白芷一两/3克，细辛半两/2克，黄芩一两/3克，生地一两/3克，熟地一两/3克，石膏二两/6克，白芍二两/6克，当归二两/6克，甘草二两/6克，生姜七片，白术一两/3克，茯苓一两/3克）。

大秦艽汤能祛风清热，养血活血，实卫调营。

大秦艽汤治经络空虚、风邪初中经络所致的突然口眼㖞斜，皮肤麻木，或语言不利，舌强不能言，手足不能动，微微恶风发热。重则半身不遂，有诸症状之同时还兼有恶风发热表证。

注意大秦艽汤有辛燥伤阴之弊，临床宜斟酌加减。

大秦艽汤核心：风邪初中经络之口眼歪斜＋舌强不能言，手足不能动＋微恶风发热。病证要点：①气血不足，②风中经络。配伍重点：多个祛风药配伍以治风邪不止伤一经者。膏芩地清热泻火可清养结合。

现代用大秦艽汤治急性脑血管病变等。

小 续 命 汤

小续命汤温痹痛，半身不遂真中风，
二防麻桂姜芩草，附子参芍杏仁芎。

注

《备急千金要方》小续命汤（防风 12 克，防己 9 克，桂枝 9 克，川芎 9 克，黄芩 9 克，生姜 6 克，麻黄 9 克，附子 9 克，人参 9 克，白芍 9 克，杏仁 9 克，甘草 5 克）。

小续命汤能温经通阳，扶正祛邪。治营卫空虚、风中经络的半身不遂者，是治疗真中风的主方。还兼治风寒湿之气杂合之痹。但肝风内动者禁用。

消 风 散

消风散荆防蝉蒡，草通胡麻归地苍，
知膏苦参湿风疹，疏风养血白秃疮。

注

《外科正宗》消风散（荆芥君、防风君、蝉蜕、牛蒡子君，苍术、知母、石膏、苦参、当归、胡麻仁、生地佐各一钱/各 6 克，木通臣、甘草使各 3 克）。

消风散能疏风养血，清热除湿。归地麻仁养血活血，体现了"治风先治血，血行风自灭之义"。用治风邪引起的风疹、湿疹、白秃疮等，见皮肤疹出色红，或遍身云片斑点，红疹，风团或红斑，瘙痒抓破后渗出津水，苔白或黄，脉浮数有力。

消风散核心：风疹湿疹之皮肤瘙痒＋疹出色红＋脉浮。病证要点：风热湿邪侵袭肌表。配伍重点是荆防蝉蒡四药为君。配伍特点是：归地胡麻仁养血活血，滋阴润燥。

现代用消风散治湿疹，风疹，荨麻疹，药物性皮炎，急性肾小球肾炎，过敏性皮炎，稻田性皮炎，神经性皮炎，头癣等。注意：服药期间，禁食辛辣鱼腥之物及烟、酒、浓茶等。

当 归 饮 子

当归饮子芍地芎，蒺首芪草荆防风，
风疹瘙痒气血虚，养血益气又祛风。

注

《济生方》当归饮子（当归、白芍、酒洗生地、川芎、炒白蒺藜各一两/各 9 克，何首乌、黄芪去芦各半两/各 6 克，炙甘草半两/3 克，荆芥穗、防风去芦各一两/各 9 克）。

当归饮子能养血，祛风止痒，主治血虚有热，风邪外袭。

症见皮肤疮疖，或肿或痒，或发赤疹瘙痒。

因当归饮子中有白芍、首乌、黄芪，重在养血益气祛风，适宜风疹瘙痒已久而气血不足者。

牵 正 散　加味牵正散

牵正口眼歪风痰，热酒白附全蝎蚕，

风中面部麻痹斜，蜈芷防钩麻木瘫。

注

《杨氏家藏方》牵正散（白附子君、全蝎、僵蚕、生用，各等份，研细末，每服3克，热酒调服）。

牵正散能祛风化痰止痉，主治风痰病之中风，口眼喝斜，是治风中面部经络之口眼喝斜的良方。

牵正散加蜈蚣8条、白芷6克、钩藤6克为末，防风汤送服则名加味牵正散，疗效比原方更好。

正气虚者合补阳还五汤以提高疗效。

牵正散核心：风中头面部经络之口眼歪斜。病证要点：风邪引动内蓄之痰浊阻滞头面经络。配伍重点是虫类。僵蚕祛风止痉化痰。全蝎祛风止痉通络。热酒宣通血脉，引药入经络。

现代用牵正散治面神经麻痹，中枢性面瘫，三叉神经痛等。

小 活 络 丹

小活络丹二乌同，南星乳没广地龙，
湿痰死血肢不仁，湿痹脚手麻木痛。

注

《和剂局方》小活络丹原名活络丹（炮川乌君去皮脐六两/6克，炮草乌君去皮脐六两/6克，炮南星臣六两/6克，乳香使二两二钱/5克，没药使二两二钱/5克，净广地龙六两/6克）。

小活络丹能祛风除湿，化痰通络，活血止痛。

用小活络丹治风寒湿邪留滞经络之证，见肢体筋脉挛痛、关节屈伸不利、疼痛游走不定，舌淡苔白。还治中风，手足不仁、日久不愈，经络中有湿痰死血而见肢体不仁，湿痹致麻木或疼痛。

小活络丹核心：治风寒湿痹之肢体筋脉挛痛＋关节屈伸不利＋舌淡苔白。病证要点：风寒湿瘀痰互结，痹阻经络。配方重点：二乌同用大辛大热，药效峻猛。以祛风散寒，除湿化痰活血之品组方，纯为祛邪而设，用于邪实而正气不衰者。

现代用小活络丹治肩关节周围炎，中风后遗症，风湿性关节炎等。但阴虚有热及孕妇慎用。

大 活 络 丹

大活络丹瘀阻瘫，血竭二蛇龙蝎蚕，
首归草乌芍地冰，灵仙乌药军芩连，
麻细南星羌葛风，龟甲白蔻两头尖，
沉丁藿木乳安麝，香附黑附术苓玄，
碎补贯草松桂青，金箔虎骨牛犀天。

注

《兰台轨范》大活络丹扶正祛风，活络止痛，主治脉络瘀阻证。病如中风瘫痪，痿痹，痰厥，阴疽，流注等。

大活络丹：酒浸白花蛇、酒浸乌梢蛇、酒浸威灵仙、草乌、煨天麻、全蝎、黑豆水浸首乌、炙龟甲、麻黄、贯众、炙甘草、羌活、肉桂、藿香、乌药、黄连、熟地、蒸将军 (大黄)、木香、沉香用心 各二两/60克，僵蚕、赤芍、蒸黄芩、细辛、天南星、白蔻、酒浸两头尖、丁香、乳香、酒熬安息香、酒浸焙香附、制黑附子、白术、茯苓、玄参、骨碎补、青皮各一两/30克，防风二两五钱/75克，葛根、炙虎胫骨 (涉及保护动物，但因中药学教材中有此药，故在此介绍)、当归各一两/45克，血竭七钱/21克，炙地龙、麝香、犀角、松脂各五钱/15克，牛黄、冰片各一钱五分/4.5克，人参三两/90克，计48味，研末，为丸，金箔为衣，陈酒送下。

大活络丹与小活络丹功能相仿，但大活络丹是用祛风通络温里除湿，药物配伍活血补气补血滋阴助阳等扶正药物组成，故适用于邪实正虚之证，属标本兼顾之法。

玉 真 散

玉真散治破伤风，牙紧强直反角弓，
白附天星羌防芷，头痛腰痛风痰攻。

注

《外科正宗》玉真散 (白附子君、南星君、天麻、羌活、防风、白芷各等份/各6克)。

玉真散能祛风化痰，解痉止痛。是治破伤风的要方。前三味祛风解痉，治疗身强直、角弓反张等主证；后三味祛风散邪，使致痉因素从汗而解。

用玉真散治新伤受外风致痉者，症见牙关紧闭，口撮唇紧，身体强直，角弓反张，脉弦紧；还治风痰阻络所致的头痛、腰痛。

但玉真散有毒，不宜过量。

玉真散核心：破伤风之牙关紧急＋角弓反张＋脉弦紧。病证要点：皮肉损破，风毒之邪内侵引动内风。配伍重点是天麻专主疏散外风。

现代用玉真散治破伤风，血管神经性头痛，狂犬咬伤，百日咳及癫痫，无汗症，斑秃，抽动－秽语综合征等。

古今录验续命汤 通经逐瘀汤

续命扶正祛外风，风痱麻痹不知痛，
桂枝麻黄石膏草，杏仁干姜参归芎。
通经逐瘀脉内瘀，麝香桃仁赤芍红，
连翘大黄皂角刺，再加甲珠和地龙。

注

古今录验续命汤 (桂枝、麻黄、石膏、甘草、杏仁、干姜、人参、当归、川芎)。

续命汤体现了"扶正祛风、调和营卫"的法则，用治风中腠理、痹阻营卫的风痱证。

症见周身不知痛在何处、拘急不得转侧的四肢麻痹不用，缓纵不收的瘫痪，或治寒邪客于体表的拘急不能转侧，或治肺寒闭郁，宣降失常的喘咳，想卧不得卧，咳逆上气，面目浮肿；或治寒湿、滞留体表的肢体浮肿。"痱"是足废不能用之意。

因中风病久而疗效不佳者，可用王清任的通经逐瘀汤：麝香0.5克，桃仁10克、赤芍10克、红花6克、连翘15克，大黄10克，皂角刺15克，甲珠10克，地龙20克。此方专逐血管内瘀血。阳虚加四逆汤。

止痉散　正舌散

止痉全蝎与蜈蚣，祛风止痛效力宏，
惊风抽搐关节痛，头痛脑炎破伤风。
正舌蝎尾茯苓姜，舌强喎斜有奇功。

注

《方剂学》上海中医学院编，止痉散（全蝎、蜈蚣　各等份）。

止痉散能祛风止痉，主治痉厥，四肢抽搐，强直，顽固性头痛，关节痛。其用法为将两药研粉，小儿每次服1.5克，大人即成人每次服6克，每2小时服一次；

止痉散加天麻、全蝎效果更好。

如舌强不正者用正舌散（蝎尾9克，去毒，滚醋泡，炒。茯苓30克，姜汁拌晒。二味研末，每日分六次用开水送服）。

五虎追风散

五虎追风黄酒加，星天蝎蚕蝉朱砂，
祛风解痉破伤风，服后出汗疗效佳。

注

中医杂志载《史传恩家传方》五虎追风散（制南星6克，天麻6克，全蝎7～9个，炒僵蚕7～9个，蝉蜕30克。水煎服，另用朱砂1.5克，以黄酒60克冲服）。

五虎追风散能祛风解痉，止痛，也是治破伤风的要方。

用五虎追风散疗效的优劣主要以出汗为标准，服后全身出汗为良好现象，否则预后不良。为增强发汗效果，可加荆芥、白芷以助力发汗。

加味天麻汤

加味天麻汤陈半，蝎钩南星白附片，
产后中风痰浊阻，祛痰息风止痉挛。

注

《中医妇科治疗学》加味天麻汤（天麻12克，陈皮9克，半夏9克，炒全蝎9克，钩藤9克，炮南星9克，炮白附子9克）。

加味天麻汤能祛痰息风，止痉，主治产后中风，形体肥胖，言语謇涩，或口噤不能动，痰涎壅盛，喉间如拉锯，胸脘痞闷，四肢瘫痪，舌苔白腻，脉象弦滑。

附半南是强有力的祛痰药，再伍陈皮醒脾利气，则燥湿祛痰更强。

第二节　平息内风剂

平息内风剂歌诀

内风眩晕抽搐烈，肢废震颤言謇涩，

卒然昏倒不省事，半身不遂脸㖞斜。

诸风掉眩属肝经，或是风从体内生；

内风实证宜平熄，虚证补养息风珍；

阳亢热极动内风，高热抽搐神志昏。

肝阳偏亢肝风动，面色如醉头眩晕，

昏倒头热口眼歪，半身不遂实风生。

虚风温热伤阴起，筋脉拘紧肢蠕动；

下元虚衰虚阳浮，痰浊上泛喑痱症。

注

内风的临床表现为眩晕，四肢抽搐，震颤，手足废弱不用，语言謇涩，甚则卒然昏倒，不省人事，口眼㖞斜，半身不遂等。

内风即"诸风掉眩，皆属于肝"，以及"风从内生"之类。

内风的临床表现有实证和虚证之分。内风实证如阳邪亢盛，热极动风，症见高热不退，四肢抽搐，神志昏迷等。

肝阳偏亢，肝风内动，常见眩晕，头部热痛，面色如醉，甚则猝然昏倒，口角歪斜，半身不遂等。

虚证如温病邪热伤阴，阴虚生风，虚风内动则见筋脉拘急痉挛，手足蠕动等症，或下元虚衰，虚阳浮越，痰浊上泛，发为喑痱重症等。喑为舌强不能言。痱为足废不能用。

内风实证宜平肝息风，虚证当补养息风。

羚角钩藤汤

羚角钩藤汤生地黄，茹草芍神贝菊桑，

肝热生风凉肝息，增液舒筋抽搐方。

注

《通俗伤寒论》羚角钩藤汤（羚羊角君先煎、钱半/4.5 克，双钩藤君后入、三钱/9 克，鲜生地佐五钱/15 克，淡竹茹佐五钱/15 克，甘草使八分/3 克，生白芍佐三钱/9 克，茯神木佐三钱/9 克，京川贝佐去心四钱/12 克，生滁菊花臣三钱/9 克，霜桑叶臣二钱/6 克）。

羚角钩藤汤能凉肝息风，增液舒筋，体现了"凉肝息风"的法则，为凉肝息风的代表方。主治肝热生风证之肝经热盛，热极动风。症见高热不退，烦闷躁扰，手足抽搐，发为痉厥，甚则神昏，舌质绛而干，或舌焦起刺，脉弦而数。

羚角钩藤汤用治暑邪伤阴所致的厥证，热盛动风所致的痉证，热动肝风所致的昏迷。

羚角钩藤汤核心：肝热生风之高热不退＋手足抽搐。病证要点是肝经热盛动风。配伍重点是羚角伍钩藤能凉肝息风，清热解痉。贝母竹茹化痰。

现代用羚角钩藤汤治高血压病，急性脑血管病，蛛网膜下腔出血，小儿皮质盲，婴儿癫痫，妊娠子痫，钩端螺旋体病，流行性乙型脑炎等。

镇肝息风汤

镇肝息风牛麦冬，麦芽玄草赭牡龙，

苦楝龟甲茵陈芍，肝亢风晕类中风。

注

《医学衷中参西录》镇肝息风汤（怀牛膝君一两/30克，生赭石臣一两/30克，牡蛎臣五钱/15克，龙骨臣五钱/15克，杭芍佐五钱/15克，天冬佐五钱/15克，玄参佐五钱/15克，川苦楝佐二钱/6克，生龟甲佐五钱/15克，茵陈佐二钱/6克，生麦芽使二钱/6克，甘草使一钱半/4.5克）。

汤头是古名，用熄，息风。下面是现代解释，用息，息风。

镇肝息风汤能镇肝息风，滋阴潜阳，治类中风。

即治肝肾阴虚之肝阳上亢，肝风内动，气血逆乱之类中风，症见头晕目眩，目胀耳鸣，脑部热痛，心中烦热，面色如醉，或时常噫气，或肢体渐觉不利，口角渐显㖞斜，甚或眩晕颠扑，昏不知人，移时始醒，或醒后不能复原，脉弦长有力者。

如治产后风动抽搐症，应重用白芍30～90克。但中风、高血压病者不是阴虚阳亢所致者不宜用镇肝息风汤。

有人用镇肝息风汤减龟甲、麦芽、茵陈、甘草，加钩藤、首乌、石决明、丹参、马兜铃、稀莶草、葛根治疗高血压、高血脂获得显著疗效。

注意：白芍量大当酒制，浸润30分钟后再炒干，反复制2～3次后，再同煎。否则，易致泄泻，患者不易接受，也不利病情。

镇肝息风汤核心：中风证＋头晕目眩等肝阳上亢证＋脉弦长有力。病证要点：①肝肾阴虚，②阳亢化风。配方特点是：标本兼治，滋阴潜阳，重镇降逆。配伍重点是：茵陈、怀牛膝、生麦芽、清泄肝热，疏肝以顺其性。

现代用镇肝息风汤治高血压，中风及中风后遗症，嗜铬细胞瘤，急性肾小球肾炎，血小板减少性紫癜，三叉神经痛，癫痫，月经前期紧张综合征及多种皮肤病如老年性皮肤瘙痒症，神经性皮炎，慢性荨麻疹，银屑病等。

建瓴汤

建瓴汤内用牛膝，赭石龙牡和生地，
山药白芍柏子仁，阳亢眩晕效无比。

注

《医学衷中参西录》建瓴汤（怀牛膝一两/30克，赭石八钱/24克，生龙骨六钱/18克，生牡蛎六钱/18克，生地六钱/18克，山药一两/30克，白芍四钱/12克，柏子仁四钱/12克）能镇肝息风，滋阴安神。

主治肝阳上亢，头目眩晕，耳鸣耳胀，心悸健忘，烦躁不宁，失眠多梦，脉弦硬而长等，兼能安神。本方有龙骨、牡蛎。

天麻钩藤饮

天麻钩藤石决明，夜交茯神牛栀芩，
仲寄益母肝亢风，清热息风又安神。

注

《中医内科杂病证治新义》天麻钩藤饮（天麻君9克，钩藤君12克，石决明君18克，栀子臣9克，黄芩臣9克，夜交藤佐9克，茯神佐9克，牛膝佐12克，杜仲佐9克，桑寄生佐

9克，益母草佐9克。原方无剂量）。

天麻钩藤饮能平肝息风，清热活血，安神补益肝肾，用治肝阳偏亢，肝风内动上扰，症见头痛，眩晕，耳鸣，视物昏花，失眠及中风后遗症之半身不遂。

天麻钩藤饮与镇肝息风汤的功效大致相同，皆用治内风。

天麻钩藤饮核心：治肝阳偏亢，肝风上扰之头痛、眩晕、失眠。病证要点：肝阳偏亢，生风化热。配伍重点：天麻伍钩藤平肝息风止痉。牛膝伍益母草可活血。

现代用天麻钩藤饮治高血压病，美尼尔综合征等。

大 定 风 珠

大定风珠胶蛋黄，麻草麦味生地芍，
眩晕阴虚龟鳖牡，滋阴潜阳虚风效。

注

《温病条辨》大定风珠（阿胶君三钱/9克，生鸡蛋黄君二枚，生地臣六钱/18克，麦冬臣六钱/18克，白芍臣六钱/18克，龟甲臣四钱/12克，鳖甲臣四钱/12克，牡蛎佐使四钱/12克，麻仁佐使二钱/6克，甘草佐使四钱/12克，五味子佐使二钱/6克）。

大定风珠治阴虚风动证，能滋阴息风（育阴潜阳），滋阴增液，用治阴虚风动。

症见温热病邪日久，耗灼真阴，以真阴大亏，虚风内动，表现为神昏，手足瘛疭，脉气虚弱，舌绛少苔，有时或见欲脱之势为辨证要点。

但阴液已虚，而邪气仍盛者则不宜用本方。

大定风珠核心：阴虚风动之手足瘛疭＋舌绛苔少、脉虚弱。病证要点：真阴大亏，虚风内动。配伍重点是用血肉有情，厚味滋腻之品滋养真阴。

现代用大定风珠治乙型脑炎后遗症，肝豆状核变性，发作性抽搐，放疗后舌萎缩，震颤麻痹，急性肾功能衰竭等。

阿胶鸡子黄汤

阿胶鸡子黄汤好，生地芍钩牡蛎草，
茯神石决络石藤，阴虚风动滋阴妙。

注

《通俗伤寒论》阿胶鸡子黄汤（阿胶君二钱/6克，鸡子黄君二枚，生地臣四钱/12克，白芍臣三钱/9克，炙甘草臣六分/1.8克，钩藤佐二钱/6克，牡蛎佐四钱/12克，茯神木佐四钱/12克，石决明佐五钱/15克，络石藤使三钱/9克）。

阿胶鸡子黄汤为典型的滋阴息风方剂，治阴虚风动的抽搐，筋脉拘急等症。本方潜阳息风之力较强。症见邪热久留，热伤阴血之筋脉拘急，手足瘛疭，类似风动，或头目眩晕，舌绛苔少，脉细数者。

阿胶鸡子黄汤核心：热伤阴血＋虚风内动。配伍特点：标本兼顾，重在治本。石决明伍牡蛎平肝潜阳息风，络石藤舒筋活络。

瘛疭：手足交替伸缩，抽动不已。

钩 藤 钦

钩藤饮能止风痉，小儿急惊牙关紧，
参草天麻蝎羚角，清热息风又扶正。

注

《医宗金鉴》（钩藤9克，人参3克，炙甘草1.5克，天麻6克，全蝎0.9克，羚羊角0.3克）。

能清热息风，益气解痉，治小儿天钓。适用于小儿热极生风兼有气虚者。

清热息风汤

清热息风汤地龙，竺黄莲肉蝎蜈蚣，
菖钩蚕蝉大青叶，栀翘膏银息热风。

注

《经验方》清热息风汤（地龙9克，钩藤9克，天竺黄6克，莲肉6克，全蝎6克，蜈蚣3条，菖蒲6克，僵蚕6克，蝉衣6克，栀子6克，石膏60克，连翘30克，大青叶30克，银花30克）。

清热息风汤能清热解毒，息风止痉，治温热病毒传入厥阴所致的热盛生风证。

脑中风急性期应加强解毒药力，酌选生地、丹皮、赤芍、生山栀、生大黄、黄芩、黄连、安宫牛黄丸、至宝丹、清开灵等。

小定风珠

小定风珠用阿胶，淡菜龟甲鸡子黄，
引药下行加童便，温邪灼阴效优良。

注

《温病条辨》小定风珠（阿胶二钱/6克，淡菜三钱/9克，龟甲六钱/18克，鸡子黄一枚，童便15毫升）.

小定风珠能滋阴息风，主治湿邪久羁下焦，耗灼阴液而发厥证，扰冲脉为哕，脉细弦。
小定风珠的药力比大定风珠弱，用治阴虚风动较轻者。

醒 脾 散

醒脾散治慢惊风，参术茯苓木香用，
蝎蚕天麻解风痉，补脾止痉有奇功。

注

《古今医统》醒脾散（人参、白术、茯苓、云木香、全蝎、僵蚕、天麻 各等份）。

醒脾散主治小儿久泻伤脾，脾虚不能运化精微使肝失濡养即"土虚不能荣木"，而致虚风内动的慢惊风。

如兼脾虚完谷不化者，于方中加健脾开胃药疗效更好。

第十五章 治 燥 剂

治燥剂歌诀

内燥外燥有口诀，外燥秋生化火热，
燥阳伤肺耗津液，内燥上中下当别，
累及肺脾肾大肠，上燥上逆而干咳，
中燥呕逆食不下，下燥消渴大便结。
外燥内燥可兼杂，轻宣滋阴灵活绝。
治燥剂为滋腻品，助湿碍气湿盛慎，
凉燥温宣温清宣，外燥轻宣内滋润。
内燥外燥相兼病，轻宣滋阴主次分。

注

燥证有内燥和外燥两证。外燥多生秋天，燥邪属阳，易从火化热，易伤肺耗灼津液。内燥从累及的脏腑来说，有肺、脾、肾、大肠之别；从发病部位上来说，内燥有上燥、中燥、下燥之分。从具体症状来说，上燥则上逆而干咳，中燥则呕逆而食不下，下燥则消渴或大便燥结等。

故治燥剂的选方用药原则为：须辨清外燥与内燥，多配伍甘寒清热或益气生津之品，以轻宣滋润药物为主，素体多湿者忌用。

如内燥外燥相兼为病，又该轻宣和滋阴配合运用，但要分清主次。

燥证的治法为：外燥宜轻宣，内燥宜滋润，凉燥宜温宣，温燥宜清宣。

当外燥内燥可相兼为病时，轻宣和滋阴要灵活配合运用，才可获得卓绝疗效。（注意口诀的字义拆解）。

治燥剂多为滋腻之品，易于助湿碍气，素体多湿、湿胜者慎用。

第一节 轻宣润燥剂

轻宣润燥剂歌诀

凉燥温燥润轻宣。凉燥犯肺肺失宣，
恶寒头痛鼻塞咳，口干咽燥少无痰；
温燥伤肺失清肃，身热头痛干咳痰，
心烦口渴气逆喘。有时两燥同侵犯。

注

轻宣润燥剂治外感凉燥或温燥之证。凉燥犯肺则肺气失宣，常见恶寒头痛，口咽干燥，鼻塞，咳嗽少痰或无痰。温燥伤肺则肺失清肃，常见身热头痛，干咳少痰，或心烦口渴，气逆喘急等症。除外燥外，有时肾阴不足，虚火上炎也可有上焦内燥证同时侵犯为病，此时当兼顾治疗。

杏 苏 散

杏苏散陈大枣前，草苓枳桔生姜半，
轻宣苦温润凉燥，甘辛宣肺止咳痰。

注

《温病条辨》杏苏散（杏仁君9克、苏叶君9克、陈皮6克、前胡9克、甘草3克、茯苓9克、枳壳6克、桔梗6克、生姜3片、半夏9克，大枣去核3枚）。

杏苏散能轻宣凉燥，宣肺化痰。用治凉燥，外感风寒的轻证。从口诀可知：其组方依据是"燥淫于内，治以苦温，佐以甘辛"。用治外感凉燥证，肺失宣降，症见头微痛，恶寒无汗，咳嗽痰稀，鼻塞咽干，苔白，脉弦。

杏苏散核心：外感凉燥，表证＋咳嗽痰稀，鼻塞咽干。病证要点：凉燥外束，津液失布。配伍重点：苦辛甘温合法。加二陈汤表里同治。以辛香温燥药物清宣达邪，燥湿化痰。

现代用杏苏散治感冒，流行性感冒，急慢性支气管炎，支气管扩张，肺气肿及小儿胃肠型感冒。杏苏散为温性，桑菊饮属凉性。

桑 杏 汤

桑杏浙贝淡豆豉，沙参栀子梨子皮，
风燥干咳血瘀热，温燥清宣凉润治。

注

《温病条辨》桑杏汤（桑叶君一钱/3克，杏仁君一钱五分/4.5克，浙贝一钱/3克，香豆豉一钱/3克，沙参二钱/6克，栀子皮一钱/3克，梨子皮一钱/3克）。

桑杏汤能清宣温燥，主治外感温燥犯肺的轻证。

桑杏汤所治的燥证已伤肺阴了。症见外感温燥，邪在肺卫，身热不甚，干咳无痰，头痛，鼻干，咽干口渴，右脉数大。

注意：本方药物不宜久煎。

桑杏汤核心：治外感温燥轻证之表证＋咳嗽痰少或无痰＋咽干口渴。病证要点：温燥袭肺，津液受损。配伍重点是：桑叶伍杏仁能清宣燥热，透邪外出。桑杏汤的用药量轻，即：用药取气味轻者，"轻药不得重用"，是指剂量要轻。

现代用桑杏汤治上呼吸道感染，急性支气管炎，麻疹恢复期咳嗽，支气管扩张咯血，百日咳，肺炎等因外感温燥犯肺证者。

清燥救肺汤

清燥救肺阴虚痿，桑膏麦枇胡麻杏，
参草阿胶气阴伤，温燥犯肺成重证。

注

《医门法律》清燥救肺汤（冬桑叶君三钱/9克，石膏臣二钱五分/7.5克，麦冬臣去心、一钱二分/3.5克，炒胡麻仁后皆为佐一钱/3克，蜜炙枇杷叶去毛一片/3克，杏仁去皮尖七分/2克，人参七分/2克，甘草一钱/3克，阿胶八分/2.5克）。

清燥救肺汤能清燥润肺，用治温燥伤肺致气阴两伤之燥咳，或因温燥犯肺的重证，还治阴虚肺痿。

症见头痛身热，干咳无痰，气逆而喘，咽喉干燥，鼻燥，胸满胁痛，心烦口渴，舌干无苔，脉虚大而数。

但本方药多滋腻，脾胃虚弱者慎用。

清燥救肺汤核心：燥热伤肺重证之头痛身热＋干咳无痰＋气逆而喘＋阴虚证。宣润降清补，五法同用。病证要点：燥热伤肺重证，气阴两伤。

配伍重点：①重用桑叶为君以突出清宣温燥之义。②轻用石膏防其沉寒伤胃。用石膏清肺经之热但用量少而不碍桑叶轻宣之性，以能清透肺中燥热而散燥邪。

现代用清燥救肺汤治急性支气管炎，肺炎，百日咳，肺结核，失音，汗闭症等。

翘 荷 汤

翘荷汤用绿豆皮，桔梗甘草和栀子，
燥气化火咽喉病，耳鸣目赤咳痰宜。

注

《温病条辨》翘荷汤（连翘、薄荷、栀子皮各一钱五分/4.5克，绿豆皮二钱/6克，桔梗二钱/6克，生甘草一钱/3克）。

翘荷汤能清上焦气分燥热，主治燥气化火，清窍不利，耳鸣目赤，龈肿咽痛等。

沙参麦冬汤

沙参麦冬燥热咳，扁草花粉冬桑叶，
玉竹滋养肺胃阴，燥伤轻证多干咳。

注

《温病条辨》沙参麦冬汤（沙参三钱/9克，麦冬三钱/9克，扁豆一钱五分/4.5克，花粉一钱五分/4.5克，冬桑叶一钱五分/4.5克，玉竹二钱/6克，甘草一钱/3克）。

沙参麦冬汤能清肺养胃，生津润燥，治燥热伤肺胃之阴的轻证，现代用治慢性咽炎喉炎，萎缩性鼻炎等。

第二节 滋阴润燥剂

滋阴润燥剂歌诀

滋阴润燥内燥犯，脏腑阴液不足变，
干咳少痰呕逆渴，消渴便秘五心烦。

注

滋阴润燥治内燥证。内燥证为脏腑阴液不足所变生，临床常见干咳少痰、呕逆，不食或少食，口中燥渴，消渴，大便秘结，手足心热，或五心烦热。

麦门冬汤

麦门冬汤肺痿疗，粳米草参半大枣，
麦七半一虚火咳，肺胃阴津虚损好。

注

《金匮要略》麦门冬汤（麦冬君七升/42克，半夏臣一升/6克，粳米佐使三合/6克，炙甘草佐使二两/6克，人参佐使三两/9克，大枣佐使十二枚/4枚）。

麦门冬汤能滋养肺胃之阴，降逆和中止呕。治大气上逆，咽喉不利。

麦门冬汤用治肺胃阴虚证：即肺阴不足及胃阴不足，也是治疗虚热之虚火上炎致肺痿的主方。

肺阴不足则见咳逆上气，咯痰不爽，或咳吐涎沫，口干咽燥，手足心热，舌红少苔，脉虚数。

胃阴不足则见气逆呕吐，口渴咽干，舌红少苔，脉虚数。

有人用麦门冬汤合白虎汤加生首乌、石斛治一个横贯性脊髓炎患者高热66天见佳效；用麦门冬汤治肌肉萎缩不能活动者也有很好疗效。

麦门冬汤核心：肺胃阴伤之肺痿肺燥，胃阴亏虚呃呕口渴。咳吐涎沫或呕逆＋阴虚证。配伍特点：麦冬半夏七比一。半夏的温燥受麦冬制约而半夏独存辛开苦降之性。半夏得麦冬温而不燥，麦冬得半夏滋而不腻。重用麦冬滋养肺胃之阴；半夏少量降逆和胃。参枣米草益气补脾，培土生金。

炙甘草汤治虚劳肺痿。阳虚虚劳肺痿用甘草生姜汤或甘草干姜汤。麦门冬汤和清燥救肺汤都可治阴虚肺痿。

现代用麦门冬汤治肺结核，慢性支气管炎，矽肺，慢性咽喉炎，胸膜炎，肺癌，胃及十二指肠溃疡，胃黏膜脱垂，经前眩晕，倒经等见肺胃阴虚症状者。

养阴清肺汤

养阴清肺生地玄，草芍贝麦薄牡丹，
肺肾阴虚时疫毒，白喉喉痛疗效专。

注

《重接玉钥》养阴清肺汤（生地君二钱/6克，甘草五分/2克，炒白芍八分/3克，玄参一钱半/5克，麦冬一钱二分/4克，薄荷五分/2克，贝母八分/3克，牡丹皮八分/3克）。

养阴清肺汤能养阴清肺，主治肺肾阴虚感受疫毒所致的白喉。

症见喉间起肉如腐，不易拨去，咽喉肿痛，初起发热，或不发热，鼻干唇燥，或咳或不咳，呼吸有声，似喘非喘。方中少佐薄荷以散邪利咽，清利咽喉。

养阴清肺汤核心：疫毒、肺肾阴伤之白喉：白喉＋疫毒伤肺肾之阴。病证要点：肺肾阴伤；感受疫毒。配伍重点：增液汤加味。重用生地清热凉血滋阴。薄荷清肺利咽止痛，白芍养阴泄热柔肝以防阴虚而肝旺木火刑金。

现代用养阴清肺汤治白喉，急、慢性扁桃体炎，咽喉炎，鼻咽癌，慢性支气管炎等见肺肾阴虚症状者。

琼 玉 膏

琼玉生地苓蜜糖，人参补气益脾脏，
肺肾阴亏干咳血，滋补肾阴润肺方。

注

《洪氏集验方》琼玉膏（生地君十六斤/8千克/30克，白蜜臣十斤/5千克/20克，人参佐二十四两/6克，雪白茯苓佐四十九两/1.5千克/12克）。

能滋阴润肺，益气补脾。琼玉膏用治肺阴亏损。临床表现为虚劳干咳，咽燥咯血，肌肉消瘦，气短乏力等。

现代用琼玉膏治肺结核及病后调理，但肺阴亏损者如有外感时不宜用本方。

玉 液 汤

玉液汤治气阴虚，生津益气山药芪，
知粉内金葛五味，胃中燥热消渴奇。

注

《医学衷中参西录》玉液汤（山药君一两/30克，黄芪君五钱/15克，知母臣六钱/15克，花粉臣三钱/9克，鸡内金佐二钱/6克，葛根佐钱半/4.5克，五味子佐三钱/9克）。

玉液汤能益气生津，润燥止渴。消渴症者应忌食甜物，辛辣肥脂。

玉液汤用治消渴症。见气不布津，肾虚胃燥，口渴引饮，小便频数量多，或小便浑浊、困倦气短，脉虚细无力。

玉液汤核心：消渴之口渴多尿＋脾虚津伤。病证要点：①气阴两虚，②胃中燥热。配伍特点是：补气升阳，生津润燥，酸敛固涩。配伍重点是山药内金五味子补脾固肾，生津润燥，收敛肺肾之精。葛根升阳益气生津。脾气虚用黄芪，脾气升则散精达肺而输布津液止渴。肾气虚当固肾用山药，肾气固则封藏精微而缩尿止渴。这就是两君药的功用。

现代用玉液汤治糖尿病，但实热型消渴不宜用本方。

甘 露 饮

甘露二冬二地苓，石斛枇杷草枳茵，
阴虚湿热眼科病，养阴除湿显效灵。

注

《和局剂方》甘露饮（生地、熟地、石斛各10克，天冬12克，麦冬12克，枇杷叶24克，甘草6克，枳壳10克，茵陈10克）。

甘露饮能养阴除湿，用治阴虚湿热所致的工业性灼伤眼疾、角膜实质炎、全葡萄膜炎、虹膜炎、视神经根炎、老年性白内障等，故为眼科要方。

第十六章 祛 湿 剂

祛湿剂歌诀

祛湿剂治水淋患，湿阴重滞病缠绵。
外湿浮肿恶寒热，头胀身重肢痛烦。
内湿呕泄足跗肿，黄疸淋浊痞闷满。
表湿里湿常相兼。在上在外微发汗，
在内在下或寒热。理气兼顾把功建。
水湿主管肾脾肺，膀胱三焦也相关。

注

祛湿剂能化湿利水，通淋泄浊。湿为阴邪，其性重着黏滞，故侵害人体则起病较缓，病势缠绵难愈。

湿邪为病，有湿从外袭，有湿自内生。

外袭之湿发病则见面目浮肿，或恶寒发热，头胀身热，肢节烦痛。

内生之湿则见胸脘痞闷胀满，呕恶泄痢，足跗浮肿，黄疸淋浊等。

然而，肌表与脏腑是表里相关，表湿和里湿可相兼并见，即表湿可内传脏腑，里湿也可外溢肌肤。

湿邪所犯部位有上下表里之分，病情有从寒化、热化之异，故祛湿之法也较复杂。一般湿邪在上在外者，可用解表发散之法以微汗解之；在内在下者，可用芳香苦燥以化湿，或甘淡渗利以除湿。

从寒化者宜温阳化湿，从热化者宜清热祛湿。体虚湿盛者宜扶正祛湿兼顾。

应注意湿性重着黏腻易阻碍气机，当在祛湿方剂中配伍理气药以理气化湿，方可建功。

湿与水同类，人体之中，肾为主水之脏，为本。脾为制水之脏，为水之枢纽。肺为水之上源，为标。三焦为气机通道，膀胱则化气利水，故在治疗中应注意兼顾，联系调理脏腑，辨证施治。

第一节 化湿和胃剂

化湿和胃剂歌诀

化湿和胃治痞满，脾胃失和湿浊犯，
嗳气吞酸呕吐泻，饮食减少身闷倦。

注

化湿和胃剂用治湿浊阻滞。脾胃失和所致的脘腹痞满，嗳气吞酸，呕吐泄泻，食少体倦。

平胃散 不换金正气散 柴平汤

平胃散苍朴陈草,湿滞脾胃脘腹胀。
不换金正治瘴霍,平胃散加半藿香。
柴平小柴加平胃,寒多热少湿疟良。

注

平胃散是治湿滞中焦脾胃的代表方。《简要济众方》平胃散(苍术君米泔浸五斤/15克,姜炙厚朴臣、陈皮佐去白各三斤二两/9克,甘草使三十两/4克)(第九版教材配方:苍术君去里皮、捣为粗末、炒黄色、四两/120克,厚朴去粗皮、涂生姜汁、炙令香熟、三两/90克,陈皮洗令净、焙干、二两/60克,甘草炙黄一两/30克,生姜二片,大枣二枚,同煎或共研细末,每服4~6克,姜枣煎汤送服)。

平胃散能燥湿运脾,行气和胃,燥湿宽胸,是治湿滞脾胃、脾胃不和的要方。

但脾胃阴虚者慎用。

用平胃散治湿困脾胃,脘腹胀满,不思饮食,口淡无味,呕吐恶心,嗳气吞酸,肢体沉重,怠惰嗜卧,常多自利,舌苔白腻而厚,脉缓。

平胃散加半夏、藿香名不换金正气散《易简方》,能行气化湿、和胃止呕、用治瘴疫、霍乱吐泻等。

平胃散合小柴胡汤名柴平汤《景岳全书》,能和解少阳,去湿和胃,用治湿疟,症见一身尽痛,手足沉痛,寒多热少,脉濡。

平胃散核心:湿滞脾胃+脘腹胀满,食少体倦,苔白腻。病证要点:湿滞脾胃。配伍重点是:辛香温燥。苍术伍厚朴辛开苦降消胀满,芳香化湿健脾胃,合乎"脾气得升则健,胃降则和"之理论。

现代平胃散用治慢性胃炎,胃及十二指肠溃疡,胃肠神经官能症,幽门不完全梗阻,急性肠炎,消化功能紊乱,嗜睡等属湿滞胃脘证者。

胃苓汤

胃苓平胃五苓散,寒湿困脾泄泻患,
燥湿利湿两法用,利小便以实大便。

注

胃苓汤由平胃散和五苓散合方而成,治疗寒湿困脾之泄泻,以燥湿和利湿两法兼用,体现了利小便以实大便的分利法。如以干姜换桂枝则疗效更好。

藿香正气散

藿香正气陈紫苏,苓术腹皮半草朴,
白芷桔梗呕吐泻,外寒内湿暑湿除。

注

《和剂局方》藿香正气散(藿香君三两/9克,炙甘草二两半/6克,陈皮6克,白术6克,半夏6克,厚朴、桔梗各二两/6克,白芷3克,紫苏3克,茯苓3克,大腹皮各一两/3克)。

藿香正气散主治表里同病，湿邪内闭证，能解表化湿，理气和中，是治疗外感风寒、内伤湿滞的霍乱吐泻，恶寒发热，头痛，胸膈满闷，脘腹疼痛，舌苔白腻及山岚瘴疟等。

注意：本方如作汤剂不宜久煎。

藿香正气散适用于外邪犯胃型呕吐（专治邪气犯胃的呕吐），寒湿或风寒型泄泻，湿困脾胃型湿阻，寒霍乱的轻型。

用藿香正气散时，只要见有湿浊之里证，无论有无表证均可使用。

现代用藿香正气散治胃肠型感冒，急性胃肠炎，急性菌痢，酸中毒等以湿邪内困、表里同病者。

藿香正气散核心：外感风寒、内伤湿滞之风寒表证＋湿滞中焦脾胃。病证要点：外感风寒，湿滞中焦。配伍特点：藿香化湿，桔梗宣利肺气。因此，藿香正气散重在化湿和胃，稍弱于解表散寒，故水土不服、山岚邪气伤暑伤食、脾胃不舒、有无表证都可以使用。

六 和 汤

六和汤朴半四君，藿扁木瓜半砂杏，

霍乱暑湿转筋疗，和中祛湿吐泻宁。

注

《医方考》六和汤（人参君、赤茯苓、白术、藿香、半夏、杏仁、扁豆各二钱/6克，甘草五分/2克，厚朴八分/3克，砂仁八分/3克，木瓜钱半/4.5克）。

六和汤能和中祛湿，升清降浊。用治湿滞中焦的霍乱呕吐泄泻，胸膈痞满，舌苔白滑；还能疏肝治转筋。

六和汤以人参为君，重在健脾，主治湿伤脾胃，清浊不分之呕吐泄泻。

现代用六和汤治急性胃肠炎，菌痢、低钙肌痉挛等。

第二节 清热祛湿剂

茵陈蒿汤 栀子柏皮汤 茵陈四逆汤

茵陈蒿汤栀大黄，湿热俱盛腹满胀，

胆囊黄汗黄疸肝，面目肤色如橘黄。

栀子柏皮黄柏草，伤寒发热身发黄。

四逆汤中加茵陈，温阳利湿治阴黄。

注

祛湿热盛、湿从热化的代表方是茵陈蒿汤、甘露消毒丹、八正散。

《伤寒论》茵陈蒿汤（茵陈蒿君六两/18克，栀子臣十四枚/12克，大黄佐去皮二两/6克）。

茵陈蒿汤能清热，利湿，退黄，是治湿热黄疸的第一要方。症见一身面目俱黄，黄色鲜明，腹微满，口中渴，小便不利，舌苔黄腻，脉沉数者。

茵陈蒿汤是治湿热黄疸型肝炎的名方，用治阳黄，具有时间短，费用少，体质恢复快、恢复更好等诸多优点。

茵陈蒿汤合三黄丸合龙胆泻肝汤治湿热型痤疮效佳。

《伤寒论》栀子柏皮汤（栀子 10 克、黄柏 6 克、炙甘草 3 克）能清热利湿，用治伤寒身热发黄。

四逆汤加茵陈蒿名茵陈四逆汤《伤寒微旨论》（甘草、茵陈各二两/各 6 克，干姜一两半/4.5 克，附子八片/6 克）。《张氏医通》，能温里助阳，利湿退黄，用治寒湿内阻之阴黄；症见黄色晦暗、神倦食少，肢体逆冷，脉沉细无力等。

茵陈蒿汤核心：湿热黄疸之阳黄。病证要点：湿热熏蒸，胆汁外溢。配伍特点是：清疏、清利、清泄三法并用。大黄泻热通便，清热利胆，使湿热瘀结从大便而去。重用茵陈蒿清疏、清利湿热。

现代用茵陈蒿汤治黄疸型肝炎，胆石症，胆囊炎，钩端螺旋体病，新生儿溶血性黄疸，肝昏迷，门静脉炎等有湿热交蒸、湿热壅滞中焦、湿热并重等表现者。

八 正 散

八正利水能通淋，湿热并重滑前仁，
大黄瞿扁栀草通，湿热泻火热血淋。
丝虫病呈乳糜尿，再加雄黄紫金锭。

注

《和剂局方》八正散（滑石君、木通君、瞿麦、扁蓄、焙大黄面煨、车前仁、栀子、甘草梢各一斤/500 克/各 9）。

八正散能清热泻火，利水通淋，主治湿热并重、湿热下注膀胱所致的热淋，症见小便浑赤，溺时涩痛，淋漓不畅，甚或癃闭不通，小腹急满，口燥咽干，舌苔黄腻，脉滑数。

但体虚者及孕妇不宜用八正散。

现代用八正散治膀胱炎，尿道炎，急性前列腺炎，泌尿系统结石，肾盂肾炎，肾小球肾炎等见湿热并重、湿热下注膀胱证者。

治血淋，用八正散加大小蓟、蒲黄、白茅根以凉血止血。治石淋加金钱草、海金沙、鸡内金、琥珀末以排石化石。

治丝虫病乳糜尿用八正散加雄黄 3~6 克煎汤，送服紫金锭 1.5 克。

比较：八正散和导赤散都能清热利水通淋而治热淋。

八正散中有大量清热利湿药还加大黄攻下降泄，诸药直达下焦是治疗淋证的主方，功效强大；

导赤散中只有竹叶和木通清热通淋，药力单薄，但可清心，加生地可清上焦火又下利小肠，利水不伤阴，治心经热盛或心火下移小肠之口糜口疮，小便赤涩热痛或热淋轻证，阴津不足者尤宜。

小蓟饮子和八正散都能利水通淋而治湿热蕴结膀胱之淋证，五淋散重用栀子赤芍而可清热凉血治血淋。

八正散中有众多利水通淋之品于一方，清热通淋功效卓著，是治热淋的主方。

诸多内容，熟记各方剂的口诀即可熟练掌握。

五 淋 散

五淋散治血热淋，草栀归芍赤茯苓，
脐腹急痛尿频涩，膀胱湿热凉血清。

注

《和剂局方》五淋散（生甘草五两/15克，栀子二十两/15克，当归五两/15克，赤芍二十两/15克，赤茯苓六两/15克）。

五淋散能清热凉血，利水通淋；重在清热凉血，主治血淋。症见小便不利，血淋涩痛，或尿如脂膏，或溲如砂石，发热口渴。

现代用五淋散治急性膀胱炎，尿道炎，急性肾盂肾炎，急性前列腺炎等因尿路感染所致者。

三 仁 汤

三仁滑石杏蔻苡，通草厚朴半夏竹，
湿温面黄热痞闷，湿重于热湿温初。

注

《温病条辨》三仁汤（滑石君六钱/18克，杏仁五钱/15克，白蔻仁二钱/6克，苡仁六钱/18克，厚朴二钱/6克，通草二钱/6克，半夏五钱/15克，竹叶二钱/6克）能宣畅气机，清热利湿，芳香化浊，能宣上（枣仁）、畅中（蔻仁）、渗下（苡仁）。

三仁汤是治湿温病的名方，病证特点是湿邪内外合邪、卫气同病。主治湿温初起或暑温挟湿之湿重于热，邪在气分。

症见头痛恶寒，身重疼痛，面色淡黄，胸闷不肌，午后身热，苔白不渴，脉弦细濡等。

三仁汤核心：湿温、湿重于热之午后身热、身重疼痛＋面黄、胸闷不肌。配伍重点是三仁为臣，畅通三焦气机，使湿热从三焦分消。杏仁宣上利肺气，白蔻仁畅中化湿行气，苡仁渗下利水渗湿。

现代用三仁汤治肠伤寒，急性胃肠炎，急性黄疸型肝炎，急性胆囊炎，急性肾炎，肾盂肾炎，流行性乙型脑炎，急性高山反应等。

甘露消毒丹

甘露消毒蔻藿香，茵陈滑石黄芩菖，
木通翘贝射干薄，湿温暑温黄疸方。

注

《医效秘传》甘露消毒丹（茵陈蒿君十一两/11克，滑石君十五两/150克，黄芩君十两/10克，白蔻四两/4克，藿香四两/4克，木通五两/5克，石菖蒲六两/6克，连翘四两/4克，贝母五两/5克，射干四两/4克，薄荷四两/4克）。

甘露消毒丹是治疗湿温时疫的代表方。主治湿温病湿热并重，蕴结成毒。湿温时疫具有广泛性、普遍性和传染性。

甘露消毒丹能清热利湿，芳香化浊，清热解毒，调畅气机，用治湿温、暑温、黄疸等。

尤其用甘露消毒丹治急性黄疸性肝炎，有突出疗效。

症见发热困倦，身黄，口渴，尿赤，吐泻，淋浊，舌苔淡白，或厚腻或干黄者。

甘露消毒丹核心：湿温时疫，气分湿温证。

病证要点：湿热充斥气分，湿热并重；或湿热充斥三焦。

配伍重点是：清上，悦中，渗下同用。清热、利湿、解毒并行。清上用芩翘薄贝射，悦中有蔻菖藿，渗下是茵通滑。

现代用甘露消毒丹治感染性发热，流行性出血热，急性黄疸型肝炎，急性扁桃体炎，病毒性肺炎，流行性斑疹伤寒，肠伤寒，胆囊炎，急性胃肠炎，化脓性扁桃体炎，口臭等。

连 朴 饮

连朴和中畅胸脘，芦根菖蒲栀豉半，

湿热霍乱痞吐利，菌痢伤寒副伤寒。

注

《霍乱论》连朴饮（芦根君二两/60克，制厚朴三钱/6克，姜黄连、制半夏、菖蒲各一钱/3克，栀子、香豆豉各三钱/9克）。

连朴饮能清热化湿，调和脾胃止呕，用治湿热蕴伏。症见霍乱吐利，胸脘痞闷，舌苔黄腻，小溲短赤。

连朴饮核心：湿热霍乱吐泻＋烦闷＋小溲短赤＋舌苔黄腻。配伍重点：连朴辛开苦降，行气化湿，升降复常。栀子豆豉清热除烦。

现代用连朴饮治伤寒，副伤寒，细菌性痢疾，慢性胃炎，消化性溃疡，病毒性肝炎，支气管哮喘等。

蚕 矢 汤

蚕矢汤用吴萸连，通草苡栀木瓜半，

黄芩豆卷清湿热，霍乱吐痢转筋餐。

注

《霍乱论》蚕矢汤（晚蚕沙五钱/15克，吴茱萸三分/1克，姜黄连三钱/9克，通草一钱/3克，苡仁四钱/12克，焦栀子一钱五分/4.5克，木瓜三钱/9克，制半夏一钱/3克，黄芩一钱/3克，大豆黄卷四钱/12克）。

蚕矢汤能清热除湿，升清降浊。治湿热内蕴，升降失调的霍乱吐泻，痢疾，还治转筋。

少量吴茱萸助半夏止呕降逆，又能配合黄连降火止呕。

当归拈痛汤（拈痛汤）

当归拈痛羌茵陈，葛苦知母二术参，

防升泽泻猪苓草，风湿热痹脚气病。

注

《医学启源》当归拈痛汤（羌活君半两/15克，茵陈君五钱/15克，葛根二钱/8克，苦参酒浸二钱/6克，知母酒洗三钱/9克，白术一钱/3克，苍术三钱/9克，人参二钱/6克，防风三钱/9 克，升麻一钱/3 克，泽泻三钱/9 克，猪苓三钱/9 克，甘草五钱/15 克）能清热利湿，疏风止痛，用治湿热相搏，外受风邪证，是治风湿热痹俱甚，湿热脚气的常用方。

当归拈痛汤证特点是风湿热三邪合而为病，以湿邪偏重为主。

症见：肢节沉重肿痛，遍身肢节疼痛，或肩背沉重，或脚气肿痛，脚膝生疮，舌苔白腻，脉数。

现代用当归拈痛汤治风湿性关节炎，下肢皮肤病，脚气等导致肢节沉重肿痛，苔腻或黄，脉濡数。

宣 痹 汤

宣痹风湿热痹治，防己杏仁翘半栀，
小豆蚕沙苡仁滑，寒战热炽疼痛止。

注

《温病条辨》宣痹汤（防己五钱/15 克，杏仁五钱/15 克，滑石 5 钱/15 克，连翘三钱/9 克，半夏醋炒三钱/9 克，栀子三钱/9 克，赤小豆皮三钱/9 克，晚蚕沙三钱/9 克，苡仁五钱/15 克）。

宣痹汤能清热祛湿，通络止痛，用治风湿热痹证，重在清热利湿而湿热偏甚者，疼痛，面目萎黄，舌色灰滞。

二妙散 三妙丸 四妙丸

二妙黄柏苍术兼，三妙再把牛膝添，
四妙三妙加苡仁，痿痹渗湿健脾安。

注

《丹溪心法》二妙散（炒黄柏君 15 克，米泔浸苍术 15 克）。

二妙散能清热燥湿，用治湿热下注，筋骨疼痛，或湿热下注，两足酸软无力，或足膝红肿热痛，或湿热带下，或下部湿疮，小便短黄，舌苔黄腻。

二妙散核心：湿热下注之痿痹、带下、湿疮伴尿黄，舌苔黄腻。配伍重点是寒温并用。

《医学正传》三妙丸（米泔浸苍术六两/180 克，酒黄柏四两/120 克，牛膝去芦二两/60 克）能清热燥湿，用治湿热下注，两脚麻木或足膝红肿热痛如火烙，还治带下、阴痒湿疮。

《成方便读》四妙丸（苍术，黄柏，牛膝，苡仁各八两/各 240 克）能清热利湿，用治湿热下注，脚膝红肿，下肢麻木痿弱无力等。

现代用二妙散治风湿性关节炎，产后会阴切口感染，小儿湿疹，足癣感染，血栓性静脉炎等。

藿朴夏苓汤

藿朴夏苓汤二苓，杏泽豆豉蔻苡仁，
湿温身热困倦乏，胸闷口腻除湿侵。

注

《医原》藿朴夏苓汤（藿香二钱/6 克，厚朴一钱/3 克，半夏钱半/4.5 克，赤苓三钱/9

克，猪苓钱半/4.5克，杏仁三钱/9克，泽泻钱半/4.5克，淡豆豉三钱/9克，白蔻仁六分/2克，苡仁四钱/12克）。

霍朴夏苓汤能解表化湿，治湿温初起。症见身热恶寒，肢体倦怠困乏，胸闷，口腻，脉濡缓。

黄芩滑石汤

黄芩滑石畅中焦，腹皮二苓蔻通草，

汗出热解又发热，暑温湿温肾炎疗。

注

《温病条辨》黄芩滑石汤（黄芩三钱/9克，滑石三钱/9克，大腹皮二钱/6克，猪苓三钱/9克，茯苓皮三钱/9克，白蔻一钱/3克，通草一钱/3克）。

黄芩滑石汤能清热利湿。主治暑温湿温邪在中焦。症见发热身痛，汗出热解，继而又热，渴不多饮，舌苔淡黄而滑，脉缓。现用治急性肾炎，急性胃肠炎等。

凿 石 丸

凿石丸泽苓火硝，金沙白芍冬葵草，

沉香牛膝地龙滑，琥珀尿道结石疗。

注

《湖南中医学院附二院方》凿石丸（泽泻9克，茯苓9克，火硝15克，海金沙15克，白芍18克，冬葵子15克，甘草梢6克，沉香6克，牛膝15克，地龙9克，滑石30克，琥珀9克）。

凿石丸能通淋化石，是一个配伍完善，结构严谨，功效确实的排石通淋之新方，以治输尿管结石见长。

肾虚与结石并存者宜排石补肾交替使用，或先排石后补肾，或先补肾后排石。注意：胃弱者慎用本方。

砂 淋 丸

砂淋丸中用硝石，知母朴硝和黄芪，

白芍硼砂鸡内金，砂淋石淋湿热治。

注

《衷中参西录》砂淋丸（硝石15克，知母24克，朴硝15克，黄芪24克，白芍18克，硼砂18克，鸡内金30克）能通淋化石，益气滋阴，主治气阴两伤，湿热蕴结而成的砂淋、石淋。

滋肾通关丸

通关癃闭知柏桂，泻去相火肾热安，

泻热化水疗湿热，尿难睾汗前列炎。

注

《兰室秘藏》滋肾通关丸（知母30克，黄柏30克，肉桂2克）能泻热化水。

治湿热蕴结在下焦，气化失调，小便不利，甚至小便不通成癃闭，睾丸两边出汗且滋腻腥臭，小腹胀满等症。现代用治前列腺炎，前列腺增生肥大等。

胆道排石汤

胆道排石柴枳银，硝黄芩木芍钱茵，
清热利湿促胆汁，利胆行气除痛根。

注

《经验方》胆道排石汤（柴胡15克，枳壳9克，银花15克，芒硝15克，大黄后下9克，黄芩9克，木香9克，白芍60克，金钱草30克，茵陈30克）。

胆道排石汤能清热利湿，行气止痛，利胆排石，用治胆结石，症见右上腹疼痛，痛引肩背，或有黄疸，便秘等。

胆道排石汤加金银花、芒硝，研粉，用鲜猪胆汁和炼蜜为丸，用治胆结石的效果更好，能使胆囊活动显著增加，促进胆汁分泌排泄，松弛胆道括约肌而利胆结石排出。

胆道排石汤的配伍特点：清疏通缓利并用。银花黄芩清热解毒（清），柴枳木疏肝解郁（疏），硝黄泻热通腑（通），白芍平肝缓急（缓），金钱草茵陈利胆排石（利）。体现了"清疏通利"的法则。

第三节　利水渗湿剂

五苓散　茵陈五苓散　春泽汤　四苓散　胃苓汤

五苓利水除湿热，泽泻二苓白术桂，
太阳经腑蓄水病，化气解表又行水。
减去桂枝四苓散，小便不利消积水。
咳尿加参春泽汤，湿郁发黄茵陈推。
胃苓泄泻湿太重，消积渗湿水肿魁。

注

五苓散是祛水湿壅盛水肿的代表方。《伤寒论》五苓散（泽泻君一两六铢/15克，猪苓臣十八铢/9克，茯苓臣十八铢/9克，白术臣十八铢/9克，桂枝佐去皮半两/6克）能利水渗湿，温阳化气，是用治太阳经、腑同病的蓄水证，即水肿的要方，可治：

1 外有表证，内停水湿即太阳蓄水，小便不利；

2 水湿内停，小便不利；

3 痰饮内停，小便不利。外有表证，内有水湿则见头痛发热。烦渴欲饮，或水入即吐；

小便不利，舌苔白，脉浮。水湿内停则见水肿，泄泻，小便不利及霍乱吐泻等。痰饮则见脐下动悸，吐涎沫而头眩，或短气而咳者。

五苓散加茵陈蒿名茵陈五苓散《金匮要略》，能清湿热退黄疸。本方加人参名春泽汤，能益气健脾，利水渗湿，治咳而遗尿兼气虚者。

五苓散减桂枝名四苓散《丹溪心法》，能健脾渗湿，治脾虚湿阻致小便不利的积水水肿。《世医得效方》胃苓汤（平胃散合五苓散）能健脾渗湿，治泄泻不止，水肿，腹胀，小便不利者。

五苓散治水肿，蓄水。蓄水于下则小便不利。蓄水于中则"心下痞"和"水入即吐的水逆"。蓄水于上则"吐淡沫而癫眩"。蓄水于表则汗出。蓄水于肠则下利。蓄水于肌肤则"水肿"。

五苓散治腹泻如水样，空洞无物，只是泻水，伴肠鸣辘辘，小便不利，渴欲饮水，久用抗生素无效，这叫"洞泻"，因五苓散能实大便利小便，故用五苓散治之。

用五苓散可治青光眼、脂肪肝、酒精肝、脑积水、肝腹水。因五苓散中的桂枝可换用肉桂，此方属温，故服之不能食冷食、冷饮，否则，减低疗效。

五苓散核心：水湿水饮内停而水肿，外有表证。配伍重点：桂枝助解太阳表又内助温阳化膀胱之气，助茯苓化气行水。

现代用五苓散治急性肾小球肾炎，肾功能不全，肾积水，尿潴留，肝硬化腹水，心源性水肿，脑积水，急性泌尿系感染，美尼尔综合征，结核性渗出性胸膜炎等。但五苓散偏于渗利故不可多服、常服，且阴虚水肿者当忌。

猪 苓 汤

猪苓汤用猪茯苓，泽泻滑石阿胶行，
心烦失眠尿涩痛，滋阴利水血尿平。

注

《伤寒论》猪苓汤（猪苓君去皮、茯苓、泽泻、滑石、阿胶各一两/各10克）。

猪苓汤能利水清热养阴，用治水热互结，症见小便不利，发热，口渴欲饮，或心烦不寐，或兼有咳嗽，呕恶，下利，舌红，脉细数。还治血淋，小便涩痛，点滴难出，小腹满痛者。

但津伤太过而渴甚者则不宜用本方。

猪苓汤核心：小便不利＋口渴，身热，心烦失眠，舌红，脉细数。病证要点：水湿内停，热伤阴液。配伍重点：利水渗湿＋清热养阴并进。利水不伤阴，滋阴不恋邪。使水气祛，邪热清，阴液复，诸证自解。滑石清热利水，阿胶滋阴润燥。

现代用猪苓汤治肾积水，产后尿潴留，尿结石，泌尿系感染，膀胱炎，流行性出血热休克期，慢性肾炎等见水热互结又阴津受损、小便不利、口渴身热者。

防己黄芪汤　防己茯苓汤

防己黄芪汤大枣，生姜白术和甘草，
风湿恶风风水肿，益气固表利水好。
防己茯苓汤桂芪，皮下水肿肢肿疗。

注

《金匮要略》防己黄芪汤（防己君一两/12克，黄芪君去芦一两一分/15克，白术七钱半/9克，炒甘草使半两/6克，大枣一个，生姜四片）。

防己黄芪汤能益气祛风，健脾利水，是用治正虚表气不固，外受风邪，水湿郁于肌表所致的风水、风湿病的良方。症见本虚标实，气虚湿热者汗出恶风，身重，小便不利，舌淡苔白，脉浮者。

《金匮要略》防己茯苓汤（防己三两/9克，黄芪三两/9克，桂枝三两/9克，茯苓六两/18克，甘草二两/6克）能利水消肿，益气通阳，用治卫阳不足之皮水，症见四肢肿，水气在皮肤中。

防己黄芪汤核心：风水或风湿之表虚＋身重或肿，小便不利。配伍重点：防己伍黄芪能益气行水，固表除湿。

现代用防己黄芪汤治慢性肾小球肾炎，心脏病水肿，汗出而肿的糖尿病，风湿性关节炎，类风湿关节炎，妊娠水肿，单纯性肥胖合并高脂血症等见汗出恶风，小便不利因气虚湿热者。

五 皮 散

五皮皮水茯苓皮，姜陈桑白大腹皮，
腹胀面目四肢肿，健脾除湿水肿医。

注

《华氏中藏经》五皮散（茯苓皮君、大腹皮、生姜皮、陈皮、桑白皮各等份/各9克）。

五皮散能利湿消肿，理气健脾，善消皮肤肌腠之间的水湿即皮水肿。用治脾虚湿胜，泛溢肌肤所致的皮水症。症见一身皆肿，肢体沉重，心腹胀满，上气喘急，小便不利，苔白腻，脉沉缓，以及妊娠水肿等。

现还用五皮散治因久用激素、胰岛素引起的皮下积水压迫末梢神经而使患者步履艰难，神疲体乏，声低懒言等。

五皮散核心：皮水一身皆肿，小便不利＋水停气滞证。病证要点是：脾虚水泛于皮肤肌腠之间。配伍重点是用药物之皮。

现代用五皮散治肾小球肾炎，心脏病水肿，慢性肾功能衰竭，经行浮肿，妊娠水肿，荨麻疹等，医者使用本方时，只要辨证准确则可不怀疑此方疗效。如治慢性肾功能衰竭（尿毒症）以本方为主加减，配合降氮汤（大黄、附子、牡蛎）保留灌肠，症状缓解后，以六味地黄汤保留灌肠，可获得较好效果。

麻黄连翘赤小豆汤

麻黄连翘小豆汤，杏草陈皮枣生姜，
隐疹风丹黄疸病，湿热喘咳水肿方。

注

《伤寒论》麻黄连翘小豆汤（麻黄9克，连翘15克，赤小豆15克，杏仁9克，甘草6克，生梓白皮15克，大枣四个，生姜9克）。

麻黄连翘小豆汤能宣肺透邪，清热利湿，体现了宣肺行水法，用治肺失宣降，湿阻三焦、湿毒浸淫所致的黄疸、风丹、喘咳、水肿等，症见身发黄，水肿，先见面目浮肿，后全身浮肿，小便不利，来势较急；风丹隐疹瘙痒见湿热者；湿热壅肺的喘咳。

学习者应注意从分析本方的组成去理解其所治的病种，

黄疸是风寒外袭使肺郁不宣而失通调水道，气机郁结化热而湿热交蒸；

隐疹风丹是因风热挟湿郁于腠理，外不得越，内不得泄，风热相搏而致；

喘咳是因肺之宣发肃降功能受阻，不能敷布津液使津被气滞，又反过来气为津阻，交相影响壅滞于肺而致；

麻黄连翘小豆汤治水肿则更体现了"发汗与利尿"两大法都寓于此方之中，肾病水肿的形成，与肺、脾、肾、三焦的关系密切。肺为水之上源，肺失肃降通调水道之功则水湿壅滞而泛为水肿。

比较：麻黄连翘赤小豆汤治湿毒浸淫见黄疸，风丹，喘咳之水肿。甘草附子汤治身微肿。桂枝芍药知母汤治脚肿如脱，只限于脚。防己黄芪汤治表虚风水之水肿。五苓散治皮下水肿。越婢汤治全身广泛水肿。五皮散合胃苓汤用治腰以下水肿。

第四节　温化寒湿剂

苓桂术甘汤

苓桂术甘温痰饮，健脾又温膀胱气，
支饮上逆气冲胸，水肿胸满眩晕悸，
耳聋目疾加芎黄，阳虚湿滞痿证治。

注

《金匮要略》苓桂术甘汤（茯苓君四两/12克，桂枝臣三两/9克，白术佐二两/6克，炙甘草使二两/6克）。

苓桂术甘汤是治疗痰饮病的基础方，能温化痰饮，健脾利湿，是治疗中阳不足之痰饮病的主方。症见胸胁支满，脐下动悸，饮邪上逆冲胸而致心悸或咳而气喘，上冲致头眩、脸肿，舌苔白滑，脉弦滑。

凡属阳虚水泛所致诸病皆宜，症见中焦阳虚，脾阳不足，痰饮、水饮内停所致的耳聋、目眩、目生云翳、心悸、气短、经脉跳动，湿滞成痿等症，均可应用。

但湿热及阴虚者不宜用本方。

苓桂术甘汤用治耳聋、目疾，合用芎黄散（川芎、大黄）尤其合乎法度。

苓桂术甘汤是痰饮瘀皆治之古方，用治"短气，有微饮，当从小便去之"，因此"心悸浮肿"的风心病瓣膜病和腹主动脉异常搏动者治用此方，可与真武汤合用。

苓桂术甘汤加生脉饮加龙骨、牡蛎、山萸肉用治肺气肿、肺心病见"心悸浮肿"者。

苓桂术甘汤核心：痰饮之胸胁支满，目眩心悸。病证要点是：中阳不足，痰饮内停。配伍重点是：重用甘淡佐以辛甘温为温阳化饮的重要配伍。即"病痰饮者当以温药和之"。苓桂温阳化饮。

现代用苓桂术甘汤治老年性慢性支气管炎，支气管哮喘，渗出性胸膜炎，链霉素中毒性眩晕，高血压眩晕，脑震荡后遗症眩晕，内耳眩晕病，小儿脑积水，植物人脑积水，心源性水肿，慢性肾炎水肿，睾丸鞘膜积液，卵巢囊肿，肾囊肿等见脾阳不足，痰饮内停者。

甘草干姜茯苓白术汤

草姜苓术肾著汤，腰冷尿淋寒湿伤，
孕妇浮肿加杏仁，带下腰冷红花良。

注

《金匮要略》甘草干姜茯苓白术汤又名肾著汤（干姜君四两/12 克，甘草二两/6 克，茯苓四两/12 克，白术二两/6 克）。

甘草干姜茯苓白术汤能温中除湿，治肾著病，寒痹见腰以下冷甚，小便淋沥。

治孕妇浮肿，用肾著汤加杏仁。妇女久年腰冷带下用肾著汤加红花。肾著汤：肾着汤。

真 武 汤

真武饮凌心肺方，温阳利水苓附姜，
术芍齿印脉沉弱，呕咳喘悸水肿良。

注

《伤寒论》真武汤（炮附子君三两/9 克，茯苓臣三两/9 克，生姜臣三两/9 克，白术佐二两/6 克，白芍佐三两/9 克）。

真武汤是治阳虚水泛，温阳利水的代表方，用治脾肾阳虚、水湿内停或太阳病。

脾肾阳虚除有小便不利、腹痛，四肢沉重疼痛，头眩心悸，咳喘，呕吐腹泻外，还有舌体肿大，舌边有齿印，脉沉弱等，这是辨证的重要依据。

太阳病则发汗后，汗出其人仍发热、心下悸、头眩、身瞤动振振欲擗地。真武汤中的白芍为疏肝止痛，养阴利水之用；生姜、附子为温散水气之用。妇女小腹冷痛用温经汤，阳虚身冷如冰雪、寒水凝聚用真武汤。

真武汤核心：脾肾阳虚＋水肿小便不利。病证要点：脾肾阳虚，肾阳不足，水饮内停。配伍重点是白芍酸敛以防渗利伤阴又制附子之辛燥而利小便。生姜温脾阳以化气行水。

现代用真武汤治充血性心力衰竭，慢性肾功能衰竭，肾积水，尿路结石，血栓性静脉炎，高血压病，心动过缓或阵发性心动过速，胸腔积液，脑积液，囊肿，植物人脑水肿阶段，醛固酮增多症，前列腺肥大，冠心病，风心病，甲状腺功能低下，美尼尔综合征，慢性支气管炎，肠结核，慢性肠炎等见脾肾阳虚、水饮内停致阳虚水泛证者。

附 子 汤

附子汤治寒湿侵，附子白芍参术苓，
阳虚肾寒肢逆冷，苔白脉沉骨节疼。

注

《伤寒论》附子汤（炮川附子二枚/15 克，白芍三两/9 克，人参二两/6 克，白术四两/12 克，茯苓三两/9 克）。

附子汤能温经助阳，祛寒化湿。主治阳虚寒湿内侵，而水肿者，症见身体骨节疼痛，恶寒肢冷，苔白滑，脉沉微。

实 脾 散

实脾附姜草朴姜，苓术瓜木草果槟，
虚寒阴水腹胀满，行气利水温脾阳。

注

《重订严氏济生方》实脾散（制川附子君15 克，干姜君10 克，甘草3 克，姜厚朴炒12

克，生姜五片，大枣一个，白茯苓15克，白术10克，木瓜12克，木香6克，草果仁10克，大腹子即槟榔18克）。

实脾散能温阳健脾，行气利水，是治疗脾肾阳虚，阳不化水，水湿内停所致的阴水证的良方。

症见腰以下肿甚，手足不温，口不渴，胸腹胀满，大便溏薄，舌苔厚腻，脉沉迟等。若因阳虚水肿，小便不利者，用真武汤或实脾散均宜。

但水肿严重者，本方宜加渗淡通利之品。

实脾散核心：脾肾阳虚水肿＋下半身水肿更甚。病证要点：①脾肾阳虚，脾阳不足；②水饮内停；③气机阻滞。配伍特点：草果芳香化湿，行气和胃。槟榔行气消胀利湿。木瓜和胃化湿，生津柔筋。

现代用实脾散治早期肝硬变腹水，慢性肾小球肾炎，慢性肾功能衰竭等见脾肾阳虚、水气内停者。

第五节　祛湿化浊剂

萆薢分清饮

萆薢分清盐膏淋，乌药菖蒲益智仁，
下元虚寒尿白浊，温暖下元治尿频。

注

《杨氏家藏方》萆薢分清饮（萆薢君、乌药、石菖蒲、益智仁各等份/各9克，盐一撮）。

萆薢分清饮主治肾阳不足，能温暖下元，利湿化浊，主治下焦虚寒，湿浊下注的白浊、膏淋。

萆薢分清饮核心：虚寒白浊之尿频＋尿液白浊。病证要点：湿浊下注，下焦虚寒。配伍特点：温肾，利湿，化浊并用。萆薢利湿通淋，分清别浊。食盐引药入肾。

现代用萆薢分清饮治乳糜尿，慢性前列腺炎，淋病，慢性肾盂肾炎，慢性肾炎，慢性盆腔炎等见肾阳不足，下焦虚寒，湿浊不化者。

完　带　汤

完带培中胜湿汤，脾虚肝郁湿盛酿，
二术山参前仁草，柴陈白芍黑芥良。

注

《傅青主女科》完带汤（土炒白术君一两/30克，炒山药君一两/30克，人参二钱/6克，制苍术臣三钱/9克，陈皮臣五分/2克，酒炒车前仁臣三钱/9克，柴胡佐六分/1.8克，酒炒白芍佐五钱/15克，黑芥穗佐五分/1.5克，甘草使一钱/3克）。

完带汤能补中健脾，化湿止带兼以疏肝。

完带汤主治脾虚不运，肝气不舒，肝郁脾虚，湿浊不化而下注，带脉不固见带下色白或淡黄，清稀无臭，面色苍白，倦怠便溏，舌淡苔白，脉缓或濡弱。

完带汤核心：带下色白＋倦怠便溏。病证要点：脾虚肝郁＋脾虚湿浊下注。配伍重点：

重用白术山药以培土抑木；柴芍养肝体、合肝用，黑芥穗入血分能散血中之风以胜湿止带。此方特点：用量大者能补养，用量小者消散，寓补于散。

现代用完带汤治女性生殖系统慢性炎症，慢性肾炎，慢性肝炎，慢性痢疾，慢性泄泻，慢性副鼻窦炎，卵巢囊肿等见肝郁脾虚，湿浊不化而下注之带下者。

第六节　祛风胜湿剂

羌活胜湿汤

羌活胜湿二活芎，蔓荆藁本草防风，
风湿在表头身痛，升阳发表除湿通。

注

羌活胜湿汤是祛湿在肌表的代表方。

《脾胃论》羌活胜湿汤（羌活君一钱/6克，独活君一钱/6克，防风臣、藁本臣、川芎佐二分/1.5克，甘草使，各五分/3克，蔓荆子佐三分/2克）。

羌活胜湿汤能祛风胜湿，升阳发表，主治风湿在表及在上身，是用治风湿在表即上焦风湿致头痛、身痛的良方。

症见背痛不可回顾，头痛身痛重，或腰背疼痛难以转侧，苔白脉浮。

但风湿热及素体阴虚者慎用本方。

周宿志医生用羌活胜湿汤合黄芪桂枝五物汤化裁用治糖尿病引起肌肉堆积之硬肿症（加山茱萸、云木香、水蛭、鼠妇），强直性脊柱炎，关节硬化，骨质增生，关节退化性疾病。

羌活胜湿汤核心：风湿在表之头身项肩腰背脊重痛。配伍重点是：分经分部位用药。

现代用羌活胜湿汤治感冒，风湿性关节炎，神经性头痛，过敏性紫癜，麦粒肿，急性结膜炎，角膜炎，肩关节周围炎等见上焦风湿侵犯肌表者。

独活寄生汤　三痹汤

独活寄生寒痹痛，细防桂芍归地芎，
仲牛秦艽参苓草，冷风顽痹历节风。
减去寄生加芪断，三痹汤有同样功。

注

《备急千金要方》独活寄生汤（独活君三两/9克，细辛、桂枝、防风、秦艽皆为臣，桑寄生、白芍、杜仲、当归、熟地、川芎、牛膝、人参、茯苓佐，甘草使各二两/各6克）。

独活寄生汤能补虚宣痹，即祛风湿，止痹痛，益肝肾，补气血。用治风寒湿三邪所致的痹证日久，肝肾两亏，气血不足。

凡遇冷风、顽痛、历节风等病，症见腰膝疼痛，遇寒加重，肢节屈伸不利或麻木不仁，畏寒喜温，心悸气短，舌淡苔白，脉象细弱。

但风湿热痹者不宜用本方。

独活寄生汤减去桑寄生加续断、黄芪名三痹汤《妇人良方》，与本方功效大致相同。风湿性疾病高难者，可在方中加入薯蓣科植物穿龙薯蓣的根茎穿山龙，川乌，鬼箭羽各20～

50 克。

　　三痹汤能益气养血，祛风胜湿，主治血气凝滞之手足拘挛，风痹等。

　　独活寄生汤核心：痹证日久疼痛＋肝肾两亏＋气血不足。配伍重点是：祛风湿，止痹痛为重点；益肝肾，补气血为辅佐。配四物汤为"治风先治血，血行风自灭"。

　　现代用独活寄生汤治风湿腰腿痛，坐骨神经痛，小儿麻痹后遗症，骨质增生，骨及关节退行性病变，颞颌关节功能紊乱综合征，肩关节周围炎，痛性结节，过敏性哮喘，过敏性鼻炎等有风寒湿三邪表现者。

蠲 痹 汤

　　　　蠲痹汤治营卫虚，羌防白芍归黄芪，
　　　　姜黄甘草与生姜，筋挛麻木风湿痹。

注

　　《百一选方》蠲痹汤（羌活、防风、白芍、当归、黄芪、姜黄各一两/9 克，炙甘草半两/3 克，生姜 3 克）。

　　能益气和营，祛风胜湿，主治营卫两虚之风湿痹痛，肩项臂痛，手足麻木筋挛等。

　　现代用治风湿性关节炎，中风先兆，周围神经炎等。

鸡 鸣 散

　　　　鸡鸣散陈木瓜槟，苏叶吴萸桔梗姜，
　　　　行气降浊宣寒湿，脚气风湿流注方。

注

　　《证治准绳》鸡鸣散（槟榔君七枚/15 克，陈皮臣去白、木瓜臣各一两/9 克，苏叶佐、吴茱萸使各三钱/3 克，桔梗佐、生姜使各半两/5 克）。

　　能行气降浊，宣化寒湿。用治湿脚气或风湿流注。

　　湿脚气者见足胫肿重无力，麻木冷痛，恶寒发热，或挛急上冲，甚至胸闷恶心。

　　风湿流注者则见腿足痛不可忍，筋脉浮肿。

　　现代用鸡鸣散治单纯性下肢水肿，坐骨神经痛，五更泻，荨麻疹等。但干脚气及湿热脚气不宜用本方。

　　医者应注意本方的服法：鸡鸣散是五更即鸡鸣时服药。是睡前将煎汁放置床头，次日五更分作 3~5 次冷服（冬季可略温），服后食干物压下（未服完的药水可留下，次日五更再徐徐服下）。服后至天明时便下黑粪（此下者即为感寒湿之气），至早饭时痛止肿消，宜迟进早餐，以使药效充分发挥。

第十七章 祛 痰 剂

祛痰剂歌诀

祛痰剂能祛痰饮，痰饮为病窜全身，
胸膈肠胃四肢络，咳喘晕呕癫痫惊。
清热治风兼行气，调理肝肺和脾肾，
瘰疬痰核通经络，软坚散结疗诸症。

注

祛痰剂可治疗各种痰病，具有消除痰饮的作用。痰饮为病流窜全身，无处不到：胸膈肠胃，经络四肢，皆可有之。其发病常见咳嗽喘促，眩晕呕吐，癫狂惊痫以及痰核瘰疬。

治则有清热祛痰，用治火热内郁、炼液为痰者。治风即息风祛痰，用治肝风内动、挟痰上扰者。行气即在祛痰剂中配伍理气药物，以达到气顺则一身之津液亦随气而顺的预后结果。

调理肝肺脾肾则是因为：①肝风内动挟痰上扰。②肺燥阴虚则虚火灼津为痰，治宜润肺化痰；外邪袭肺，肺失宣降，聚液为痰者治宜宣肺化痰；脾虚则失健运，湿聚为痰则宜燥湿健脾化痰；脾胃阳虚，寒饮内停，或肺寒停饮者均当温阳化痰；肾虚不能制水致水泛为痰则宜温肾化饮。

瘰疬痰核是因痰流经络、肌腠则当疏通经络，软坚散结以治之。总之，治痰当辨明标本缓急，分清寒热虚实，随证灵活化裁。

第一节　燥湿化痰剂

燥湿化痰剂歌诀

燥湿化痰湿痰欺，痰多易咯又清稀，
痞闷困倦眩晕呕，脉滑苔白或厚腻。

注

燥湿化痰剂治湿痰证。症见痰多清稀易咯，胸脘痞闷，肢体困倦，眩晕呕恶，苔白或厚腻，脉缓或弦滑等。

二陈汤　麻杏二陈汤　苏杏二陈汤　和胃二陈汤
二术二陈汤　桂附二陈汤　连茹二陈汤

二陈半陈梅草苓，生姜咳呕痰多镇，
理气和胃又燥湿，湿痰一切痰饮病。

麻杏苏杏都解表，和胃干姜与砂仁，

湿胜二术寒桂附，热加连茹法宜遵。

注

湿痰当燥湿祛痰的代表方是二陈汤。《和剂局方》二陈汤（洗半夏君、橘红臣各五两/15克，乌梅佐一个，白茯苓佐三两/9克，炙甘草使一两半/4.5克，生姜七片）。

二陈汤能燥湿化痰，理气和中，是治湿痰咳嗽的主方，治一切痰饮病。"二陈"是指半夏、陈皮以陈久者为优。

症见痰多色白易咯，胸膈痞闷，恶心呕吐，肢体困倦或头眩心悸，舌苔白润，脉滑。

麻杏二陈汤、苏杏二陈汤都兼有解表之功。

和胃二陈汤为本方加干姜、砂仁，治呕恶胸闷。

脾虚痰湿用二陈汤加苍术、白术名二术二陈汤。

肾阳虚用二陈汤加肉桂、附片名桂附二陈汤。

胆热呕吐用二陈汤加黄连、竹茹名连茹二陈汤。

二陈汤核心：湿痰咳嗽＋痰多色白，胸闷。配伍重点是：二陈是半夏、橘红以久置者良。半夏伍橘红燥湿化痰，理气消痰，止咳止呕。乌梅收敛肺气而止咳。

现代用二陈汤治慢性支气管炎，肺气肿，小儿肺炎，慢性萎缩性胃炎，胃及十二指肠溃疡，肠痉挛性腹痛，美尼尔综合征，脑血管意外，上肢血管性水肿，神经性呕吐，多寐症，妊娠恶阻，小儿流涎等属寒痰所致者。

导痰汤 加味导痰汤

导痰陈半南草苓，姜枳痰蒙心窍昏。

风痰眩晕胀痞满，姜术竹沥黄连芩。

注

《传信适用方》导痰汤（半夏二钱/12克，橘红、赤茯苓、枳实、天南星各一钱/3克，甘草五分/2克，生姜十片/3克）。主治风痰眩晕。

加味导痰汤（本方加白术、黄芩、黄连、姜汁、竹沥）主治痰迷心窍，胸膈痞重，痰涎壅盛，或咳嗽呕恶，饮食少思；或肝风挟痰头眩晕，脉洪或弦滑，口角流涎，哭笑不休之风痰中风症。

涤 痰 汤

涤痰汤半姜枣苓，南枳陈菖草茹参，

舌强不言痰阻窍，涤痰开窍中风珍。

注

《奇效良方》涤痰汤（姜半夏、南星各二钱二分/8克，茯苓、橘红、枳实各二钱/6克，生竹茹七分/2克，人参、菖蒲各一钱/3克，炙甘草五分/2克，生姜、大枣）。

能涤痰开窍，治中风痰迷心窍，舌强不能言。

茯 苓 丸

茯苓丸君是半夏，朴硝枳壳姜汤下，

痰停中脘两臂痛，眩晕癫痫涤痰佳。

注

《时斋百一选方》引《指迷方》茯苓丸（半夏君二两/12克，茯苓臣一两/6克，朴硝一分/1克，麸炒枳壳佐半两/3克，为细末做丸，姜汤下）。

茯苓丸能燥湿行气，软坚化痰，用治痰停中脘，流于四肢。症见两臂疼痛，胸脘痞闷，或四肢浮肿，眩晕，舌苔白腻，脉弦滑等。

茯苓丸核心：痰停中脘之两臂疼痛＋胸脘痞闷等痰证。配伍重点是：朴硝软坚润燥而消顽痰。半硝一燥一润，一辛一咸，相制为用以祛顽痰。二药配茯苓从二便分消伏痰。全方标本兼顾，清下并用。生姜在此方中不是制半夏之毒，而是用来化痰散饮。

现代用茯苓丸治美尼尔综合征，眩晕，癫痫，心包积液，慢性支气管炎等。

温胆汤　加味温胆汤

温胆二陈茹枳实，晕呕癫痫失眠悸。
胆胃不和痰热扰，菊柴通草菖钩使。

注

《三因极一病证方论》温胆汤（半夏君，竹茹臣，面炒枳实各二两/各6克，炙甘草一两/3克，陈皮三两/9克，茯苓一两半/4.5克，生姜五片，大枣一枚）。

温胆汤能清胆和胃，理气化痰，用治胆胃不和，痰热内扰。症见胆郁痰扰、虚烦不眠，眩晕呕吐及惊悸不宁、癫痫等。

温胆汤加菊花、柴胡、通草、菖蒲、钩藤名加味温胆汤，治痰热所致的耳聋耳鸣。

黄连温胆汤加大黄治小脑萎缩症见走路绊脚，语言不利，怕热烦躁，便秘失眠，不欲饮食者。

温胆汤核心：胆胃不和，痰热内扰。配伍重点是二陈汤为基础衍化而来；也可以说是小半夏加茯苓汤加味而成。枳实理气消痰，竹茹清热除烦止呕。

现代用温胆汤治急、慢性胃炎，肥胖症，消化性溃疡，慢性肝炎，癫痫，神经官能症，早期精神分裂症，美尼尔综合征，慢性支气管炎，冠心病心绞痛，更年期综合征等。

十味温胆汤

十味温胆苓枳参，熟地陈草味枣仁，
益气化痰姜半枣，远志宁心又安神。

注

《世医得效方》十味温胆汤（半夏汤洗、枳实麸炒、陈皮去白各三两/各9克，白茯苓去皮钱半/4.5克，人参去芦、酒洗熟地、五味子、炒酸枣仁、远志去心、甘草汁煮各一钱/3克，生姜五片，大枣一个，炙甘草半钱/1.5克）。

能化痰宁心，主治心胆虚怯，触事易惊，四肢浮肿，饮食无味，心悸烦闷，坐卧不安。

第二节 清化热痰剂

清化热痰剂歌诀

清热化痰热痰阻，咳痰黄稠难咯出，
痞满气粗口干苦，舌红苔黄脉滑数。
脾生痰后痰贮肺，液有余后就成痰，
气壅痰聚气顺消，健脾理气祛湿痰。

注

清热化痰剂用于痰热阻肺证，症见咳嗽，痰黄黏稠，咯吐不利，口苦，舌红苔黄腻，脉滑数等。

"脾为生痰之源，肺为贮痰之器"。"液有余便是痰"，痰随气而升降，气壅则痰聚，气顺则痰消。因此，治痰要用健脾，理气，祛湿（燥湿、渗湿）之品配方。

清气化痰丸

清气化痰胆南星，枳杏姜半陈茯苓，
蒌仁黄芩痰热咳，痰热郁肺肝火清。

注

《医方考》清气化痰丸（胆南星君，制半夏佐使各一两半/各9克，陈皮臣去白、瓜蒌仁臣去油、酒炒黄芩臣、麸炒枳实臣，茯苓佐使、杏仁佐使去皮尖，各一两/各6克，姜汁为丸，如汤剂，加姜3片）。

清气化痰丸能清热化痰，理气止咳，用治痰热内结在肺，连累胃而胃气不和。症见咳嗽痰黄，咯之不爽，胸膈痞满，小便短赤，舌质红，苔黄腻，脉滑数。

本方用治痰热咳嗽和肝火咳嗽都可以。

热痰当清热化痰的代表方是清气化痰丸，清金化痰汤；寒痰当温化寒痰的代表方是桂附二陈汤；痰浊胶结的瘰疬、痰核当用消痰软坚法的代表方是消瘰丸（玄参、贝母、牡蛎）。

清气化痰丸核心：痰热咳嗽＋痰黄胸闷。病证要点：热痰。配伍重点是：化痰与清热并重。胆南星苦凉可清化热痰。

现代用清气化痰丸治肺炎，支气管扩张伴感染，慢性支气管炎急性发作等见痰热内结，咳嗽痰稠色黄，苔黄，脉数者。

小 陷 胸 汤

小陷胸汤蒌半连，宽胸散结膈热痰，
胸痛痞满脉滑数，舌苔黄腻痰稠黏。

注

《伤寒论》小陷胸汤（瓜蒌实君大者一枚/20克，半夏臣洗、半升/12克，黄连臣一两/6克）。

小陷胸汤能清热化痰，宽胸散结，用治膈上热痰，痰热互结的小结胸病，症见痰热互结，胸脘痞闷，按之则痛或咳痰黄稠而黏，舌苔黄腻，脉滑数。

小陷胸汤是治痰热互结的常用方。

小陷胸汤核心：痰热互结于心下、胸脘、肺中等部位。配伍重点是：君药甘寒滑润能清热涤痰散胸中之郁热。连半辛开苦降。瓜蒌实清热化痰，通胸膈之痹。

现代用小陷胸汤治急性胃炎，胃及十二指肠溃疡，胃神经官能症，肋间神经痛，渗出性胸膜炎，胸膜粘连，急性支气管炎，急性胰腺炎，胆囊炎，胆道蛔虫症，冠心病，肋间神经痛等见痰热互结心下或胸痛者。

柴胡陷胸汤

柴胡陷胸开膈方，芩连枳桔半蒌姜，
结胸痞呕咳痰稠，寒热往来和少阳。

注

《重订通俗伤寒论》柴胡陷胸汤（柴胡一钱/3 克，黄芩钱半/4.5 克，黄连八分/2.5 克，枳实钱半/4.5 克，桔梗一钱/3 克，姜半夏三钱/9 克，瓜蒌仁五钱/15 克，生姜汁）。

柴胡陷胸汤能清热化痰，宽胸开膈，和解少阳，主治寒热往来之少阳证，胸膈痞满，按之痛，舌苔黄，脉弦而数。

因此，柴胡陷胸汤治结胸因为邪陷少阳而痰热内结引起少阳、结胸合病之证。

比较：大陷胸汤用硝黄甘遂是峻下逐水之剂，用治比此方更重的水热互结胸腹从心下到小腹硬满而痛不可近者。

小陷胸汤是治痰热互结心下，按之则痛，以清热涤痰治之。

柴胡陷胸汤是小柴胡汤与小陷胸汤合方加减而成。

小柴胡汤去人参、甘草、大枣等扶正之品，加黄连、枳实、桔梗、瓜蒌仁等清热化痰，快气宽胸之药，共凑和解少阳，清热化痰，宽胸散结之效，对邪陷少阳，兼有痰热内阻，症见寒热往来，胸胁痞痛，呕恶不食，或咳嗽痰稠，口苦苔黄，脉滑数有力，甚为适宜。

从各方的口诀含义中就可区别掌握。

滚 痰 丸

滚痰礞沉芩大黄，顽痰怪症百病酿，
痰火扰心厥热昏，实热老痰癫痫狂。

注

《泰定养生论》，引《玉机微义》滚痰丸又名礞石滚痰丸（青礞石君一两/3 克，沉香佐使半两/2 克，酒黄芩佐使一两/24 克，酒大黄臣一两/24 克）。

注意：一两青礞石捣碎后，同一两焰硝放进小沙罐内盖好，铁线绑定，盐泥封口晒干盐泥后，用火煅红，冷却后取出待用。

滚痰丸能泻火逐痰，用治实热老痰顽痰。症见痰热阻肺或热痰流注肌肉经络，发为癫狂惊悸，或怔忡昏迷，或咳喘痰稠，或胸脘痞闷，或眩晕耳鸣，或绕颈结核，或口眼蠕动，或不寐，或梦寐奇怪之状，或骨节卒痛难以名状，或嗳息烦闷，大便秘结，舌苔黄厚，脉滑数有力等。

滚痰丸用治痰热内扰的重型不寐，痰火壅盛型狂证，痰湿化热型厥证。

注意：体虚者及孕妇忌用滚痰丸。

滚痰丸核心：实热老痰顽痰蒙蔽清窍＋便秘＋痰热阻肺或热痰流注肌肉经络。配伍重点是：用硝煅礞石去攻逐老痰顽痰流注。沉香速降下气，顺气消痰。以重坠剽悍的祛痰药配伍攻下泻涤药，以攻泻顽痰。

现代用滚痰丸治癫痫，狂证，精神分裂症，肺性脑病，慢性支气管炎，肺气肿合并感染，慢性胃炎，消化不良，囊肿，关节积液，骨髓炎等痰热阻肺或热痰流注肌肉经络者。

第三节　润燥化痰剂

润燥化痰剂歌诀

润燥化痰治燥痰，痰黄稠黏咽喉干，
咯痰不爽声嘶哑，呛咳便秘热躁烦。

注

润燥化痰剂用治燥痰。症见痰黄稠黏，咯之不爽，咽喉干燥，声音嘶哑，呛咳，燥热，心烦躁，常伴有大便秘结等。

贝母瓜蒌散

贝母瓜蒌散桔梗，陈皮茯苓天花粉，
理气化痰又润肺，燥痰干咳热痰清。

注

《医学心悟》贝母瓜蒌散（贝母君一钱五分/9克，瓜蒌仁君一钱/6克，天花粉臣，桔梗佐使，陈皮佐使，茯苓佐使各八分/各5克）。

贝母瓜蒌散能润肺清热，理气化痰，治肺燥有痰。症见咳嗽燥痰，干咳咯痰不爽，黏涩而难咯出，咽喉干燥等"燥胜则干"。故湿痰咳嗽者禁用本方。方中的天花粉为清热化痰，生津润燥之用。

以贝母、瓜蒌为主，另用陈皮、胆南星、黄芩、甘草、黑山栀组成一方。即《医学心悟·类中风》之贝母瓜蒌散，用治肺火上壅的类中风证。

贝母瓜蒌散核心：咳嗽燥痰＋痰黏难咯出。配伍重点是：贝蒌相须为伍。贝母润肺清热化痰止咳，瓜蒌清肺润燥，开结涤痰；相伍清肺化痰热。

现代用贝母瓜蒌散治急慢性支气管炎，肺炎，慢性咽炎，支气管扩张，肺气肿，肺结核，矽肺，乳腺囊性增生，乳腺炎等见燥痰者。

第四节　温化寒痰剂

温化寒痰剂歌诀

温肺化痰治寒痰，痰白清稀胸痞满，

舌苔白滑脉弦滑，遇冷发作饮食难。

注

温肺化痰治疗寒痰，见痰白清稀量多，遇冷发作，饮食减少，胸胀痞满，舌苔白滑、脉弦滑。

苓甘五味姜辛汤

苓甘五味姜辛汤，寒饮寒痰咳嗽方，
痰多稀白胸胀满，温肺化饮健中阳。

注

《金匮要略》苓甘五味姜辛汤（干姜君三两/9克，细辛臣三两/5克，茯苓臣四两/12克，五味子佐半升/5克，甘草使三两/9克）。

苓甘五味姜辛汤以温肺化饮著称，用治寒饮蓄肺证及寒痰水饮证（无解表作用），症见咳嗽痰多，清稀色白，胸膈不快，舌苔白滑，脉弦滑等。

苓甘五味姜辛汤核心：寒饮咳嗽证。配伍重点是：干姜、细辛、五味子一温一散一敛，使温散不伤正，敛不留邪，且能调节肺司开阖之职。

现代用苓甘五味姜辛汤治慢性支气管炎，肺气肿等寒饮内停见痰多稀白，舌苔白滑，脉弦滑者。

冷 哮 丸

冷哮丸半麻细辛，杏草冬花菀南星，
矾皂川乌椒姜曲，散寒涤痰喘咳斟。

注

《张氏医通》冷哮丸（半夏曲、细辛、麻黄、杏仁去双仁连皮尖用、生甘草、陈胆星、生白矾、川椒、炙牙皂、生川乌各一两/3克，款冬花、紫菀茸各二两/6克，以姜汁调神曲末打糊为丸）。

能散寒涤痰，用治背受寒邪的寒痰证。症见遇冷即发喘嗽，胸膈痞满，倚息不得卧。

现代用治老年性慢性支气管炎，支气管哮喘，肺气肿等见寒痰证者。

三子养亲汤

三子养亲治痰湿，白芥苏子莱菔子，
痰壅气滞咳痰喘，饮食寒痰气逆治。

注

《韩氏医通》三子养亲汤（苏子9克，白芥子9克，莱菔子9克，原书无剂量）。

按口诀最后一句可知用法：白芥子豁痰，苏子降气，莱菔子消食，何药为君，据痰、气、食而定，余皆作臣。

三子养亲汤能降气快膈，化痰消食，用治痰壅气滞，兼饮食停滞。见寒痰咳嗽喘逆，痰多胸痞，食少难消，舌苔白腻，脉滑等。

三子养亲汤核心：寒痰证＋饮食停滞证。注意本方的用法：三药微炒防辛味刺喉和肺胃的不良刺激。生莱菔子升气，炒莱菔子降气。三药微炒后捣碎有利于煎出有效成分。每剂不超过三钱，布包微煎，代茶频服，可使药力缓行。

现代用三子养亲汤治支气管炎，支气管哮喘，肺气肿，顽固性咳嗽，喘息性肺炎，消化不良，自发性气胸，甲状腺功能亢进等。

第五节　治风化痰剂

治风化痰剂歌诀

治风化痰疗风痰，风痰外风内风旋。
外风生痰肺壅闭，恶风发热咳多痰。
内风挟痰痰浊阻，肝风挟痰上扰巅，
眩晕头痛或昏厥，不省人事发癫痫。

注

治风化痰剂用于治疗风痰。风痰为病有内外之分。外风生痰因外感风邪，肺气不宣，痰浊内生所致，症见恶风发热，咳嗽多痰等。内风挟痰多因素有痰浊隐患，遭遇肝风内动，肝风挟痰上扰所致，症见眩晕头痛，或发癫痫，甚则昏厥，不省人事等。

半夏白术天麻汤

半夏白术天麻汤，大枣橘红草苓姜。
风痰湿痰晕痛呕，化痰平肝息风方。

注

《医学心悟》半夏白术天麻汤（半夏君一钱五分/9克，天麻君、茯苓佐、橘红各一钱/6克，白术臣三钱/18克，甘草使五分/3克，大枣二个，生姜一片）。

半夏白术天麻汤能健脾燥湿化痰，平肝息风，是治风痰上扰之眩晕头痛的名方。症见眩晕头痛，胸闷呕恶，舌苔白腻，脉弦滑等。

但肝阳上亢所引起的眩晕头痛则不宜用本方。

半夏白术天麻汤核心：风痰上扰之眩晕头痛＋胸闷呕恶等痰证。配伍重点是：二陈汤加天麻化裁而成。化痰息风为主，健脾祛痰为辅。

现代用半夏白术天麻汤治美尼尔综合征（耳源性眩晕），颅内血管性疾病，高血压病，贫血，癫痫，面神经瘫痪，感染性疾病，神经源性眩晕，神经官能症等所致的眩晕属风痰上扰证者。

定　痫　丸

定痫竹沥胆南星，蝎蚕贝麦半苓神，
灯草陈草菖天远，琥珀朱砂姜丹参，
风痰挟热癫痫发，涤痰息风又镇心。

注

《医学心悟》定痫丸（竹沥君，胆南星君九制/15克，明天麻、姜半夏、茯苓、甘草、石菖蒲、茯神去木，各一两/各30克、全蝎去尾、僵蚕甘草水洗、川贝母、琥珀_{豆腐煮}、灯草研各五钱/15克，陈皮、远志_{去心}各七钱/20克，麦冬、酒丹参各二两/60克，朱砂_{水飞}三钱/9克，竹沥、姜汁）。

定痫丸能涤痰息风，主治痰热内扰的风寒挟热的各种痫证，男女小儿痫证，突然发作，眩仆倒地，不省高下，甚则瘛疭抽掣，目斜口歪，痰涎直流，叫喊作声。还可用治癫狂。

定痫丸核心：癫狂痫之风痰挟热阻塞清窍。配伍重点是：使用大量清热涤痰的药物竹沥、南夏苓陈贝麦。利窍通经药：丹参、天麻、蝎蚕、菖蒲。入心经而安神定志的药：朱砂、琥珀、远志、灯草。

现代用定痫丸治癫痫，美尼尔综合征，脑血管异常等。

蠲饮六神汤

蠲饮六神汤胆星，橘半旋覆菖花神，
产后痰迷机窍阻，恶露仍通中风珍。

注

《女科辑要》蠲饮六神汤（橘红9克，胆星6克，石菖蒲6克，半夏曲15克，茯神9克，旋覆花9克）。

蠲饮六神汤能涤痰开窍，治痰浊阻窍所致的产后中风症。症见妇女产后患半身不遂，口眼歪斜，痰迷神昏，谵语发狂。

注意"恶露仍通"才可用本方！

恶露的通与不通，是鉴别瘀血攻心与痰迷清窍的关键。

如恶露不通属血瘀发狂则应单用大黄调酒服，或用其他通瘀药才是正确治法。

第十八章 消食剂

消导化积剂歌诀

消法消导能化积。气血痰湿食壅滞，
病患积痞和癥瘕，积滞内停阻气机。
寒热虚实当权衡，善辨轻重与缓急。

注

凡以消导药为主，治疗食积痞块、癥瘕积聚的方剂统称消导化积剂，属于"八法"中的"消法"。消法广泛用治由气、血、痰、湿、食等壅滞而成的积滞痞块癥瘕。

积滞内停会阻遏气机使气机运化不畅，应在消导积滞剂中加理气药，兼寒化热者当温清。因此，应善于权衡寒热虚实，辨别轻重缓急，使之切合病情而收全功。

第一节 消食化滞剂

消食化滞剂歌诀

消食化滞食积除，胸脘痞闷嗳酸腐，
恶食呕逆腹痛泻，益气健脾消又补。

注

消食化滞剂能消食积内停。症见胸脘痞闷，嗳腐吞酸，恶食呕逆，腹痛泄泻，苔腻，脉滑等。若脾胃素虚而饮食不消者，或食积日久而损伤脾胃者，均当配伍益气健脾之品，组成消补兼施之剂。至于消多于补，或补重于消，应据虚实何轻何重而定。

保和丸 大安丸

保和呕泻楂神曲，翘半陈苓莱菔子，
食积夹痰苔腻滑，消食和胃痞痛滞。
再加白术大安丸，消中兼补消食积。

注

《丹溪心法》保和丸是消法：消食导滞的代表方。用治"一切食积"的轻证，治标之剂，不宜久服。

保和丸（山楂君六两/18克，神曲臣二两/6克，莱菔子臣一两/3克，连翘佐一两/3克，半夏佐三两/9克，陈皮佐一两/3克，茯苓佐三两/9克）。

保和丸能消食和胃，主治食滞胃脘证，是用治一切食积的通用方。

主治一切食积，油肉腻积，脘痞腹胀，恶食嗳腐吞酸。症见脘腹痞满胀痛，嗳腐吞酸，呕吐恶食呃逆或大便泄泻兼有痰，见舌苔厚腻，脉滑。

保和丸中的连翘为清热散结之用。为何加清热药？食积内阻，郁滞气机，易于化热，"痞坚之处，必有伏阳"，故加连翘清热散结，既除"伏阳"又助消积。

保和丸加白术名大安丸《丹溪心法》，（山楂二两/12克，炒神曲半夏、茯苓各一两/各6克，陈皮、萝卜子、连翘、各半两/各3克，白术二两/12克）。

大安丸能消食健脾，治小儿食积、胆囊炎、胆管炎等。

保和丸核心：食滞胃脘痞满胀痛＋上逆＋下泻。配伍重点是：重用山楂消一切饮食积滞，尤其是肉食油腻之积。连翘清解食积所郁之热。

现代用保和丸治小儿消化不良，小儿夏季腹泻，小儿久咳，胆系感染，胃肠炎，急性胰腺炎，肝炎及小儿荨麻疹等。

枳实导滞丸

枳实导滞军连芩，白术神曲泽泻苓，
脾失健运饮食少，湿热食积胀痞宁。

注

《内外伤辨惑论》枳实导滞丸（大黄君一两/9克，麸炒枳实臣5钱/9克，以后皆为佐，炒神曲五钱/9克，黄连、黄芩、白术、茯苓各三钱/各6克，泽泻二钱/6克）。

枳实导滞丸能消导化积，清热祛湿（行气导滞，攻积泄热），用治湿热食积，内阻肠胃，体现了"通因通用"的法则。症见脘腹胀痛，下痢泄泻或大便秘结，小便短赤，舌苔黄腻，脉沉有力。

但泻痢而无积滞者，痢久脾虚者及孕妇均当慎用本方。

枳实导滞丸核心：饮食内停＋生湿化热之胀痞满。消下与清利并用。用大黄攻下，连芩清热燥湿厚肠止泄痢。饮食积滞当通下，此为"通因通用"。攻下力小而长于祛湿，用于积滞轻证，痞而不满。

现代用枳实导滞丸治消化不良，胃肠炎，肠麻痹，不完全性肠梗阻，痢疾，肝炎，肝硬变腹水，泌尿系感染等见湿热食积证者。

木香槟榔丸

木香槟榔丸青陈，莪术香附连柏军，
重症湿热饮食积，腹胀泄痢后重症。

注

《儒门事亲》引张子和方木香槟榔丸（木香君、槟榔君、青皮、陈皮、黄连、黄柏、莪术各一两/各3克，炒香附、牵牛末各四两/各10克，黄柏、大黄各三两/各6克）能行气导滞，攻积泄热，用治湿热积滞、饮食内停，气机壅阻，湿蕴生热，见脘腹痞满胀痛，赤白痢疾，里急后重或大便秘结，舌苔黄腻，脉沉实。

但体虚者及孕妇忌用。

木香槟榔丸核心：饮食停积＋气机壅滞＋痢疾。配伍特点是：行气导滞为主，用清热、攻下、活血之品。攻下力较大，用于腹满胀痛。食积湿热积滞较重的重证。

现代用治消化不良，胃结石，急性肠炎，肠梗阻，小儿虫积等。

第二节　健脾消食剂

健 脾 丸

健脾参术苓草陈，山药木楂连砂仁，
神麦肉蔻消又补，胃垂脾虚久泻停。

注

《证治准绳》健脾丸（炒白术君二两半/15克，人参君一两五钱/9克，茯苓君去皮二两/10克，甘草七钱半/6克，陈皮一两/6克，山药一两/6克，砂仁一两/6克，山楂一两/6克，木香七钱半/6克，炒神曲一两/6克，炒麦芽一两/6克，酒黄连七钱半/6克，面煨肉蔻一两/6克）。

注意健脾丸的黄连清其微热，用量特轻（6克）。

健脾丸能健脾和胃，消食止泻，消补兼施，用治脾胃虚弱致饮食内停者。症见食少难消，脘腹痞闷，大便溏薄，苔腻微黄，脉象虚弱。

健脾丸核心：脾虚+饮食内停。配伍特点：消补兼施。补用四君子，消用三仙，行气陈木砂，止泻山药连肉蔻。健脾丸健脾消食，主治脾虚食滞。

现代用健脾丸治消化不良，慢性泄泻，五更泄，胃神经官能症，胃下垂，慢性胃肠炎，十二指肠溃疡等脾胃虚弱致饮食内停者，肿瘤化疗后遗消化系统症状者。

肥 儿 丸

肥儿使曲肉蔻连，麦芽木香榔猪胆，
虫积疳食积热水，健脾清热黄瘦变。

注

《和剂局方》肥儿丸（使君子君五两/6克，炒神曲君十两/9克，面煨肉豆蔻五两/6克，黄连去须十两/9克，麦芽五两/6克，木香二两/3克，槟榔去皮二十个/9克，猪胆汁为丸，盐汤送服）。

肥儿丸能杀虫消积，健脾清热，用治虫积腹痛，消化不良，症见面黄体瘦，肚腹胀满，有的可患水肿，发热口臭，大便稀溏者。

肥儿是美丽的方名，实际是克伐之品，不能错误地使用。现代用治小儿消化不良、蛔虫症等属脾虚胃热食滞者。注意：使君子剂量不宜过大，否则会刺激膈神经而致呃逆。

资 生 丸

资生丸中四君山，楂麦苡扁芡实连，
橘桔藿砂蔻莲肉，健脾安胎呕泻安。

注

《先醒斋医学广笔记》资生丸（人参、白术、苡仁、白扁豆、莲肉、山药、茯苓、芡实各一两半/45克，桔梗、藿香、炙甘草五钱/15克，山楂、橘红各二两/60克，黄连三钱/9克，麦芽一两/30克，白蔻三钱五分/10克，泽泻和砂仁各书记载不一样)。

资生丸能健脾开胃，消食止泻。主治妊娠三月，阳明脉衰，或胎元不固；还可治脾虚失运，不思饮食，呕吐泄泻。

现代用资生丸治：慢性胃肠炎，习惯性流产，消化不良，小儿厌食，妊娠呕吐等。

第十九章　驱虫剂

驱虫剂歌诀

虫证脐痛面萎黄，虫斑胃嘈苔剥落。
疳积腹大青筋现，枯瘦神萎饮食弱。
蛔虫鼻痒唇红白；蛲虫肛门瘙痒作。
绦虫便下白条物；钩虫黄肿吃异物。
虫证服药禁油腻；剂量适当防中毒；
体弱孕妇要慎重，脾胃虚弱该调补；
粪便检查很重要；虫证服前空腹服。

注

消化道虫证的共同症状多为脐腹疼痛，时发时止，面色萎黄，或脸布白色虫斑，或胃脘嘈杂，舌苔剥落。虫证失治或误治，迁延日久可发为疳积（表现为肚腹胀大，青筋暴露，毛发枯槁，肌肉消瘦，精神萎靡，饮食减弱等）。

蛔虫可见耳鼻作痒，唇内有红白点。蛲虫则见肛门作痒，绦虫的特征是便下白色虫体节片。钩虫多有嗜食异物，面色萎黄，浮肿等特征。

内服驱虫剂应注意：服药时应在饭前空腹时为佳，且禁吃油腻食物；驱虫药有毒，剂量不宜过大，易伤正气或引起中毒，但用量不足则难奏效；此类方剂因有攻伐作用，故年老体虚者及孕妇宜慎用或忌用；服此类剂后，见脾胃虚弱者应调补脾胃以善其后；寄生虫病查粪便验证有虫卵再服更准确。总的来说，服驱虫剂以空腹为佳。

乌梅丸　连梅安蛔汤　理中安蛔汤

乌梅蛔厥椒连归，参柏干姜附细桂，
胃热肠寒泄痢呕，补虚温脏寒厥回。
肝胃热盛连梅蛔，理中安蛔中寒退。

注

《伤寒论》乌梅丸（乌梅君三百枚/30克，干姜十两/9克，细辛六两/3克，黄连十六两/9克，当归四两/6克，人参六两/6克，黄柏六两/6克，炒川椒四两/5克，炮附子六两/6克，桂枝六两/6克）。

注意《济生方》中用治肠风的乌梅丸与本方同名。

乌梅丸寒热并用，扶正祛邪，能温脏安蛔，清热补虚（补气血），用治脏寒蛔厥证。蛔厥证的病机有虚寒的一面，又有因虫扰而气逆化热的一面。

乌梅丸是用治上热下寒，寒热错杂之蛔厥证的良方。症见心烦呕吐，时发时止，食入吐蛔，手足厥冷，本方还治呕吐，久痢，久泻。

《通俗伤寒论》连梅安蛔汤（胡黄连一钱/3克，川芎十粒/2克，白雷丸三钱9克，乌梅二枚/5 克，川柏八分/2 克，槟榔二枚/9 克），能清热安蛔，主治肝胃热盛蛔动证，症见腹痛不欲食，食则吐蛔，烦躁，厥逆，口赤口燥，舌红脉数。

《万病回春》理中安蛔汤（人参七分/2 克，白术一钱/3 克，茯苓一钱/3 克，干姜炒黑五分/1.5 克，川椒三分/3 克，乌梅二个/9 克）能温中安蛔，主治中焦虚寒蛔动证，症见便溏尿清，腹痛肠鸣，便蛔或吐蛔，四肢不温，舌苔薄白，脉虚缓。

乌梅丸核心：蛔厥＋久痢久泻。配伍特点：寒热并用，邪正兼顾。酸苦辛并用。还用治正气虚弱，寒热错杂的胃热肠寒的久泻久痢，呕吐。但暴泻，湿热痢不宜。

现代用乌梅丸治胆道蛔虫症，蛔虫性肠梗阻，慢性胃肠炎，溃疡性结肠炎，细菌性痢疾，血吸虫病，钩虫病，嗜酸性粒细胞增多症等见上热下寒，寒热错杂，气血虚弱证者。

化 虫 丸

化虫丸用鹤虱矾，鹤虱槟榔和苦楝，
往来上下腹中痛，肠道诸虫蛔虫专。

注

《和剂局方》化虫丸（铅粉君炒，五十两/15 克，鹤虱五十两/15 克，白矾枯十二两半/3 克，使君子五十两/15 克，芜荑五十两/9 克，槟榔五十两/15 克，苦楝根五十两/15 克）。

化虫丸是驱杀肠中诸虫（蛔虫、钩虫、绦虫）的通用方剂，症见虫积腹中，时作时止，往来上下，虫动腹痛，或呕吐清水涎沫，或吐蛔虫，多食而瘦，面色青黄。

布 袋 丸

布袋四君使君加，芜荑芦荟夜明砂，
消疳驱蛔健脾胃，正虚邪实治本夸。

注

《补要袖珍小儿方论》布袋丸（净夜明砂二两/60 克，人参去芦半两/15 克，白茯苓去皮半两/15 克，白术无油者去芦半两/15 克，甘草半两/15 克，使君子二两/60 克，炒芜荑去皮二两/60 克，芦荟半两/15 克）。

能驱蛔消疳，补养脾胃，用治小儿虫疳。症见体热面黄，肢细腹大，发焦目暗等。

伐木丸 (术矾丸)

伐木丸中有绿矾，苍术酒曲醋糊丸，
泻肝益脾消黄肿，消积驱虫钩虫患。

注

《绛雪园古方选注》引《张三丰仙传方》伐木丸（绿矾醋拌晒干，入阳城火罐、煅、一斤/300 克，苍术米泔浸二宿、晒干、二斤/600 克）。

能消积燥湿，泻肝，驱虫，是治钩虫所致黄肿病的良方。症见面色萎黄，浮肿，心悸，气促，肢倦无力。

第二十章 涌 吐 剂

涌吐剂歌诀

涌吐痰涎宿食毒，停蓄咽喉胸膈胃，

中风癫狂与喉痹；中病即止防伤胃。

注

涌吐剂能用治痰涎、宿食、毒物等停蓄在咽喉、胸膈、胃脘等部位，易患中风、癫狂、喉痹以及干霍乱吐泻不得等，病情急迫必须吐出者。注意此类方剂易伤胃气，应中病即止，且年老体弱者及孕妇慎用。涌吐法对癫狂、中风等见痰壅盛者及宿食、毒物等可收到很好效果，病情好转快，费用少。因此不应忽略涌吐法的施用。

瓜蒂散 三圣散

瓜蒂散中赤小豆，胸痞懊恼气冲喉，

痰涎宿食塞胸脘，酸苦涌泻急黄忧，

三圣藜芦防瓜蒂，风痰中风癫痫求。

注

《伤寒论》瓜蒂散（瓜蒂君熬黄一分/3克，赤小豆一分/3克）。

能涌吐痰涎宿食，主治痰涎宿食壅滞胸脘，症见胸中痞硬，懊恼不安，气上冲咽喉不得息，寸脉微浮者。还可治急黄，症见眼黄，心下坚硬，渴欲引饮，气喘息粗等。

如宿食已离胃入肠，或痰涎不在胸膈者，均禁用瓜蒂散。

《儒门事亲》三圣散（瓜蒂炒黄三两/5克，藜芦去苗心一两、半两或一分/3克，防风三两/5克）能涌吐风痰，主治中风闭证或癫痫，均见痰涎壅盛者。

瓜蒂散长于涌吐宿食，三圣散长于涌吐风痰。

救急稀涎散 盐汤探吐方 参芦饮

救急稀涎牙皂矾，中风痰阻吐痰涎。

盐汤探吐宿食症，干霍乱证心烦满。

人参芦头十五克，体虚宿食吐痰涎。

注

《圣济总录》救急稀涎散（猪牙皂角30克，白矾30克）。

能开关涌吐，治中风闭症，痰壅喉中辘辘有声者。

《备急千金药方》盐汤探吐方可涌吐食积和毒物；还可治干霍乱证，见吐泻不得，心中烦满者。

《丹溪心法》参芦饮是人参芦半两/15克，研末服后探吐，治虚弱者的痰涎或宿食壅塞上焦。症见胸膈满闷，温温欲吐，脉象虚弱者。

第二十一章 痈疡剂

痈疡简概歌诀

痈毒阳证热红肿，根束盘清肿如弓。
阴证软散色不变，平塌无热无红肿。

注

阳证痈毒表现为患处皮肤红赤，高肿如弓，范围如盘之清晰而局限。根束即痈疡脚根部收缩。

阴证痈毒表现为患处范围松散，外形平塌而绵软（也可坚硬），皮色不变，无灼热红肿等。

痈疡的发展过程一般有三期：初起、痈成、溃后，则分别使用消、托、补三法。

银花解毒汤

银花解毒赤茯苓，犀角丹皮翘地丁，
黄连夏枯湿火毒，痈肿疔毒重剂行。

注

《伤科心得记》银花解毒汤（银花、赤茯苓、犀角、丹皮、连翘、紫花地丁、黄连、夏枯草　根据病情斟定）。

银花解毒汤能清热解毒，泻火凉血。是治湿热风火、痈疽疔疮之重剂。

五 神 汤

五神前仁紫地丁，牛膝银花和茯苓，
骨痈腿痈委中毒，下肢丹毒湿热平。

注

《洞天奥旨》五神汤（车前子一两/20克，紫花地丁一两/20克，牛膝五钱/10克，银花三两/90克，茯苓一两/20克）。

五神汤能清热解毒，分利湿热，主治多骨痈，腿痈，委中毒，下肢丹毒等。

神效托里散

神效托里散当归，黄芪甘草和忍冬，
体虚托毒向外出，善消肠痈乳房痈。

注

《和剂局方》神效托里散又名四妙散（黄芪、忍冬藤各五两/150克，当归一两二钱/36克，炙甘草八两/240克）。

神效托里散能补益气血，生肌解毒。治虚人肠痈，乳房痈，无名肿毒，见憎寒壮热者。

犀 黄 丸

犀黄黄米麝乳没，癌症横痃和流注，
瘰疬痰核肺肠痈，正气未虚都可服。

注

《外科全生集》犀黄丸（犀黄三分/15克，麝香一钱半/75克，乳香、没药去油、各一两/500克，黄米饭为丸）。

犀黄丸能解毒消痈，化痰散结，活血祛瘀。用治乳癌，横痃，流注，瘰疬，痰核，肺痈，小肠痈等。

注意：犀黄丸和六神丸、蟾酥丸的组方机理均可用来施治多种癌症、疮毒、骨髓炎、脉管炎、脂膜炎、囊肿等。正气已虚者不宜用本方，但化裁后也宜。

现代用犀黄丸治淋巴结炎，多发性脓肿，乳腺癌，鼻咽癌，乳腺囊性增生，腹股沟淋巴结核肿大，深部脓疡，骨髓炎等。

醒 消 丸

醒消丸内用麝香，乳香没药和雄黄，
米饭和丸酒送服，一切红肿痈毒方。

注

《外科全生集》醒消丸（麝香一钱半/7.5克，乳香、没药去油、各一两/500克，雄黄三分/15克，米饭和丸，酒送服）。

醒消丸能活血散结，解毒消痈。治一切红肿痈毒。

蟾 酥 丸

蟾酥丸麝胆矾枯，朱砂轻粉雄乳没，
蜗牛铜绿寒水石，疔疽内服又外敷。

注

《外科全生集》蟾酥丸（蟾酥二钱/6克，雄黄二钱/6克，麝香、胆矾、枯矾、轻粉、乳香、没药、铜绿、煅寒水石各一钱/3克，蜗牛二十一个，朱砂二钱/10克）。

蟾酥丸能解毒消痈，活血定痛。用治火毒结聚，气血壅滞所引起的疔疮（急性化脓性疾患），疽（附骨为贴近骨的深部脓疡），头疽为头部毒疮，发背疽的背部毒疮。

但气血虚弱者慎用，孕妇及痈疮已溃者禁用。

犀黄丸、醒消丸、蟾酥丸都能活血消散，区别在于：犀黄丸清热解毒最强，醒消丸清热解毒力次之，蟾酥丸解毒偏于温散。犀黄丸、醒消丸治阳证痈肿，蟾酥丸痈疽皆治。

六 神 丸

六神丸雄冰牛黄，珍珠蟾酥和麝香，
喉蛾喉痛扁桃炎，肿毒癌毒和疮疡。

注

《雷允上诵芬堂方》六神丸（雄黄、冰片、蟾酥各4.5克，牛黄、珍珠、麝香各3克）。

六神丸清热解毒力强大，用治咽炎、扁桃体炎、痈疽疔疮、癌症等。

牛蒡解肌汤

牛蒡解肌荆薄枯，栀翘丹皮玄石斛，

疏风清热又消肿，颈项痰毒风热服。

注

《疡科心得记》牛蒡解肌汤（牛蒡子10克，荆芥6克，薄荷6克，夏枯草12克，栀子10克，连翘10克，丹皮10克，玄参10克，石斛12克）。

牛蒡解肌汤能疏风清热，凉血消肿，是用治颈项痰毒的专方。

现代用牛蒡解肌汤治急性蜂窝织炎、牙龈炎、急性颈淋巴结炎，扁桃体炎等。

海藻玉壶汤

海藻玉壶汤昆布，青皮陈草翘贝母，

夏枯海带独归芎，消瘿散结疗效著。

注

《医宗金鉴》海藻玉壶汤（海藻、昆布、青皮、陈皮、甘草、连翘、贝母、夏枯草、独活、当归、川芎各一钱/3克，海带五分/1.5克）。

海藻玉壶汤能化痰软坚，消散瘿瘤，是治瘿瘤的良方。

现代用海藻玉壶汤治缺碘型甲状腺腺瘤及甲状腺肿大等。

透 脓 散

透脓散治毒成脓，归芪山甲皂刺芎，

再加银花蒡白芷，补托兼用有奇功。

注

《外科正宗》透脓散（当归二钱/6克，生黄芪四钱/12克，炙山甲珠一钱/3克，皂角刺一钱半/5克，川芎三钱/9克）。

透脓散能托毒治溃脓久不愈。有医师将本方加银花、牛蒡子、白芷，托毒治溃疡之力更强。

现代用透脓散治慢性溃疡等，但痈疡初起不宜本方。

托里透脓汤

托里透脓汤参芪，白芷白术归皂刺，

升麻甲珠青皮草，痈疽脓陷服之宜。

注

《医宗金鉴》托里透脓汤（人参、白芷、白术、炒甲珠各一钱/3克，黄芪三钱/10克，当归二钱/6克，皂刺一钱半/5克，青皮五分/2克，升麻、甘草节各五分/2克）。

托里透脓汤能扶正祛邪，托里透脓，用治一切痈疽见气血两亏而内陷者。

中 和 汤

中和汤用四君子，陈归白芷芎黄芪，
乳没银花皂刺草，疮疡气血虚弱治。

注

《证治准绳》中和汤（人参、陈皮各二钱/6克，黄芪、白术、当归、白芷各一钱半/5克，茯苓、甘草、川芎、乳香、没药、银花、皂角刺各一钱/3克）。

中和汤能补气透托，和血消散，主治痈疡证属半阴半阳之间，似溃非溃，漫肿微痛，淡红不热等属元气不足之证。

内补黄芪汤

内补黄芪汤芎归，远苓参草姜肉桂，
大枣熟地白芍麦，痈疽溃后气血亏。

注

《外科发挥》内补黄芪汤（盐黄芪、人参、麦冬去心、茯苓、酒熟地各一钱/10克，白芍、远志、甘草、肉桂、酒当归、川芎各五分/5克，生姜、大枣）。

内补黄芪汤能补益气血，养阴生肌。用治痈疽溃后，气血两虚，愈合缓慢，溃处作痛，能促其祛腐生肌，收敛疮口。

症见溃处作痛，倦怠懒言，神疲少寐，自汗口干，间或发热经久不退，舌淡苔薄，脉细弱等，如疮口痛，加乳香、没药；疮硬者，加穿山甲、皂角刺以消其硬。

薏苡附子败酱散 薏苡仁汤

薏苡附子败酱散，阑尾成脓湿瘀寒。
薏苡仁汤桃蒌仁，丹皮肠痈初起安。

注

《金匮要略》薏苡附子败酱散（苡仁十分/30克，附子二分/6克，败酱草五分/15克）。

薏苡附子败酱散用治寒湿瘀血互结，腐败成脓者。苡仁重用利湿消肿，伍败酱草可排脓破血，还佐附子的辛热。《证治准绳·疡医》薏苡仁汤（桃仁三钱/10克，瓜蒌仁三钱/10克，桃仁二钱/6克，丹皮二钱/6克）用治肠痈初起。

清 肠 饮

清肠饮草归玄银，地榆苡仁麦冬芩，
活血解毒泻阴火，大肠痈疡疗效珍。

注

《辨证录》清肠饮（甘草二钱/10克，当归二两/60克，玄参一两/30克，银花五两/90克，地榆一两/30克，苡仁五钱/15克，麦冬一两/30克，黄芩一钱/6克）。

清肠饮能活血解毒，滋阴泻火，是治大肠痈的良方。